AF453116

73

I d 116.

T 3505.

TRAITÉ

DES MALADIES

CHIRURGICALES

ET

DES OPÉRATIONS QUI LEUR CONVIENNENT.

IMPRIMERIE DE MIGNERET,
RUE DU DRAGON, F. S.-G., N.° 20.

TRAITÉ
DES MALADIES
CHIRURGICALES

ET

DES OPÉRATIONS QUI LEUR CONVIENNENT;

Par M. le Baron BOYER,

Membre de la Légion-d'Honneur, Professeur de Chirurgie-pratique
à la Faculté de Médecine de Paris, Chirurgien-consultant du
Roi, Chirurgien en chef-adjoint de l'Hôpital de la Charité,
Membre de plusieurs Sociétés savantes nationales et étrangères,
etc., etc.

TOME NEUVIÈME.

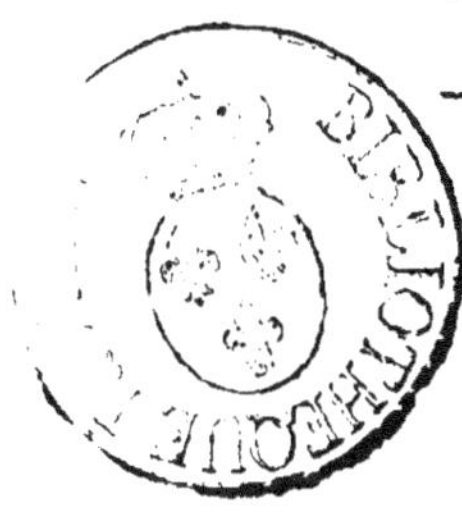

A PARIS,

CHEZ
L'AUTEUR, rue de Grenelle, faubourg S.ᵗ-Germain,
N.° 9;
MIGNERET, Imprimeur-Libraire, rue du Dragon,
faubourg Saint-Germain, N.° 20.

1824.

TRAITÉ

DES

MALADIES CHIRURGICALES

ET

DES OPÉRATIONS QUI LEUR CONVIENNENT.

SUITE

DES MALADIES DES VOIES URINAIRES.

CHAPITRE III.

Des Maladies de la Vessie et de l'Urètre.

La plupart des maladies de la vessie sont du ressort de la pathologie externe : elles sont nombreuses, variées, et offrent en général un grand intérêt, tant à cause de leur gravité que de la puissance de l'art dans le traitement de plusieurs d'entre elles.

Ces maladies sont, les plaies, l'inflammation, le catarrhe, les abcès, la gangrène, les ulcères, les fistules, la rupture, les fongus, les varices, les hernies de la tunique interne, le relâchement et le renversement de cette membrane, l'introversion de la vessie, le pissement de sang, la rétention et l'incontinence d'urine, les pierres ou calculs. Nous exposerons successivement ces diverses affections, après avoir parlé des vices de conformation de la vessie. Nous ne dirons rien sur les plaies dont nous avons parlé à l'article consacré aux plaies pénétrantes de l'abdomen, non plus que sur les hernies de ce viscère dont il a été question ailleurs.

ARTICLE PREMIER.

Des vices de conformation de la Vessie.

On cite quelques exemples d'individus qui n'avaient point de vessie urinaire, mais ces exemples sont très-rares. Richardson (1) rapporte l'histoire d'un garçon du comté d'Yorck, qui vécut dix-sept ans sans avoir jamais uriné par la verge, et qui cependant avait joui d'une bonne santé. L'urine de ce jeune homme sortait par l'anus; il avait une diarrhée continuelle, mais qui ne l'incommodait pas beaucoup. Dans d'autres individus privés de vessie, on a vu les uretères s'ouvrir dans le vagin chez les femmes, dans l'urètre chez les hommes.

Un vice de conformation de la vessie qui a été observé un grand nombre de fois, est celui auquel on a donné le nom *d'inversion congénitale* de cet organe. On l'a rencontré plus souvent chez l'homme que chez la femme : il présente dans tous les cas à-peu-près les mêmes circonstances extérieures auxquelles il est facile de le

____

(1) Transactions philosoph., v. **VII.**

reconnaître. La moitié postérieure de la vessie remplaçant une portion de l'enceinte abdominale, est poussée en devant pendant la vie du sujet, par la pression qu'exerce sur elle le paquet intestinal auquel sa faiblesse ne lui permet pas de résister assez, et forme à la partie inférieure du ventre, au-dessus des os pubis, une tumeur presque globuleuse, qui a l'apparence d'un fongus, et dont le volume varie depuis celui d'une noix jusqu'à celui du poing. La surface de cette tumeur est d'un rouge plus ou moins vif, enduite de mucosités, tantôt peu sensible, tantôt d'une grande sensibilité : elle saigne facilement quand elle est froissée : on voit à sa partie inférieure deux ouvertures peu éloignées l'une de l'autre, et d'où l'urine suinte goutte à goutte, continuellement et involontairement. Un stylet boutonné, légèrement courbé, introduit dans ces ouvertures, peut pénétrer dans les uretères à la profondeur de quatre à cinq pouces, sans faire souffrir le malade, ou en n'excitant qu'une légère douleur vers les reins, et le plus souvent du côté opposé à celui où le stylet est introduit. La tumeur n'est point réductible par le taxis, qui quelquefois devient douloureux, pour peu qu'on insiste. On a vu une tumeur de ce genre qui, le matin, au sortir du lit, était petite, du volume seulement d'un marron, et au milieu du jour et vers le soir principalement, lorsque celui qui la portait avait beaucoup fatigué, était grosse comme le poing. La tumeur adhère dans tout son contour aux enveloppes du bas-ventre, où l'on voit une peau mince et blanche comme une cicatrice. Immédiatement au-dessus de la tumeur, on aperçoit un léger tubercule ou repli de la peau, qui annonce la trace de la cicatrice ombilicale ; quelquefois cependant on ne trouve aucune trace de cette cicatrice.

Les os pubis semblent n'avoir pas de symphyse : ils sont écartés l'un de l'autre d'environ deux ou trois pouces. Cet écartement, qui augmente la distance ordinaire des épines antérieures de l'un à l'autre os ilion , est occupé supérieurement par un ligament très-fort , très-épais qui affermit si bien les os pubis , que la marche est à peine vacillante.

Ce vice de conformation de la vessie est constamment accompagné d'une défectuosité plus ou moins grande des organes de la génération. Dans le sexe masculin , au-dessous de la tumeur formée par l'inversion de la paroi postérieure de la vessie, est la verge qui n'a ordinairement qu'un pouce ou un pouce et demi dans les sujets adultes : elle est plus ou moins aplatie de haut en bas, et dans sa partie supérieure se trouve une gouttière formée par la paroi inférieure de l'urètre. Vers le milieu de cette paroi , et dans la partie de l'urètre qu'on nomme dans l'état naturel la fosse naviculaire , il s'élève quelquefois un tubercule semblable au verumontanum : aux côtés de ce tubercule , on voit les deux orifices des conduits éjaculateurs : au-dessous du gland se trouve un lambeau de peau imitant un prépuce fendu dans sa partie supérieure. Les corps caverneux ont leurs attaches aux os ischion et pubis, comme dans l'état de bonne conformation, mais ils sont très-petits. Après s'être réunis, quelquefois ils se portent vers le gland avec lequel ils se confondent ; d'autres fois ils se dirigent vers la tumeur où ils se terminent. Les conduits déférens suivent leur direction ordinaire, et s'ouvrent dans les vésicules séminales qui sont très-petites et situées derrière la partie inférieure de la tumeur fongueuse. Dans certains sujets, le scrotum est bien conformé et contient les deux testicules ; dans d'autres , le périnée est un peu saillant, et présente un petit scrotum qui cependant ne contient point les testicules : ces organes sont placés près du pubis, dans deux replis de la peau , qui , par leur figure et leur situation , ressemblent aux grandes lèvres de la femme. Ailleurs, le scrotum n'existe point ; il y a seulement un pli où l'on sent les testicules plus ou moins près des aines. Dans un cas, l'anus était plus en devant qu'à l'ordinaire , et si étroit , que le sujet , qui était un enfant de douze à treize ans, ne pouvait aller à la selle sans ressentir de vives douleurs ; encore fallait-il qu'il se tînt debout et non accroupi. Dans un autre individu , l'extrémité inférieure du rectum était très-dilatée et ressemblait à la vessie, lorsque , dans l'état naturel , elle est pleine d'urine. Tels sont les principaux caractères de l'organisation défectueuse des parties génitales chez les sujets du sexe masculin qui viennent au monde avec le vice de conformation dont il est ici question. On voit que chez eux les organes de la génération , quoique reconnaissables, n'offrent jamais ou presque jamais que des débris ordinairement incapables de remplir les fonctions de la virilité.

L'inversion de la vessie est très-rare chez la femme, comme nous l'avons dit plus haut, et elle est toujours accompagnée, comme chez l'homme, d'un vice de conformation des parties génitales à un plus ou moins haut degré. Cependant Ruysch dit avoir vu en 1670, l'inversion de la vessie sur une petite fille de six jours, chez laquelle les parties extérieures de la génération étaient bien conformées. Ces parties présentaient des traces évidentes de défectuosité sur une fille de vingt-deux ans que M. le baron Percy eut occasion d'examiner à Berlin. Les grandes lèvres étaient tout-à-fait effacées; le pénil était nul, et sa place unie et absolument glabre; il n'y avait presque point de vagin, et ce qui en existait était entièrement ouvert par devant. Les personnes qui assistaient à l'examen de cette fille, qui n'avait eu que quelques marques de flux menstruel, auraient bien désiré savoir si elle avait un utérus, et si elle était susceptible d'impressions érotiques. Mais sur ces deux points elle refusa de les satisfaire. L'existence de la matrice, les désirs vénériens et l'aptitude à la fécondation n'étaient point douteux chez une jeune personne qui était née avec le vice de conformation de la vessie dont il est question, et dont l'observation a été recueillie par M. le docteur Thiébault, et publiée dans le Journal-Général de Médecine, t. 34, pag. 178. Chez cette fille, qui était âgée de 22 ans, la portion restante de la vessie formait à la partie inférieure du bas-ventre, dans un écartement des os pubis, une tumeur molle, compressible, irrégulièrement arrondie, d'un rouge vif, douloureuse au toucher, recouverte d'un mucus glaireux sanguinolent, et percée à sa partie inférieure de deux ouvertures distantes l'une de l'autre d'environ sept à huit lignes : toutes deux livraient passage à l'urine qui en sortait en tout temps, goutte à goutte, et d'autres fois par un jet assez sensible pendant huit à dix secondes, sur-tout par l'ouverture du côté gauche, quand cette fille avait fait un exercice un peu soutenu , quand elle avait bu du vin, ou quand on comprimait latéralement la tumeur ou la partie inférieure du bas-ventre, ce qui n'avait pas lieu par la pression , même assez forte, de sa partie supérieure. Deux à trois lignes au-dessous de cette tumeur, on remarquait l'entrée du vagin sous la forme d'une fente transversale de six lignes de long sur une de large , ce qui ressemblait assez bien à une bouche de carpe entr'ouverte. Le doigt indicateur introduit dans cette ouverture, fit distinguer un vide spacieux au fond duquel (environ à un pouce de l'entrée) on reconnut très-distinctement l'orifice et le corps de la matrice. Les grandes lèvres étaient bien dessinées , très-apparentes et garnies de poils , sur-tout à leur partie supérieure : elles naissaient fort écartées l'une de l'autre , près des parties latérales de la tumeur qu'elles touchaient par leur face interne ; après quoi elles descendaient en se rapprochant insensiblement, et allaient se terminer près de l'anus , laissant entre elles un espace en manière de gouttière , sans se réunir pour former le repli connu sous le nom de fourchette , qui n'existait point. Les nymphes étaient bien conformées. Le clitoris , situé à la partie supérieure de la nymphe droite, était confondu avec elle ; mais le plus léger examen ne laissait aucun doute sur sa présence.

Cette fille , qui était bien réglée depuis l'âge de quatorze ans, et qui avait beaucoup de goût pour la société des jeunes gens, devint enceinte après deux ans de fréquentation habituelle avec un jeune homme. Pendant la grossesse elle n'éprouva aucune incommodité, et elle accoucha heureusement à terme sans le secours de personne; mais l'enfant, au lieu de sortir par l'orifice du vagin, s'échappa par une ouverture qui se fit au périnée.

Dans tous les cas où l'on a pu faire l'examen anatomique du corps des personnes mortes avec une inversion congénitale de la vessie, on a reconnu qu'il ne se trouve à ce viscère que sa paroi postérieure. Stalpart-Vander-Wiel (1), qui a eu occasion en 1686 de disséquer le cadavre d'un enfant de sept jours, né avec ce vice de conformation, ne paraît pas en avoir saisi le véritable caractère. On voyait à l'hypogastre de cet enfant, une tumeur rouge, ronde, molle, de la grosseur de la moitié d'une balle à jouer, et adhérente de toutes parts à la peau du ventre; au-dessus, on apercevait une trace de l'ombilic; la tumeur avait à sa partie inférieure deux trous par où l'urine coulait sans cesse. Un peu au-dessous, au lieu du pénis, on ne trouvait qu'un gland fendu en deux, renversé et sans urètre. L'ouverture du cadavre fit voir que les uretères très-dilatés se rendaient à la vessie urinaire, laquelle était renversée, absolument sans cavité, et formant une tumeur rouge à l'extérieur. (*Vesica omninò plana, collapsa, in se invicèm compressa, et nullo modo concava.*) A la racine du gland était un corps glanduleux, dur, auquel se terminaient les conduits déférens, sans qu'on rencontrât d'ailleurs les vésicules séminales : le scrotum bien conformé renfermait les deux testicules; les artères ombilicales étaient

---

(1) *Obs. rar. med. anat. Chir.*, tom. II, p. 559.

plus courtes, et la veine plus longue que dans l'état naturel.

Le caractère spécial de l'inversion congénitale de la vessie n'a point échappé à Tenon, qui le premier l'a reconnu et démontré à l'Académie des Sciences, en 1761. Ce célèbre Chirurgien s'est convaincu, par la dissection du corps de deux enfans nés avec ce vice de conformation, que la tumeur hypogastrique est formée par la moitié postérieure de la vessie remplaçant une partie de l'enceinte abdominale, qui est rendue saillante et convexe extérieurement par le poids des intestins. Il a remarqué aussi que les sujets affectés de ce vice de conformation ne sont point dépourvus de vaisseaux ombilicaux, comme on pourrait le croire pour les enfans chez lesquels la cicatrice de l'ombilic n'existe pas ou n'est pas apparente. Ces vaisseaux aboutissent au nombril, qui n'est quelquefois qu'un bouton cutané, gros comme un pois, et s'y attachent. Il est donc certain que les enfans chez lesquels la vessie est ainsi déplacée, ont des vaisseaux ombilicaux qui forment un cordon, lequel sort du ventre vers la partie supérieure de la tumeur vésicale par le même écartement de la ligne blanche où se manifeste cette tumeur. Mais comme dans ces enfans, l'ombilic est situé beaucoup plus bas qu'à l'ordinaire, et qu'il est même quelquefois immédiatement au-dessus du pubis, les artères ombilicales et l'ouraque sont plus courts, et la veine ombilicale plus longue que dans l'état naturel, comme Stalpart-Vander-Wiel l'a observé.

Les observations de Tenon, sur le vice de conformation dont il s'agit, ont été confirmées par la dissection du corps d'un grand nombre d'individus. Dans tous les cas, on a trouvé les uretères plus ou moins dilatés dans toute leur longueur, excepté au voisinage de la vessie dont ils traversent les parois obliquement, comme à l'ordinaire, pour aller s'ouvrir sur la surface de la tumeur vésicale par un orifice très-étroit.

On ne peut guérir ce vice organique. Cependant les individus si malheureusement conformés peuvent vivre trente, quarante et même soixante-dix ans, en jouissant d'une bonne santé. Mais l'urine suintant continuellement des orifices des uretères, et se répandant sur la tumeur et sur la peau des parties environnantes, y cause des cuissons, des boutons érysipélateux, des excoriations, et mouille sans cesse les vêtemens qui répandent une odeur fétide. On peut éviter une partie de ces inconvéniens par des soins de propreté, et sur-tout par le moyen d'une boîte propre à recevoir l'urine, et à empêcher l'effusion de ce liquide sur la peau et sur les habits.

Nous avons parlé, en traitant des maladies de l'ombilic, d'un autre vice de conformation des voies urinaires, avec lequel naissent des enfans : c'est l'occlusion de l'urètre par une membrane ou un corps étranger qui s'oppose à la sortie de l'urine, et la force de s'échapper par l'ouraque, ou par un prolongement de la tunique interne de la vessie, qui s'étend le long de ce cordon membraneux.

Article II.

De l'inflammation de la Vessie.

L'inflammation de la vessie, comme celle de tous les organes creux composés de plusieurs tuniques et tapissés par une membrane mu-

queuse, peut attaquer toutes les tuniques à la
la fois ou n'attaquer que la tunique interne.
Dans le premier cas , on la nomme inflammation de la vessie ou cystite, et dans le second,
inflammation catarrhale ou catarrhe de la vessie.
Toutefois, il est bon d'observer, que dans la cystite la membrane muqueuse participe plus ou
moins à l'inflammation , et que dans le catarrhe de la vessie aigu et très-intense , les autres
membranes de ce viscère sont aussi plus ou
moins enflammées. Delà , sans doute , la difficulté dans beaucoup de cas de distinguer les
symptômes de l'inflammation de la membrane
muqueuse de ceux qui appartiennent à la phlegmasie des autres membranes.

La cystite est beaucoup plus rare que le catarrhe de la vessie. Elle affecte le col , une partie ou tout le corps de cet organe. Les causes
de cette inflammation sont nombreuses et variées. Elles peuvent être extérieures, comme
une contusion sur l'hypogastre, l'équitation , les
cahos d'une voiture , une blessure de la vessie , sa déchirure dans l'opération de la taille ;
elle peut être la suite de la suppression des
menstrues , des hémorrhoïdes , de l'hématurie,
de la blennorrhagie, des fleurs blanches , de la
transpiration , de la repercussion d'humeurs
rhumatismale, goutteuse, dartreuse, psorique,
vénérienne , etc. La cystite peut dépendre aussi
de la présence d'un corps étranger dans la vessie , comme une pierre , l'urine elle-même retenue et que le malade ne peut expulser , d'une
sonde trop longue et dont le bec agit constamment sur un point de ce viscère , d'une bougie
introduite trop avant, de l'usage des diurétiques
âcres , et surtout des cantharides à l'extérieur et

à l'intérieur ; d'une forte compression exercée sur une des parties de la vessie, principalement sur son col, vers l'urètre par la tête de l'enfant, par un levier dans un accouchement difficile. Aux causes de la cystite se rapportent encore l'inflammation, la suppuration, l'ulcération des parties voisines ou correspondantes, comme les reins, les uretères, l'urètre, le vagin, le périnée, la prostate, l'utérus, le rectum, le colon, le péritoine.

Quelle que soit la cause de la cystite, cette maladie produit des changemens très-remarquables dans les propriétés vitales de la vessie, et dans l'état de ses parois. La sensibilité et la contractilité de cet organe sont augmentées, et il est dans une tendance continuelle à se contracter. Cependant, malgré cette tendance, son action s'affaiblit, se perd comme dans l'inflammation qui attaque un muscle, un organe moteur, et la vessie ne peut se débarrasser de l'urine, dont l'accumulation ajoute à l'irritation qui existe déjà, et augmente l'inflammation. La membrane muqueuse de la vessie verse une plus grande quantité de mucus qui se mêle à l'urine, la rend trouble et glaireuse. Ses parois s'épaississent ; elles sont plus ou moins rougeâtres ; ses vaisseaux reçoivent plus de sang, se dilatent, et quelquefois une partie de ceux de la tunique interne se rompent, et ce liquide se mêlant à l'urine lui donne une couleur rougeâtre ou brune.

La cystite est caractérisée par les symptômes suivans : une douleur vive à la vessie, et qui s'étend au périnée, dans le trajet des uretères, aux reins ; cette douleur augmente quand on presse la région hypogastrique, qui est élevée, tendue et présente même quelquefois une tumeur ovalaire produite par l'urine accumulée et retenue dans la vessie ; la dureté et la fréquence du pouls ; le malade est tourmenté par le ténesme et l'envie fréquente d'uriner ; l'excrétion de l'urine est difficile et accompagnée de chaleur , de cuissons , quelquefois même elle est impossible malgré les efforts du malade ; ces efforts même exaspèrent la douleur et aggravent les autres symptômes ; l'abdomen devient tendu, douloureux , le malade éprouve des coliques, des éructations continuelles , des vomituritions, des vomissemens bilieux et érugineux , du hoquet , une agitation continuelle , du délire , de l'insommie , de l'assoupissement , des convulsions : quand la cystite est intense, l'urine est enflammée ou ténue , aqueuse, nerveuse ; dans des circonstances moins graves , elle contient beaucoup de matière blanchâtre, jaunâtre, visqueuse , puriforme et fétide : la fièvre est violente , le pouls dur, fréquent et plein dès le principe ; mais petit et serré sur la fin.

Les symptômes particuliers de la cystite varient suivant ses causes et son siège primitif ; quand elle a commencé par le col de la vessie ou par l'urètre, comme dans la blennorhagie très-intense, aux symptômes généraux qui viennent d'être exposés se joignent des érections fréquentes et douloureuses , et les progrès de l'inflammation sont rapides , si le malade est vigoureux , sanguin et si l'usage des antiphlogistiques a été négligé : alors une douleur interne se fait sentir au périnée ; la tumeur ovale qui se manifeste à l'hypogastre dans la rétention d'urine devient ici plus sensible que dans tout autre cas de cystite ; le doigt porté dans le rectum découvre une tumeur que la pression rend douloureuse, qui empêche l'expulsion des excrémens endurcis par le séjour, et produit le ténesme. Dans la cystite occasionnée par l'usage des cantharides ou par une pierre âpre, volumineuse, mobile, le siége de la douleur est ordinairement au col de la vessie, et il y a souvent pissement de sang ou d'urines sanguinolentes, avec douleurs plus ou moins vives en urinant et quelquefois après avoir uriné. Lorsque la cystite occupe particulièrement le bas-fond de la vessie, si elle est intense, l'ouverture des uretères est fermée, à cause de l'insertion oblique de ces conduits entre les tuniques de la vessie ; il se joint alors d'autres symptômes à ceux que nous avons exposés : le cours de l'urine dans les uretères est interrompu, et ces conduits obstrués se dilatent et acquièrent un volume considérable ; les douleurs montent obliquement vers les reins et sont quelquefois accompagnées d'une tuméfaction manifeste sur le trajet des uretères : dans la région même des reins, il se déclare des symptômes qui dépendent de la plénitude, de la distension, de l'irritation de ces organes.

La cystite peut se terminer par résolution, par suppuration, par gangrène et par induration. Lorsque cette phlegmasie n'est pas très-intense et qu'elle n'est pas entretenue par une pierre ou par un autre corps étranger, elle se termine ordinairement par résolution. Dans ce cas, les symptômes diminuent graduellement, l'urine coule avec abondance et présente un sédiment blanc, égal, quelquefois très-tenace ; la tumeur formée par la vessie au-dessus du pubis s'affaisse et devient souple ; la fièvre diminue, les excrétions alvines se rétablissent : souvent néanmoins, après la résolution, la vessie reste pendant long-temps un peu tuméfiée ; la convalescence est accompagnée d'une sorte d'énurésie, d'incontinence d'urine, ou du moins d'une certaine impossibilité de garder ce liquide long-temps.

La suppuration et la gangrène sont des terminaisons assez rares de la cystite : nous en parlerons en traitant des abcès et de la gangrène de la vessie.

La terminaison de la cystite par induration n'a guères lieu que dans les cas où cette phlegmasie est peu vive, qu'elle a une marche lente, chronique, et qu'elle est, pour ainsi dire, habituelle. Alors les parois de la vessie acquièrent une épaisseur et une densité considérables, principalement vers le col de cet organe, dont les fonctions sont plus ou moins dérangées, selon le siège et l'étendue de l'induration. Nous aurons occasion de revenir sur cet état de la vessie, en parlant de la rétention d'urine.

Le traitement de la cystite ne diffère guères de celui de toutes les autres phlegmasies internes, et particulièrement de celle des reins. Les saignées plus ou moins répétées, l'application d'un grand nombre de sangsues au périnée, aux environ de l'anus et sur l'hypogastre ; les boissons rafraîchissantes, comme le petit-lait, l'eau de poulet simple ou émulsionnée, l'eau d'orgeat et de gomme arabique ; les bains ou les demi-bains, les cataplasmes ou les fomentations émollientes et anodines sur l'hypogastre et le périnée, les lavemens huileux et mucilagineux ; tels sont les moyens généraux qu'il convient d'opposer à la cystite. L'opium, malgré la violence des douleurs, ne convient point ici avant qu'on ait appaisé l'inflammation ; mais quand celle-ci est calmée, que la douleur dépend d'un calcul, ou que le malade éprouve du spasme et des épreintes à la vessie, on peut donner sans crainte la teinture thébaïque en lavement ou dans une émulsion gommeuse.

Outre les moyens généraux dont nous venons de parler, il y en a de particuliers qui sont relatifs à la cause de la cystite, et à certaines circonstances dont elle peut être accompagnée. Lorsque la rétention de l'urine est l'effet de la maladie, comme l'irritation occasionnée par la présence de ce liquide ajoute continuellement à la cause de l'inflammation ; comme son accumulation peut distendre la vessie jusqu'à produire la gangrène, la rupture ou la paralysie de cet organe, il faut promptement sonder le malade ; et si l'engorgement inflammatoire du col de la vessie apportait un obstacle invincible à l'introduction de la sonde, et si ce viscère excessivement distendu formait une tumeur au-dessus du pubis, il faudrait pratiquer la ponction.

Dans la cystite qui dépend d'une humeur rhumatismale goutteuse, dartreuse ou autre, portée sur la vessie, lorsque les moyens généraux et le cathétérisme, s'il a été nécessaire, ne procurent pas un prompt soulagement, il faut appliquer aux pieds, aux jambes, des sinapismes, des vésicatoires ou d'autres irritans, pour déplacer la cause qui tourmente la vessie. Dans le cas de métastase rhumatismale sur cet organe, on a employé quelquefois avec succès un vésicatoire ordinaire, c'est-à-dire, préparé avec les cantharides, appliqué sur la partie qui a été le plus souvent le siège du rhumatisme, ou qui en était affectée avant qu'il se portât sur les voies urinaires. D'autres fois, le vésicatoire appliqué à l'hypogastre fait cesser l'irritation de la vessie, et rétablit le cours ordinaire de l'urine, sans produire aucun accident ; mais en général, on ne doit user de ce moyen qu'avec la plus grande circonspection, parce qu'on a toujours à craindre qu'il n'augmente le mal au lieu de le guérir. En effet, il est bien constaté que les cantharides en poudre appliquées sur la peau portent quelquefois leur action sur les voies urinaires et les parties génitales, les irritent, les enflamment, et y causent même la gangrène. Ces effets se manifestent par la strangurie, le pissement de sang, le priapisme, l'ardeur et le prurit à la vulve : l'insomnie, le délire, les tremblemens et les soubresauts des tendons, sont encore une suite de l'action de ces insectes sur le système nerveux. On trouve dans les livres un grand nombre d'observations sur les effets nuisibles des cantharides appliquées sur la peau. Il en est une très-remarquable d'Ambroise Paré, que nous croyons devoir rapporter en entier dans le langage même de l'auteur :

« Une damoiselle vint à Paris, couperosée au visage, y ayant de gros saphirs ou boutons, avec grande rougeur, ensorte que plusieurs qui la voyoient l'estimoient être lépreuse, jusques à luy interdire de non plus entrer à l'église, de peur qu'elle ne gastât les sains. Icelle appella avec moi plusieurs médecins et chirurgiens pour donner aide à son mal. Après l'avoir exactement examinée, fut conclu accordé qu'elle n'estoit aucunement lépreuse ; par quoy pour guarir sa couperose, on lui appliqueroit un vésiccatoire fait de cantharides sur toute la face, afin d'attirer la matière des boutons et l'humeur superflue qui estoit pareillement imbue en tout son visage ; ce que je feis : et trois ou quatre heures après que le vésiccatoire fut réduit de puissance et effet, elle eut une chaleur merveilleuse à la vessie, et grande tumeur au col de la matrice avec grandes espreintes ; et vomissoit, pissoit et asseloit incessamment, se jettant çà et là, comme si elle eût esté dans un feu, et estoit comme toute insensée et fébricitante : dont je fus alors émerveillé de toute chose. Partant je rappellay tant les médecins que chirurgiens. Et voyant que tels accidens venoient à raison des cantharides qu'on lui avoit appliquées pour faire le vésiccatoire, fut advisé qu'on luy donneroit du laict à boire en grande quantité ; aussi qu'on lui en bailleroit en clystère et injections tant au col de la vessie que de la matrice. Semblablement elle fut baignée en eau émolliente, et s'y tint assez long-temps à cause qu'en iceluy elle perdait sa douleur. Par ce moyen les autres accidens furent cessez. Et quant à son visage, il fut entièrement vessié, et jetta grande quantité de sanie purulente ; et par ce moyen perdit cette déformité de la face qu'elle avoit auparavant. Et guarie, tost après estant retournée en sa maison fut mariée, et a eu depuis de beaux enfans, et vit encore sans qu'on l'apperçoive avoir eu la face escorchée (1). »

Prises à l'intérieur, les cantharides produisent des accidens beaucoup plus graves. Elles ont tant d'action sur la vessie et sur les parties de la génération, que si l'on en prend deux ou

------

(1) Liv. XXII, chap. 35.

trois grains, elles y causent bientôt des ardeurs suivies de dysurie, de priapisme et d'autres symptômes fâcheux. A une dose beaucoup plus forte, les cantharides sont un poison très-redoutable et qui presque toujours donne la mort, comme le prouvent les observations suivantes :

Ambroise Paré rapporte « qu'un abbé de moyen âge estant en cette ville (Paris) pour solliciter un procès, sollicita pareillement une femme honeste de son mestier pour deviser une nuist avec elle, si bien que marché fait, il arriva en sa maison. Elle accueillit M. l'abbé amiablement, et le voulant gratifier, lui donna pour sa collation quelque confiture, en laquelle il entroit des cantharides pour mieux l'inciter au déduit vénérique. Or, quelque temps après, à savoir le lendemain, les accidens que j'ay par cy-devant déclarez, comme inflammation, excoriation et ulcère avec une extrême douleur, érection de la verge advinrent à M. l'abbé et encore plus grands, parce qu'il pissoit et jettoit le sang tout pur par le siège et par la verge. Les médecins étant appelez, voyant l'abbé avoir tels accidens avec érection de verge, cognurent à le voir qu'il avoit pris des cantharides, et luy ordonnèrent des vomitoires et clystères faits d'orge-mondé, de riz et de décoction de plantes émollientes, et puis après un peu de thériaque pour faire sortir la poison dehors. Pareillement on luy donna à boire du laict, et on luy fit aussi des injections en la verge et aux intestins. Davantage, il fut baigné pour cuider donner issue au venin par les pores du cuir : mais par tous ces remèdes faicts selon l'art, monsieur l'abbé ne laissa de mourir avec gangrène à la verge, et partant je conseille à telles dames ne

prendre de telles confitures , et moins encore
en donner à homme vivant pour les accidens
qui en adviennent. » Cabrol nous a conservé
dans ses Observations anatomiques (obs. VI) ,
l'histoire de deux hommes qui ont eu le même
sort que l'abbé dont parle Amb. Paré , pour
avoir pris des cantharides en très-grande quantité.

« En 1572 , nous fûmes (dit-il) visiter un
pauvre homme d'Orgon, en Provence, atteint
du plus horrible et épouvantable *satyriasis*,
qu'on saurait voir ou penser. Le faict est tel : il
avoit les quartes ; pour en guérir, prend conseil d'une vieille sorcière , laquelle lui fit une
potion d'une once de semences d'orties , de
deux drachmes de cantharides, d'une drachme
et demy de ciboules, et autres, ce qui le ren-
doit si furieux à l'acte vénérien, que la femme
nous jura son Dieu qu'il l'avoit chevauchée dans
deux nuits, quatre-vingt et sept fois, sans y
comprendre plus de dix qu'il s'estoit corrompu,
et même dans le temps que nous consultâmes ,
le pauvre homme spermatiza trois fois à notre
présence , embrassant le pied du lit , et agitant
contre iceluy , comme si s'ceust été sa femme.
Ce spectacle nous estonna, et nous hasta à luy
faire tous les remèdes pour abatre cette furieuse
chaleur ; mais quel remède qu'on luy sceust faire,
si passa-t-il le pas. Un semblable faist m'a esté
récité par M. Chauvel, professeur-ordinaire à l'U-
niversité d'Avignon. Il faisoit pour lors la médecine à Orange, en l'année 1570, au mois d'aoust,
et fut appellé à Caderousse, petite ville proche,
pour visiter un atteint de mesme *satyriasis ;* à
l'entrée de la maison treuve la femme dudit malade , laquelle se plaignit à lui de la furieuse

lubricité de son mary , qui l'avoit chevauchée quarante fois pour une nuist , et avoit toutes ses parties gastées , étant contrainte de les luy montrer, afin qu'il luy ordonna des remèdes póur abatre l'inflammation et extrême douleur qui la tourmentoit : le mal du mary estoit venu du breuvage semblable à l'autre , qui luy fut donné par une femme qui gardoit l'hôpital , pour guérir la fièvre tierce qui l'affligeoit , de laquelle il tomba en telle fièvre , qu'il fallut l'attacher, comme s'il fût esté possédé du diable : le vicaire du lieu fut présent pour l'exorter à la présence mesme dudit sieur Chauvel , lesquels il prioit le laisser mourir avec se plaisir. Les femmes le pliarent dans un linseul mouillé en eau de vinaigre , où il fut laissé jusqu'au lendemain qu'elles aloyent le visiter : mais sa furieuse chaleur fut bien abatue et estcinte , car elles le trouvèrent roide mort, sa bouche riante , montrant les dents, et son membre gangrené. »

On réprime la violence des accidens causés par les cantharides, prises intérieurement ou appliquées sur la peau, par les émulsions d'amandes douces et le sirop diacode, la tisane de graine de lin et de gomme arabique, le bouillon de poulet émulsionné , en grande quantité ; les injections adoucissantes dans la vessie , dans le rectum , et par les bains tièdes. Lorsque les cantharides ont été prises depuis peu de temps en opiat ou en pilules, on doit provoquer le vomissement. On a pensé qu'en mêlant du camphre à l'emplâtre-vésicatoire , on pourrait prévenir l'impression fâcheuse des cantharides sur les voies urinaires; mais l'expérience a appris qu'il n'a pas toujours cet avantage. Nous pensons néanmoins qu'il convient de faire cette addition. Au reste, il est bon d'observer que dans le plus grand nombre des sujets, les épispastiques qui contiennent des cantharides n'exercent aucune action sur les organes urinaires, ou que s'ils agissent sur ces organes, ce n'est qu'à un faible degré, et que les accidens qui en résultent cèdent facilement aux boissons tempérantes et adoucissantes.

ARTICLE III.

Du Catarrhe de la Vessie.

Le catarrhe de la vessie, fluxion ou cystite catarrhale, consiste dans une inflammation de la membrane muqueuse de ce viscère avec exhalation plus ou moins abondante de mucosité qui s'écoule avec l'urine.

Cette maladie n'est point aussi rare qu'Hoffmann et Lieutaud l'ont pensé : le premier l'a décrite sous le nom *d'affection rare de la vessie.*

C'est sur-tout par une température humide et froide, dans l'hiver et dans l'automne, qu'elle se développe. Elle règne quelquefois en même temps que d'autres affections catarrhales. Il est rare qu'elle se déclare avant l'âge adulte ; c'est particulièrement les vieillards qu'elle attaque. Les hommes y sont plus exposés que les femmes. On a observé que les individus dartreux, rhumatisans, goutteux, ou sujets à la colique néphrétique, à la dysurie, en étaient souvent atteints, ainsi que les personnes affectées de rétrécissement de l'urètre ou de paralysie de la vessie. Une vie sédentaire, la contention habituelle d'esprit, l'habitude de retenir long-temps l'urine, prédisposent encore à cette affection. Elle

survient, dans beaucoup de cas, après un refroidissement subit, après la suppression d'un
exanthème, la dessiccation d'un ulcère, la rétrocession du rhumatisme ou de la goutte. Quelquefois aussi le catarrhe de la vessie succède à
la suppression des hémorroïdes, à l'hématurie,
ou, chez la femme, à une leucorrhée habituelle.
On l'a vu survenir par le progrès d'une blennorrhagie qui s'est étendue au col de la vessie.
Il a quelquefois encore été produit par certains
médicamens, les diurétiques actifs, par exemple,
et en particulier les cantharides à l'intérieur et
même à l'extérieur.

Dans beaucoup de cas le catarrhe de la vessie
n'est que le symptôme d'une autre affection de
ce viscère ou de quelque partie voisine. La présence d'un calcul ou d'un autre corps étranger
dans la vessie, la rétention d'urine, provoquent
des douleurs et une exhalation de mucus, semblables à celles qui caractérisent le catarrhe vésical. L'inflammation ou l'ulcération des reins,
des uretères, de l'urètre, de la prostate, des
vésicules séminales, du rectum, du vagin, de
l'utérus, produisent aussi quelquefois les mêmes
phénomènes.

Les symptômes du catarrhe de la vessie varient selon qu'il offre une marche aiguë ou une
marche chronique.

Dans le catarrhe aigu, le malade éprouve une
douleur vive à la vessie, d'où elle se prolonge
vers les reins ; cette douleur augmente pendant
plusieurs jours et se fait surtout sentir avant
d'uriner et pendant qu'on urine : elle est quelquefois exaspérée par la pression sur l'hypogastre, et dans quelques cas elle se propage vers
le pubis et le périnée. On a observé chez quel-

ques malades un peu de tension dans la région hypogastrique. A ces symptômes se joignent le besoin fréquent d'uriner, la douleur et l'ardeur en urinant ; l'excrétion de l'urine est quelquefois accompagnée de beaucoup d'efforts, d'autres fois elle a lieu involontairement. L'urine est d'abord claire comme de l'eau de roche, elle devient de jour en jour moins aqueuse, sa couleur prend une teinte rougeâtre, elle est trouble, et finit par déposer un sédiment glaireux, jaunâtre, dont la quantité augmente pendant quelques jours et diminue ensuite par degré. Dans un cas observé par Lieutaud, ce sédiment muqueux formait la quatrième partie au moins du volume des urines.

Le catarrhe aigu de la vessie est quelquefois une maladie presque locale qui n'entraîne pas de trouble considérable dans les fonctions des autres organes ; mais dans beaucoup de cas, il n'en est pas ainsi : le pouls devient fréquent et dur, la chaleur est augmentée, il y a des exacerbations le soir et des sueurs plus ou moins abondantes : quelquefois même la langue se sèche, la bouche devient amère et le malade est fatigué par des vomituritions. Le catarrhe aigu de la vessie a par fois une marche inégale ; les symptômes se calment ou même disparaissent complètement par intervalles et se reproduisent au bout de quelque temps lorsque le besoin d'uriner se fait sentir de nouveau : ordinairement la fièvre cesse avant la douleur.

La durée du catarrhe aigu est de vingt à quarante jours. Il cesse ordinairement peu-à-peu, ou passe à l'état chronique. Lorsque la terminaison est heureuse, elle est souvent accompagnée de sueurs abondantes, ou marquée par la réapparition de la goutte , d'une dartre ou de quelque autre maladie dont la suppression avait été la cause du catarrhe vésical.

Les personnes qui ont été atteintes de cette affection sont sujettes à rendre des urines troubles et glaireuses quand la température devient humide et froide. Ce phénomène n'est d'ailleurs accompagné d'aucun dérangement dans la santé.

Le catarrhe vésical chronique a des symptômes assez différens de ceux que nous venons d'exposer. La douleur dont la vessie est le siège est plus obtuse; le plus souvent elle ne se fait sentir qu'avant et pendant l'excrétion de l'urine. La sortie de ce liquide est toujours difficile, et quelquefois elle n'a lieu qu'à jets interrompus; il n'est pas même très-rare qu'on soit obligé de recourir au cathétérisme pour donner issue à l'urine et même de pousser des injections dans la vessie : l'urine est blanche, rougeâtre ou fauve, ordinairement trouble, rarement acide , presque toujours alcaline , même immédiatement après avoir été rendue. Elle exhale une odeur ammoniacale , et dépose un sédiment glaireux qui devient plus abondant à mesure qu'elle se refroidit. Les glaires et les filamens d'abord suspendus dans l'urine se déposent au fond du vase et forment une couche plus ou moins épaisse qui se détache difficilement de ses parois. Chopart a vu ce mucus former la moitié du liquide excrété. J'ai observé un cas dans lequel la totalité de l'urine se convertissait par le refroidissement en une matière glaireuse et filante comme du blanc d'œuf.

Lorsque le catarrhe chronique dure depuis long-temps, il détermine la diminution progressive de l'embonpoint et des forces. Ses symptômes tantôt persistent sans interruptions, tantôt cessent presque complètement pendant plusieurs mois, et reparaissent ensuite. On remarque que cette affection devient en général plus incommode dans les temps froids et humides, et qu'elle est plus supportable dans les saisons chaudes : on a néanmoins quelques exemples du contraire. Le catarrhe vésical chronique est toujours une maladie fort longue ; sa durée est ordinairement de plusieurs années; chez quelques individus il ne cesse qu'avec la vie. Toutefois lorsque les symptômes sont intenses et qu'ils persistent sans interruption , ils laissent rarement vivre les malades plus d'une année. Chopart a vu un homme chez qui le catarrhe de la vessie durait depuis six ans et nécessitait l'introduction fréquente de la sonde ; ce fut seulement au bout de ce temps qu'il survint une fièvre hectique avec œdème des membres inférieurs , taches gangréneuses et ulcérations putrides qui emportèrent ce malade. A l'ouverture du cadavre, on trouva les parois de la vessie fort épaisses ; on en faisait suinter par la pression un liquide à-peu-près semblable à la mucosité contenue dans sa cavité.

Le diagnostic du catarrhe vésical ne présente pas d'incertitude quand la marche de cette affection est aiguë : il n'en est pas de même lorsqu'elle est chronique : plusieurs maladies peuvent produire des symptômes qui ressemblent aux siens. L'ulcération des reins et celle de la surface interne de la vessie ont souvent simulé le catarrhe vésical : elles sont l'une et l'autre accompagnées d'urines troubles , épaisses et ammoniacales. Il y a néanmoins quelque différence entre les urines des individus atteints de

ces maladies diverses : dans le catarrhe de la
vessie, le mucus se dépose lentement en flocons
qui ne se dissolvent pas facilement dans l'u-
rine. Dans l'ulcération des reins ou de la vessie, le dépôt est sanieux ou purulent, au lieu
d'être glaireux ; il n'est point filant et visqueux,
et après s'être déposé, il se mêle facilement à
l'urine. La consomption marche lentement dans
le catarrhe de la vessie, elle est souvent rapide
dans l'ulcération des voies urinaires : à l'aide de
ces signes, on distinguera presque toujours ces
deux affections l'une de l'autre. Les symptômes
du catarrhe chronique de la vessie ont une si
grande analogie avec ceux de la pierre, que l'on
a souvent pris l'une de ces maladies pour l'autre. On évitera cette méprise en ayant égard
aux circonstances suivantes, et surtout en sondant le malade avant de prononcer sur la nature
de la maladie ; dans le catarrhe, le besoin d'u-
riner se renouvelle plus souvent, particulièrement durant la nuit où le malade éprouve ce besoin presque à chaque instant. Les douleurs
que cause la pierre sont augmentées par les
mouvemens du corps, surtout par les secousses
de la voiture, et après ces secousses le malade
rend fréquemment des urines sanguinolentes ou
brunes, ce qui n'a pas lieu ordinairement dans
le catarrhe. Celui-ci trouble l'économie animale
et amène plus vîte le dépérissement. Lorsque
toutes ces circonstances se trouvent réunies, il
y a lieu de croire que la maladie est un catarrhe vésical chronique ; mais ce n'est que par le
cathétérisme qu'on peut en avoir la certitude.
Si la sonde introduite dans la vessie n'y ren -
contre point de corps étranger, si cet organe
a très-peu de capacité et ne permet pas d'y mou-

voir librement le cathéter ; si ses parois sont très-rugueuses, d'une sensibilité extrême et saignent facilement ; enfin, si plusieurs recherches faites avec l'attention et la circonspection convenables donnent toutes les mêmes résultats, il est certain que la maladie est un catarrhe de la vessie et non la pierre.

Le pronostic du catarrhe est généralement grave : si la maladie est aiguë, il est toujours à craindre qu'elle ne passe à l'état chronique, et quand elle a pris cette dernière marche, elle est presque constamment incurable, ou si elle cesse momentanément, elle reparaît ensuite. Lorsque la fièvre hectique est établie, il est rare que le malade vive plus de six mois.

Le traitement du catarrhe de la vessie varie selon que la maladie est aiguë ou chronique : dans le premier cas, on doit recourir au traitement des phlegmasies avec une énergie proportionnée à la force de l'individu et à l'intensité des symptômes locaux et généraux.

Lorsque la douleur est très-vive et qu'il s'y joint beaucoup de chaleur, mais sans fréquence ni plénitude du pouls, on applique des sangsues à l'anus, au périnée, à l'hypogastre. On y joint l'usage des demi-bains, des fomentations émollientes, des lavemens mucilagineux et des boissons adoucissantes. Ces moyens seraient insuffisans si la fièvre était très-forte et l'individu très-robuste : on devrait alors recourir aux saignées générales qu'on répéterait un plus ou moins grand nombre de fois, selon que l'exigeraient les circonstances. Pendant la période inflammatoire du catarrhe de la vessie, on soumet le malade à une diète absolue, ou seulement on lui interdit les alimens solides, selon que les symptômes sont plus ou moins violens. On modifie d'ailleurs le traitement à raison des circonstances, et sur-tout de la cause de la maladie. Si une hémorragie a été supprimée ou retardée, on la remplace par des sangsues appliquées le plus près possible de la surface où l'écoulement avait lieu. Si une affection rhumatismale ou goutteuse , si un exanthème chronique ou aigu ont disparu subitement , il faut appliquer un topique rubéfiant ou vésicant sur l'endroit qu'occupait le rhumatisme ou l'exanthème répercuté.

Lorsque la maladie est sur son déclin, il importe , à raison de sa tendance à passer à l'état chronique , de provoquer quelque évacuation pour diminuer l'afflux des humeurs vers la vessie. En conséquence, on prescrira les boissons diaphorétiques et quelques purgatifs ; dans le cas où ces remèdes n'amèneraient pas la solution complète de la maladie, on établirait un cautère à la cuisse ou au bras. On s'abstiendrait d'appliquer des cantharides, à cause de l'action qu'elles exercent fréquemment sur la vessie. On peut espérer de voir la maladie cesser entièrement par le concours de ces moyens ; mais on ne doit pas non plus se dissimuler qu'ils sont quelquefois insuffisans et que , malgré l'emploi des remèdes les plus convenables , le catarrhe aigu passe à l'état chronique.

Lorsque la maladie prend cette dernière forme, il est presque toujours impossible de la guérir et souvent même d'en pallier les symptômes. Cependant on ne doit rien négliger pour obtenir l'un et l'autre de ces résultats.

Les moyens propres à calmer les symptômes du catarrhe chronique de la vessie , sont les boissons adoucissantes mucilagineuses , telles

que la tisane de graine de lin , de racine de guimauve, de la seconde écorce de tilleul, de som-
mités de bouleau qu'on édulcore avec le sirop
d'orgeat ou de gomme ; le bouillon de poulet
émulsionné, etc. ; les demi-bains ou les bains
de fauteuil, les lavemens émolliens et anodins
avec la décoction de graine de lin , et de têtes
de pavots; les embrocations sur le périnée,
les environs de l'anus, la verge et l'hypogastre avec un liniment opiacé, tel que celui
que nous avons indiqué en parlant de la néphrite calculeuse; les fomentations et les cataplasmes anodins sur le périnée et l'hypogastre ,
et lorsque les douleurs sont très-vives, l'opium
à l'intérieur ou en injection dans l'anus. Je l'ai
employé souvent avec avantage de l'une et de
l'autre manière, mais plus fréquemment en injection que par la bouche. On pousse dans l'a-
nus, avec une petite seringue , un demi-verre
de décoction de graine de lin et de têtes de pavots et dix, quinze ou vingt gouttes de lauda-
num liquide, plus ou moins suivant l'intensité
des douleurs. Lorsqu'elles sont excessives,
comme je l'ai vu souvent, on peut répéter cette
injection deux fois en vingt-quatre heures.

Les moyens curatifs du catarrhe chronique
de la vessie doivent être subordonnés à la cause
de la maladie. Lorsqu'il est symptômatique ,
c'est-à-dire, qu'il dépend d'une autre affection,
on le fait cesser en guérissant celle-ci. Ainsi, lorsque le catarrhe est produit par la présence d'une
pierre, on le fait disparaître en enlevant le corps
étranger. Après cette extraction la vessie n'étant
plus irritée devient moins glaireuse; elle fournit
peu de mucosités et le malade guérit sans employer de remèdes particuliers. Il en est de même

du catarrhe qui est produit par un long usage
des bougies ou des sondes de gomme élastique:
en cessant d'introduire ces corps étrangers dans
la vessie, on voit le catarrhe disparaître et les
urines reprendre leurs qualités ordinaires. Malheureusement dans quelques cas le malade ne
peut se passer de bougies ou de sondes sans
s'exposer à de grands inconvéniens: c'est ce qui
a lieu dans le rétrécissement de l'urètre et dans
la paralysie de la vessie. En traitant de la rétention d'urine, nous indiquerons la conduite que
l'on doit tenir dans ces deux cas.

Lorsque le catarrhe chronique est essentiel ou
idiopathique, on doit chercher à découvrir la
cause qui produit l'irritation de la membrane
muqueuse. On s'informera donc avec soin de
toutes les circonstances commémoratives, et on
recherchera si le malade n'a pas été affecté de
quelqu'une des maladies dont la cause peut agir
sur la vessie et produire le catarrhe, comme
nous l'avons dit plus haut.

Si le malade a été attaqué de rhumatismes ou
de dartres, il y a lieu de croire que le catarrhe
est produit par le transport de l'affection rhumatismale ou dartreuse sur la vessie, surtout
lorsqu'il s'est montré après la disparition subite
de ces maladies. Dans l'un et dans l'autre cas,
il convient d'établir un cautère à chaque cuisse,
ou un séton à la région hypogastrique. Ce dernier moyen a été vanté tout récemment comme
très-efficace; mais l'ayant employé plusieurs fois,
je n'ai pas remarqué qu'il ait plus d'avantages que
les cautères. J'ai fait usage quelquefois avec succès d'une pommade composée d'une once de sain-
doux ou de cérat et d'un gros et demi ou deux
gros de tartrite de potasse et d'antimoine (tartre

stibié). Cette pommade produit une éruption de gros boutons semblables à ceux de la vaccine : on entretient cette éruption en répétant les frictions lorsque les premiers boutons sont secs. Les exutoires contribuent à la guérison du catarrhe en dérivant vers l'extérieur l'humeur morbifique qui s'est portée sur la vessie, et lors même que le déplacement de cette humeur est impossible et que la maladie est trop ancienne, que la membrane muqueuse de la vessie est trop altérée dans son organisation, les exutoires deviennent utiles en diminuant l'abondance ou l'afflux de la mucosité à la vessie. Dans la même intention, on doit avoir recours tour-à-tour à des remèdes propres à exciter la peau ou le conduit intestinal. Lorsque le catarrhe est causé et entretenu par la métastase d'une affection dartreuse, psorique, on sent qu'il convient d'employer les médicamens consacrés au traitement de cette affection : ainsi on administre la tisane de scabieuse, de fumeterre édulcorée avec le sirop de gomme ou de guimauve, les pastilles de soufre, les tablettes de Kunkel, les pilules de Belloste, etc.

On a proposé un grand nombre d'autres remèdes contre le catarrhe chronique de la vessie : on a vanté tour-à-tour la busserole (*uva ursi,*) la pareira brava, les bols de savon, les balsamiques, tels que la térébenthine, son huile essentielle, le baume de copahu, etc. Ces différens remèdes, qui ont une action très-marquée sur les organes urinaires, peuvent être utiles dans le flux catarrhal de la vessie que n'accompagne aucune douleur ; mais ils deviennent nuisibles lorsqu'il y a des symptômes d'irritation et d'inflammation et que l'excrétion de l'urine est douloureuse.

Lorsque les mucosités sont très-abondantes, on conseille de faire dans la vessie des injections propres à en réprimer l'afflux; mais comme les injections ne peuvent être faites qu'au moyen d'une sonde et que son introduction dans la vessie cause toujours plus ou moins de douleur et d'irritation, on ne doit les employer qu'avec la plus grande circonspection. On commence ordinairement par injecter de la décoction d'orge avec du miel rosat; ensuite on se sert d'eau de Barège ou de Balaruc coupée avec cette décoction. Chopart dit avoir fait avec succès des injections d'eau végéto-minérale ou de Goulard, chez un vieillard de soixante-quinze ans, épuisé par la perte excessive de la mucosité vésicale; il n'en éprouva aucun accident; les urines devinrent moins chargées de glaires, il reprit des forces et vécut encore deux ans dans cet état. La boisson qui lui réussissait le mieux était la limonade cuite. Il avait pris long-temps des pilules de savon, différens balsamiques, la décoction d'*uva ursi*, de pareira brava. Tous ces remèdes loin de le soulager semblaient irriter et aggraver son mal.

Un objet très-important dans le traitement du catarrhe chronique de la vessie, c'est le régime. Le malade doit se nourrir d'alimens doux-légers, faciles à digérer et qui contiennent une grande quantité de principes nutritifs. Le choix des alimens mérite d'autant plus d'attention que dans ce cas ordinairement les forces digestives s'affaiblissent, et qu'on est obligé, lorsque cet affaiblissement est porté à un certain degré, d'avoir recours à de légers toniques, tels que la thériaque jointe au quinquina et donnée le soir en opiat, l'ipécacuanha à la dose d'un demi-grain et même d'un grain plusieurs fois dans la journée, etc. Les frictions sèches sur la peau, les gilets et les caleçons de flanelle sont très-utiles ; il en est de même d'un exercice modéré , lorsque les forces du malade le permettent. Mais de tous les moyens hygiéniques il n'en est pas de plus efficace que l'habitation dans un climat chaud. Combien n'a-t-on pas vu de personnes ayant un catarrhe chronique de la vessie, n'éprouver aucun soulagement de tous les secours de l'art tant qu'elles ont habité un climat froid et humide , et guérir en allant vivre dans un pays chaud ? J'ai plusieurs fois donné ce conseil aux malades, et tous ceux qui l'ont suivi s'en sont bien trouvés. Je citerai entre autres l'auteur célèbre des *Ruines* , Volney : il souffrait depuis plusieurs années d'un catarrhe chronique de la vessie ; les moyens usités en pareil cas n'avaient produit aucun bien : je l'engageai à aller vivre pendant quelque temps dans un pays chaud. Il resta deux ans en Provence et en revint parfaitement guéri.

ARTICLE IV.

Des Abcès de la Vessie.

La vessie, ainsi que les autres organes creux , est rarement le siège d'un abcès ; c'est-à-dire , d'une congestion purulente, circonscrite , un peu considérable, entre les tuniques qui composent ce viscère. On trouve peu d'exemples de ces abcès dans les auteurs. Chopart dit avoir ouvert le cadavre d'un homme dont le fond de la vessie, près de l'ouraque, avait un dépôt purulent bien caractérisé, et qui était borné dans

l'épaisseur des parois de cet organe. La paroi
interne était si mince qu'elle se rompit en la
pressant et laissa écouler dans la vessie un pus
blanchâtre peu fétide ; les autres parties de ce viscère parurent saines ; la fin de l'iléon était rouge,
livide et parsemée de taches gangréneuses.

Le même auteur dit avoir donné des soins à
un horloger sujet à la rétention d'urine, qui se
sondait lui-même, rendait quelquefois du pus
avec l'urine, quelquefois du sang et des graviers.
Après sa mort, Chopart ouvrit la vessie : elle
contenait environ deux cuillerées de pus très-
fétide et un verre d'urine. Elle avait, du côté
droit, près du cœcum, deux foyers de pus séparés l'un de l'autre et situés dans l'épaisseur de
ses parois qui étaient tellement ramollies qu'il
était facile de les déchirer, en sorte qu'une pression légère de l'ongle suffisait pour y faire une
ouverture. Il n'y avait point de pus épanché ni
infiltré dans les parties voisines. On ne trouva
ni pierres, ni graviers dans aucun point des
voies urinaires.

Une femme de la campagne reçut un violent
coup de pied d'une vache, dans la région du
pubis. Un an après cet accident, l'hypogastre se
tuméfia au point que cette femme paraissait enceinte. Au bout d'onze mois elle mourut dans
le marasme et la consomption. A l'ouverture du
corps, on trouva environ trois livres d'une matière visqueuse et fétide épanchée dans l'abdomen. La vessie présentait un volume considérable qui dépendait d'un dépôt de pus fétide,
situé entre les tuniques de ce viscère, dont
l'interne était intacte (1).

____

(1) J. Helwig, *Obs. Physico-medicæ posthumæ.*

3..

Le pus qui se forme dans l'épaisseur de la vessie n'est pas toujours amassé dans un foyer circonscrit d'une certaine étendue : quelquefois il est infiltré dans les tuniques dont les parois de ce viscère sont composées, ou bien il est contenu dans plusieurs petits foyers. Bonnet (1) cite des exemples de vessies dont les tuniques étaient infiltrées d'une matière purulente qui en augmentait beaucoup l'épaisseur. Ruysch (2) nous a conservé l'histoire d'un jeune homme âgé d'environ 25 ans, calculeux, qui fut taillé dans l'hôpital d'Amsterdam, en 1672 ; la pierre était si volumineuse qu'il fut impossible d'en faire l'extraction quoiqu'on pût la saisir avec des tenettes qui en enlevaient quelques fragmens. Le malade mourut. Ruysch fit l'ouverture de son corps : la vessie contenait une pierre si volumineuse, qu'il ne restait entre elle et les parois de ce viscère, que l'espace nécessaire pour contenir quelques gouttes d'urine. Ces parois avaient un travers de doigt d'épaisseur ; elles étaient divisées en un grand nombre de lames entre lesquelles il y avait une quantité considérable de pus. Lorsqu'on eut incisé les parois de la vessie ce pus s'écoulait comme la sérosité qui sort des membres inférieurs œdémateux d'un cadavre quand on a incisé la peau. Il y avait un peu de pus entre la pierre et la vessie.

Le pus contenu dans les abcès de la vessie peut prendre différentes voies. Le plus ordinairement l'abcès se rompt spontanément dans la vessie ou par le moyen de la sonde qu'on y introduit pour donner issue aux urines et qu'on

____

(1) *Sepulch. Anat.*, t. II, *lib.* 5, *Sect.* 23, *pag.* 590.
(2) *Obs. anat.-chirur. Obs.* 89, *p.* 82.

porte en différens points de sa cavité pour l'explorer. Quelquefois le pus s'ouvre malheureusement un passage dans le rectum, dans l'utérus, dans les intestins que l'inflammation a réunis à la vessie, enfin dans la cavité abdominale, ce qui est promptement suivi de la mort.

Le diagnostic des abcès de la vessie est très-obscur. Les signes tirés de la douleur plus ou moins forte qui se fait sentir vers le pubis, au fond du bassin, dans un seul et même point, après la disparition des symptômes inflammatoires, est fort équivoque. L'écoulement d'une matière purulente fétide, mêlée aux urines, est plus propre à caractériser un abcès de la vessie, sur-tout si cet écoulement a lieu après l'introduction d'une sonde dans ce viscère ; mais ce signe est encore fort incertain. En effet, le pus qui s'écoule par l'urètre avec les urines peut venir d'une autre source qu'un abcès de la vessie. On a vu une inflammation catarrhale de cet organe fournir pendant long-temps, sans aucun indice d'ulcération, une matière parfaitement semblable au pus, qui s'écoulait avec les urines. Ce phénomène peut avoir lieu aussi dans une simple phlogose des reins, des uretères ou de la vessie : d'un autre côté, il peut se mêler aux urines un véritable pus fourni par la prostate et les vésicules séminales. A la vérité, dans les abcès de la prostate et de l'urètre ordinairement le pus coule continuellement goutte à goutte ou du moins sans effort pour uriner ; tandis que dans la suppuration de la vessie la matière purulente ne sort qu'avec les urines. Mais il peut exister simultanément sur le même sujet une suppuration de la prostate et de la vessie ; quelquefois aussi l'orifice de la vessie ne pouvant se fermer complètement à cause d'une tumeur inégale vers son col, l'urine distille sans cesse de l'urètre, mêlée avec le pus qui vient de la prostate ; on peut alors facilement être induit en erreur, et croire que la vessie est le siège de la suppuration. Il résulte de ce que nous venons de dire, qu'on n'a presque jamais que des probabilités plus ou moins grandes sur l'existence des abcès de la vessie. Ce n'est ordinairement que par l'ouverture des corps que l'on découvre ces abcès.

Le pronostic des abcès de la vessie est extrêmement grave. Dans les cas les moins fâcheux, c'est-à-dire, lorsque l'abcès s'ouvre spontanément dans la vessie ou par le moyen de la sonde portée dans ce viscère, et que le pus coule avec l'urine, les accidens subsistent, une petite fièvre hectique se manifeste, le marasme survient et les malades meurent. Le traitement des abcès de la vessie est le même que celui des ulcères de cet organe, dont nous parlerons bientôt.

ARTICLE V.

De la Gangrène de la Vessie.

L'inflammation de la vessie peut se terminer par la gangrène, mais cette terminaison est rare lorsque la cystite n'est point accompagnée de rétention complète d'urine, et qu'on lui oppose de bonne heure les moyens propres à la combattre. Mais lorsqu'il y a ischurie, la distension considérable de la vessie excite ou entretient l'inflammation, augmente celle de la partie la plus irritée ou qui était principalement affectée, et la fait promptement changer en gangrène. Cette terminaison de la cystite est presque toujours funeste. Sa marche et ses phénomènes sont subordonnés à l'étendue de la gangrène. Lorsque tout le corps de la vessie est frappé de gangrène, ce qui est assez rare, l'altération remarquable de la face, la cessation de la douleur, accompagnée de hoquets, d'anxiétés, de météorisme, de lypothimies, d'un pouls petit, misérable, de sueurs froides, de refroidissement des membres, etc., précèdent et annoncent un évènement funeste. Dans ce cas, la disparition complète des douleurs fait concevoir aux personnes inexpérimentées des espérances trompeuses que la mort ne tarde pas à leur ravir.

Quand la gangrène est bornée à un point plus ou moins étendu de la vessie, les suites en sont différentes suivant l'endroit de cet organe qui est affecté. Si la gangrène occupe son sommet ou sa face postérieure, la crevasse de l'escarre est suivie de l'épanchement de l'urine dans l'abdomen. Quelquefois au moment où cet épanchement commence, le malade sent quelque chose se rompre dans son ventre, vers le nombril, pendant qu'il se lève ou qu'il fait un effort quelconque. Bientôt l'abdomen se tuméfie et se distend excessivement ; la douleur qui s'y faisait sentir auparavant devient plus vive ; la respiration est laborieuse, et le malade ne peut rester couché sur le dos à cause de la difficulté de respirer et de la douleur ; il se plaint d'une oppression à la région de l'estomac, et il a de fréquentes éructations ; le pouls est très-accéléré et la soif ardente. Les envies d'uriner qui tourmentaient le malade, ne se font plus sentir ; il ne sort plus d'urine

par la verge, et si l'on introduit une sonde
dans la vessie, on n'en tire qu'une petite quantité d'urine noirâtre. Cependant la tuméfaction et
la tension du ventre augmentent ; l'anxiété et
l'oppression deviennent plus fortes, et le malade succombe. A l'ouverture du corps, on
trouve dans le ventre un liquide séreux qui a
l'odeur de l'urine et dont la quantité est quelquefois énorme. La vessie présente dans son
fond, ou à sa face postérieure une crevasse
gangréneuse dont les bords sont dentelés et
d'une couleur noirâtre.

Lorsque la gangrène occupe la partie latérale
inférieure de la vessie, la crevasse de l'escarre
gangréneuse est suivie de l'épanchement de l'u-
rine dans le bassin. Chopart a ouvert le corps d'un
homme chez lequel cet accident était survenu à
la suite d'une rétention d'urine causée par
une tuméfaction de la prostate. On n'avait pu
le sonder, et l'on avait négligé les autres moyens
propres à donner issue à l'urine. Une partie de
ce liquide était épanchée dans le bassin et venait de l'ouverture d'une escarre gangréneuse
située à la partie latérale gauche de la vessie et
qui avait environ six lignes de diamètre. Ce
viscère contenait encore beaucoup d'urine très-
fétide ; sa tunique interne était livide, noirâtre
en différens points et si putréfiée qu'on la déta-
chait facilement avec les doigts. Les intestins
étaient météorisés et parsemés de taches rouges.

La pression de la tête de l'enfant sur le bas-
fond et le col de la vessie, dans un accouchement long et difficile, détermine quelquefois
l'inflammation gangréneuse de ces parties et de
la portion correspondante du vagin. Cette inflammation empêche les urines de couler, ou

si elles sortent, ce n'est que très-difficilement ; la fièvre s'allume, et le ventre devient tendu et ballonné. Mais bientôt les symptômes inflammatoires se calment, se dissipent ; il se détache du vagin et de la vessie des escarres gangréneuses dont la chute laisse une ouverture de communication entre ces organes. Cette ouverture, d'abord très-large, se rétrécit ensuite par l'affaissement et le rapprochement spontané des parties ; mais elle dégénère en une fistule urinaire qui est presque toujours incurable : nous en parlerons par la suite.

La gangrène de la vessie peut encore être produite par la présence d'un corps étranger dans la cavité de cet organe. Ainsi on a vu des pierres urinaires, des corps introduits par l'urètre, une sonde portée long-temps, produire cet accident, en exerçant une pression constante et fixe sur un point de la vessie, en y causant une inflammation gangréneuse, suivie d'une crevasse par laquelle l'urine s'échappe. Lorsque cette crevasse occupe la partie postérieure de la vessie, l'urine s'épanche dans le bas-ventre et le malade périt. Quand elle est située au bas-fond de cet organe, il en résulte une fistule urinaire dans le rectum chez l'homme, et dans le vagin chez la femme.

ARTICLE VI.

Des Ulcères de la Vessie.

Les ulcères de la vessie consistent dans l'érosion avec suppuration des tuniques de cet organe, et plus communément de la tunique interne. Cette érosion est quelquefois primitive : c'est alors une maladie essentielle. D'autres fois, elle est l'effet de la présence d'un calcul ; elle succède à un abcès formé dans l'épaisseur des parois de la vessie et qui s'est ouvert dans l'intérieur de cet organe, ou bien elle est produite par le ramollissement et la fonte d'une tumeur cancéreuse : elle est alors symptômatique. Nous devons spécialement traiter ici de l'ulcère primitif de la vessie, et renvoyer, pour ce qui concerne l'ulcère symptômatique, à l'histoire des diverses affections dont l'ulcération est l'effet.

Les causes qui déterminent la formation d'un ulcère dans la vessie sont, comme celles de tous les ulcères internes, fort difficiles à déterminer. On a pensé que de fréquentes rétentions d'urine, l'acrimonie que ce liquide paraît acquérir dans quelques circonstances, l'usage des substances et des médicamens âcres qui portent spécialement leur action sur la vessie, pouvaient y prédisposer ; mais l'action de ces diverses causes est d'autant plus difficile à apprécier que cette maladie est fort rare, et qu'on a parconséquent peu d'occasions d'observer les conditions dans lesquelles elle se développe.

Les symptômes de l'ulcère de la vessie sont une douleur plus ou moins vive dans l'hypogastre, augmentant par la pression au-dessus du pubis et par les efforts pour uriner; la dysurie, l'opacité et la fétidité de l'urine qui depose en se refroidissant un sédiment peu abondant, grisâtre, friable, peu visqueux, dans lequel on distingue quelquefois de petites portions membraneuses ; ce sédiment étant battu dans l'eau chaude, y forme des flocons. Si l'on introduit une sonde dans la vessie, on n'y distingue pas de corps étranger, on n'y sent pas la résistance molle que présente une tumeur charnue. Le doigt porté dans le rectum chez l'homme, dans le vagin chez la femme, et dirigé vers la vessie, n'y reconnaît non plus aucune tumeur ; mais cette recherche, ainsi que le cathétérisme, provoque communément un accroissement de douleur dans un point déterminé de la vessie. A ces signes locaux se joignent un dépérissement plus ou moins rapide, la fièvre lente et quelquefois avec redoublement, la diarrhée, l'insomnie, le marasme, etc.

Tels sont les symptômes que l'on regarde comme propres à caractériser l'ulcération de la vessie. Si ces symptômes appartenaient exclusivement à cette maladie, il n'y aurait jamais de doute sur son existence ; mais comme ils lui sont communs avec d'autres affections de la vessie, il en résulte que le diagnostic est très-difficile. Aussi est-il arrivé souvent que des hommes très-habiles ont commis une méprise, soit en supposant un ulcère qui n'existait pas, soit en ne reconnaissant pas celui qui existait réellement. On a indiqué plusieurs moyens pour éclairer le diagnostic dans ces circonstances difficiles : on a proposé l'emploi de plusieurs réactifs pour constater la présence du pus dans l'urine ; mais sans parler de l'incertitude de ces moyens, il suffit de faire remarquer que la pyurie accompagne plusieurs autres maladies. La quantité de pus contenue dans l'urine, son union plus ou moins intime avec ce liquide, la présence de caroncules charnues, etc., sont autant de signes non moins vagues que ceux que fournissent les agens chimiques. Les signes que nous avons d'abord indiqués, quoiqu'insuffisans dans beaucoup de cas, sont encore ceux sur lesquels on peut le mieux asseoir son jugement.

Le pronostic de l'ulcération de la vessie est toujours fort grave. Cette maladie ne paraît guères susceptible d'une terminaison heureuse. L'obscurité du diagnostic doit, au reste, rendre le Chirurgien très-réservé dans le jugement qu'il porte sur la marche ultérieure et l'issue de la maladie.

Dans le traitement des ulcères de la vessie, on doit s'attacher à combattre la douleur et les autres symptômes dont ils sont accompagnés; on doit ensuite chercher à les déterger et à les cicatriser. On combat la douleur par les boissons tempérantes et adoucissantes, par les lavemens émolliens et anodins, les bains ou les demi-bains, et lorsque les douleurs sont aiguës, par les narcotiques et les injections mucilagineuses et anodines. Paré dit avoir employé souvent avec succès, dans ce cas, une injection d'huile de jusquiame extraite par expression.

Lorsqu'on a satisfait à cette première indication, on conseille, pour remplir la seconde, les savonneux et les balsamiques à petite dose, comme la térébenthine, le baume du Pérou ; les vulnéraires et les détersifs, tels que l'infusion de millepertuis, de véronique, etc., les eaux minérales de Spa, de Contrexeville. On a employé quelquefois avec avantage l'eau de chaux seule ou coupée avec du lait, de l'eau de mauve, de graine de lin, etc. On doit joindre à ces moyens des injections détersives avec l'eau d'orge et le miel rosat, l'eau de chaux mêlée avec du lait ou une décoction émolliente. Paré conseille des injections d'eau de plantain où l'on aura dissous quelques trochisques de gordon. Mais dans le plus grand nombre des cas, les remèdes propres à calmer les douleurs, l'insomnie, et à modérer l'intensité de quelques autres symptômes, sont les seuls que l'on puisse employer et dont le malade retire quelque avantage.

Dans certains cas de cancer du rectum chez l'homme, et de la matrice chez la femme, la maladie se communique à la vessie dont l'ulcération, ainsi que la maladie principale, ne présente aucune espèce de ressource. Le traitement palliatif est encore le seul qui convienne ici. Lorsque les malades vivent quelque temps, l'endroit ulcéré ne tarde pas à être le siège d'une perforation, qui établit une communication entre le rectum et la vessie, ou entre cette dernière et le vagin, circonstance qui rend le sort des malades plus déplorable encore.

ARTICLE VII.

Des Fistules de la Vessie.

Les fistules de la vessie se présentent sous deux formes différentes : tantôt ce sont des conduits sinueux et tantôt une simple ouverture qui transmet l'urine, soit à la surface du corps, soit dans un conduit qui n'est pas destiné à la recevoir : On a donné aux fistules de la vessie les noms de rectales, vaginales, intestinales, extérieures, ombilicales, hypogastriques, du périnée, suivant leur terminaison dans l'une de ces diverses parties. On les distingue encore en fistules simples, ou n'ayant qu'un seul conduit, et en fistules composées qui en ont plusieurs : on a admis aussi des fistules compliquées de virus, de corps étrangers, de carie, etc.

Les causes et les symptômes des fistules vésicales varient trop dans les diverses parties, pour qu'on puisse en donner une description générale : nous traiterons successivement des diverses espèces.

Toutes les fistules de la vessie ont cela de commun, que l'urine sort goutte à goutte de leur orifice, presque continuellement, souvent sans contraction de la vessie, sans que le malade ait la volonté d'uriner; quelquefois elle s'échappe en certaine quantité dans les grands mouvemens du corps, par la pression des muscles et des viscères abdominaux. Elles diffèrent des fistules urétrales en ce que celles-ci ne laissent sortir l'urine qu'au moment même où le malade satisfait au besoin d'uriner.

Les fistules urinaires de l'ombilic ou des parties voisines sont quelquefois le résultat d'une rupture spontanée du sommet de la vessie; d'autres fois elles dépendent de l'ouverture de l'ouraque dilaté, ou de celle d'un prolongement de la tunique interne de la vessie, étendu le long de ce cordon membraneux. C'est presque toujours dans des cas d'occlusion ou d'imperforation de l'urètre qu'on observe cette espèce de fistule urinaire dont nous avons parlé en traitant des maladies de l'ombilic. Elle est ordinairement congénitale; toutefois elle peut survenir après la naissance et même à un âge fort avancé. On lit dans les Mémoires de l'Académie des Sciences pour l'année 1769, qu'un Chirurgien âgé de quatre-vingt-douze ans, fut pris de douleurs vives au gland et au col de la vessie qui cessèrent au bout de quelques jours; mais la quantité de l'urine commença à diminuer, et peu à près le malade s'aperçut que son ventre était mouillé; on l'examina, et l'on vit une liqueur claire s'écouler par l'ombilic; c'était de l'urine qui passait en partie par cette

voie et en partie par les voies naturelles. De jour
en jour, la quantité d'urine qui sortait par l'ombilic augmentait, tandis que celle qui passait
par l'urètre diminuant dans la même proportion, fut entièrement supprimée au bout de
quinze jours. Le malade vécut six mois, urinant exclusivement par l'ombilic, et l'on crut
devoir attribuer sa mort plutôt à son extrême
vieillesse qu'à cette incommodité.

Les fistules vésicales de la région hypogastrique, au-dessus du pubis et dans les régions
inguinales, peuvent dépendre de différentes
causes, telles qu'une tumeur de la vessie ouverte par méprise pour un abcès, pour une
tumeur enkystée ; une plaie à la partie antérieure de ce viscère, ou une ponction pratiquée
au-dessus du pubis dans le cas de rétention
d'urine.

Dans la rétention d'urine, surtout lorsqu'elle
est causée par la paralysie de la vessie, ce viscère distendu par l'urine forme au-dessus du
pubis une tumeur qui pourrait être prise pour
un abcès par un Chirurgien tout à-la-fois ignorant et inattentif ; or, s'il arrivait qu'on ouvrît
cette tumeur, la plaie resterait infailliblement fistuleuse, si l'on n'avait l'attention de détourner
l'urine vers sa voie naturelle, au moyen d'une
sonde portée par l'urètre dans la vessie, et peut-
être même ce moyen n'empêcherait-il pas la fistule de s'établir.

La tumeur formée par la cystocèle inguinale
a été quelquefois méconnue : quelques praticiens l'ont prise pour un abcès, en ont fait l'ouverture et ont été fort surpris de n'y trouver
que de l'urine. Verdier cite deux exemples de
cette méprise dans son Mémoire sur la hernie

de la vessie (1). Un paysan, après quelques difficultés pour uriner, eut une rétention d'urine.
Le périnée, le scrotum et l'aine droite s'en-
flèrent : l'engorgement se communiqua aux
vaisseaux spermatiques et au testicule du même
côté ; il lui survint une douleur très-vive au
périnée et à l'anus. La tumeur de l'aine augmentant toujours, fut regardée comme un abcès
par un Chirurgien de campagne, qui ayant
reconnu de la fluctuation, en fit l'ouverture ;
mais au lieu de pus il ne sortit que de l'urine.
Un autre homme avait une tumeur inguinale,
circonscrite, fort dure et sans changement de
couleur à la peau. On la crut un bubon vénérien squirrheux. Ennuyé du peu d'effet des cataplasmes et des emplâtres les plus émolliens,
on y appliqua un caustique et l'on incisa l'escarre : on aperçut alors une pierre dans le sac
qu'on avait ouvert, et la sortie continuelle de
l'urine par cette ouverture ne laissa aucun doute
sur le vrai caractère de la maladie. On sent bien
qu'en pareil cas on doit introduire une sonde
dans la vessie par l'urètre, et l'y laisser pour
empêcher que l'urine ne continue de sortir par
la plaie, sans quoi celle-ci ne manquerait pas de
devenir fistuleuse, comme on l'a vu arriver aux
plaies de la vessie où ce moyen a été négligé.

Félix Plater (2) rapporte qu'un pêcheur de
Bâle fut à l'extrémité par une rétention d'urine
qui n'avait cédé à aucun remède. Dans l'examen que fit cet illustre praticien, il découvrit
une tumeur qui occupait une partie du scro-

(1) Acad. de Chirurg., tome IV, p. 19 et 22.
(2) *Obs. libri tres, Basileæ*, 1680, lib. III, p. 830.

tum. Cette tumeur s'étendait jusque dans l'aîne et faisait de rapides progrès , ce qui fit juger qu'elle pouvait bien être la cause de la rétention d'urine : dans cette idée , Plater proposa de l'emporter ; mais l'instrument fut à peine plongé dans la tumeur près de l'aine , que l'urine jaillit avec impétuosité , et le malade se trouva soulagé. L'urine, dont il ne passait que quelques gouttes par l'urètre , s'écoula, pendant plusieurs jours, par la plaie, entraînant avec elle beaucoup de sable. La plaie dégénéra dans la suite en une fistule par où l'urine prit son cours, et il n'en sortit plus par l'urètre. L'on avait soin de fermer la fistule avec une tente que l'on ôtait lorsque le malade se sentait pressé du besoin d'uriner. Il n'y a pas lieu de douter que la vessie ne fût comprise dans la tumeur que l'on s'était proposé d'extirper ; et la plaie de l'aine ne serait vraisemblablement pas restée fistuleuse, si, au lieu de laisser échapper l'urine par cette ouverture, on avait rappelé son cours vers l'urètre au moyen d'une sonde introduite par ce conduit dans la véssie , comme cela a été pratiqué avec succès en pareil cas.

La fistule urinaire au-dessus du pubis dépend quelquefois de la suppuration d'une partie des parois de la vessie , à la suite d'une contusion profonde de l'hypogastre , surtout lorsque l'urine se trouve retenue ou amassée en grande quantité dans ce viscère. Cet accident peut arriver pendant la grossesse , sans qu'il s'ensuive des accidens mortels pour la mère et pour l'enfant , ainsi que le montre une observation communiquée par M. Vallée , Chirurgien en chef de l'Hôtel-Dieu de Meaux , et rapportée par Chopart.

9.

Une femme de vingt-six ans, enceinte de deux
mois , fit une chute de six pieds de haut. N'é-
prouvant point d'accidens graves, elle continua
ses occupations ordinaires. Au bout de six semaines , il lui survint des douleurs vives à la région hypogastrique et à la vessie : bientôt elle
eut une rétention d'urine. On la saigna , on lui
conseilla des boissons mucilagineuses, des bains
et des fomentations émollientes. Les urines s'é-
coulèrent par regorgement ; on insista sur les
mêmes moyens. Il se forma deux abcès , l'un à
l'ombilic, l'autre au-dessus du pubis. Ces abcès
s'ouvrirent spontanément et leur ouverture resta fistuleuse. L'urine sortait en partie par ces
deux voies contre-nature et en partie par l'u-
rètre. Elle continua de couler de cette manière
pendant la grossesse et jusqu'au quinzième jour
avant l'accouchement qui se fit heureusement ;
ensuite elle reprit son cours par l'urètre. Les fistules se fermèrent , et cette femme se trouva
bientôt parfaitement guérie.

Lorsqu'on a pratiqué la ponction de la vessie
au-dessus du pubis, si la canule du trois-quarts
s'échappe , ou est retirée avant que le cours
de l'urine soit rétabli par l'urètre, la piqûre
reste fistuleuse et donne issue à l'urine jusqu'à ce
que ce liquide ait repris son cours par les voies
naturelles. Mais ce cas est extrêmement rare,
parce que , en général, on ne supprime la canule que lorsqu'il a été possible d'introduire
une sonde dans la vessie par l'urètre. Cependant si le malade ne pouvait supporter ni la
canule, ni la sonde de gomme élastique , et
qu'il fût impossible de porter par la verge une
algalie dans la vessie, il resterait une fistule dont
on ne pourrait obtenir la guérison qu'en réta-

blissant le cours de l'urine par la voie naturelle.

— La fistule vésico-vaginale peut dépendre de plusieurs causes. Quelquefois elle résulte de la présence d'une pierre ou d'un autre corps étranger fixé au bas-fond ou au col de la vessie, et qui, par ses aspérités ou sa pression constante, cause une ulcération à ce viscère et à la paroi antérieure du vagin. D'autres fois elle provient d'un ulcère cancéreux du col de la matrice et de la partie correspondante de la vessie ; mais le plus souvent elle est le résultat d'un accouchement laborieux qui a exigé l'emploi du levier ou du forceps. Comme nous l'avons dit précédemment, lorsque la tête de l'enfant reste long-temps fixée au détroit supérieur du bassin, elle exerce une forte pression sur le bas-fond de la vessie, près de son col et sur la partie supérieure du vagin contre le pubis. Cette pression peut produire une affection gangréneuse qui, après la chute des escarres, laisse une fistule.

Cette fistule est accompagnée des phénomènes suivans. L'urine s'échappe continuellement par son orifice et cause dans le vagin des cuissons très-incommodes avec écoulement au dehors d'un liquide séreux. Si la malade néglige les soins qu'exige la propreté, et quelquefois même, malgré ces soins, l'irritation produite sur le vagin y détermine de la rougeur, du gonflement, et dans quelques cas une éruption boutonneuse et érysipélateuse qui ne se borne pas toujours à la membrane muqueuse de ce conduit, et qui s'étend quelquefois à la peau du périnée, des cuisses et des aînes. Dans certains cas, le vagin, continuellement mouillé par l'urine, devient calleux. J.-L. Petit a vu

4..

une femme chez laquelle le bord de l'ouverture fistuleuse et toute la partie du vagin qui est appuyée sur le rectum étaient âpres, raboteux comme du chagrin, ou plutôt comme la peau du chien marin. Ces aspérités étaient causées par une multitude de petites pierres de même grosseur enchâssées dans la membrane muqueuse; elles y étaient du moins si adhérentes que quelques-unes ne pouvaient en être détachées qu'avec l'ongle, et cela ne pouvait se faire sans quelques douleurs : c'est pourtant ce que la malade était obligée de souffrir tous les sept à huit jours, temps que les pierres mettaient à se reproduire.

Le doigt porté dans le vagin reconnaît l'ouverture fistuleuse; il peut même s'y introduire lorsqu'elle est considérable, et toucher toute la cavité de la vessie. Si l'on porte une sonde dans ce viscère par l'urètre, le doigt introduit dans le vagin la sent à nu par l'ouverture fistuleuse, dont il fait connaître en même temps la grandeur.

La fistule vésico-vaginale qui dépend d'une pierre ou d'un corps étranger, se ferme quelquefois spontanément lorsqu'on a fait l'extraction du corps étranger ou de la pierre. Nous parlerons de ce cas en parlant des pierres de la vessie. Celle qui dépend d'un ulcère cancéreux du col de la matrice et de la vessie est incurable comme la maladie dont elle est l'effet.

A l'égard de la fistule vésico-vaginale qui est la suite d'un accouchement laborieux, on ne peut espérer de la guérir que lorsqu'il y a très-peu de perte de substance, et que l'ouverture fistuleuse se trouve près du col de la vessie ou de l'urètre. Alors l'indication curative est la même que pour les autres fistules urinaires : détourner l'urine de la route étrangère et lui donner une issue par sa voie naturelle. On remplit ce but en faisant porter constamment, pendant plusieurs mois, une sonde de gomme élastique introduite par l'urètre dans la vessie. La sonde doit être assez grosse pour remplir exactement l'urètre, et ses yeux les plus grands possible, afin que l'urine ait une issue libre par cette voie. Dans cette vue, on doit la laisser ouverte et sans bouchon, en prenant soin de la fixer de manière que son extrémité interne dépasse constamment l'ouverture fistuleuse de la vessie. La malade doit rester au lit pendant toute la durée du traitement, en se tenant couchée très-souvent sur le côté. Lorsque la sonde laissée ouverte fatigue la vessie et y excite de la douleur, on doit la boucher ; mais il faut avoir soin d'ôter le bouchon, d'abord toutes les demi-heures, puis toutes les heures, pour laisser sortir l'urine. S'il y a des callosités dans le vagin, on fait de fréquentes injections d'eau mucilagineuse dans ce conduit. On remédie aux excoriations et aux boutons érysipélateux de la vulve, des grandes lèvres et de la partie interne des cuisses par des ablutions d'eau de mauve ou de sureau, ou d'eau végéto-minérale, et en y faisant des onctions avec le cérat de saturne. Lorsque la quantité d'urine qui s'échappe par la fistule, diminue graduellement, on peut espérer de bons effets de ce traitement, et on doit le continuer avec exactitude pendant trois ou quatre mois ; mais lorsque, à cette époque, l'urine continue à couler dans le vagin en grande quantité, on n'a presque plus d'espoir de guérison et le traitement doit être abandonné.

La fistule est incurable lorsqu'elle résulte d'une grande perte de substance de la vessie, et qu'elle est un peu éloignée du col de ce viscère. On est alors réduit aux moyens palliatifs, aux soins de propreté, tels que les injections fréquentes dans le vagin, les bains et les demi-bains, une éponge placée dans la vulve pendant le jour pour absorber l'urine et l'empêcher de se répandre sur les cuisses : on aura soin d'exprimer et de changer souvent cette éponge. Quand la fistule n'est pas extrêmement large et qu'elle est située près du col de la vessie, on peut faire porter pendant la nuit une sonde de gomme élastique dont le bout intérieur dépassera l'ouverture fistuleuse et qui sera solidement fixée. On laissera cette sonde débouchée, et son pavillon sera reçu dans un urinal placé entre les cuisses. Mais toutes les malades ne peuvent pas la supporter ; avec quelque soin qu'on la fixe, elle se dérange facilement, sort en partie de la vessie, et alors son extrémité interne se trouvant au niveau ou même au devant de l'ouverture fistuleuse, l'urine a plus de facilité à sortir par cette ouverture que par la sonde qui devient inutile ; quelquefois aussi le bout de la sonde se porte dans le vagin, y cause des douleurs et devient insupportable.

Outre ces moyens propres à soulager les femmes assujetties à l'infirmité dégoûtante dont il s'agit, J.-L. Petit dit avoir employé une espèce d'urinal, qu'il appelle, sans en dire la raison, *trou d'enfer*, au moyen duquel la malade qui s'en servait pouvait uriner sans craindre de répandre une goutte d'urine. Petit ne donne point la description de cet urinal, qui, par conséquent, n'a pas pu fournir à M. Féburier l'idée de celui qu'il a inventé et dont j'ai vu des femmes se servir avec le plus grand avantage.

— La fistule vésico-intestinale peut avoir son siège au sommet de la vessie et communiquer dans l'intestin iléon ou dans le colon ; ou bien être située au bas-fond de la vessie , près de son col , et s'ouvrir dans l'intestin rectum. Le premier cas est beaucoup plus rare que le second : en voici un exemple très-remarquable.

Un homme adonné dès sa jeunesse à la boisson , sujet à des maux d'estomac et à la jaunisse, mourut à l'âge de soixante ans. Depuis plusieurs années il rendait des matières fécales avec les urines : six semaines avant sa mort, il n'en était passé aucune partie par l'anus ; toutes étaient sorties par l'urètre. M. Garlich , Chirurgien à Marlboroug fit l'ouverture de l'abdomen. Il trouva l'épiploon endurci , épaissi et rempli d'humeur gélatineuse ; les intestins adhérens au péritoine en différens endroits ; sur le diaphragme et sur le foie, plusieurs kystes qui contenaient une humeur lymphatique. La partie supérieure de la vessie , la fin du colon et le péritoine formaient une masse de parties unies et adhérentes entre elles.

La vessie étant ouverte , on vit à sa partie supérieure une large ouverture qui communiquait dans le colon , vers l'endroit où cet intestin se continue avec le rectum. Les parois du colon et de la vessie dans ce lieu étaient très-épaisses , et cet intestin se trouvait fort rétréci au-dessous de cette ouverture. La communication de ces deux viscères fit connaître pourquoi les matières fécales ne sortaient point par l'anus ; le rétrécissement de la partie inférieure du colon rendait leur passage plus facile par le trou de la vessie que par le rectum. Les autres parties de la vessie, l'urètre et le rectum étaient dans l'état le plus sain (1).

La sortie des matières et des gaz avec les urines, la rareté des selles, ou même leur suppression, la tension douloureuse du ventre, particulièrement de la région hypogastrique, les vomissemens ne laissent aucun doute sur la perforation de l'iléon ou du colon dans la vessie. Cette maladie, heureusement très-rare, est au-dessus de toutes les ressources de l'art.

La fistule de la vessie qui s'ouvre dans le rectum n'a lieu que chez les hommes. Elle a son siège au bas-fond de la vessie, plus ou moins près de son col, et peut dépendre de plusieurs causes, telles qu'un corps étranger ou un calcul fixé à cette partie de la vessie, un abcès formé entre ce viscère et le rectum, et qui s'est fait jour dans l'un et dans l'autre, la lésion de l'intestin dans l'opération de la taille ; enfin, un ulcère carcinomateux qui s'est formé primitivement dans la vessie ou dans le rectum, mais le plus souvent dans ce dernier, où ces ulcères sont plus fréquens.

On reconnait la fistule qui communique de la vessie dans le rectum, à la sortie de l'urine par l'anus et à celle des gaz et des matières stercorales par l'urètre. L'urine coule presque continuellement dans le rectum, et cause une espèce de diarrhée qui peut en imposer aux personnes inattentives ou ignorantes. L'anus est toujours mouillé et quelquefois bordé de boutons érysipélateux. Les excrémens mêlés à l'urine la rendent bourbeuse et fétide. Lorsque les

---

(1) Journal de Méd. de Londres, ann. 1784, part. II.

vents passent en grande quantité dans la vessie,
ils en distendent les parois et causent dans la
région hypogastrique une sensation douloureuse à laquelle doit aussi contribuer la présence des matières fécales dans la vessie. On
peut quelquefois connaître le siège et l'étendue
de la perforation au moyen du doigt introduit
dans le rectum ; et dans le cas où on ne pourrait pas les reconnaître par ce moyen, on s'as-
surerait toujours de l'existence de la fistule en
injectant un liquide coloré ; car si ce liquide
sortait par l'anus, il ne resterait aucun doute
sur la communication de la vessie avec le
rectum.

La fistule recto-vésicale n'est guères susceptible de guérison que lorsqu'elle dépend de la
présence d'une pierre ou d'un autre corps étranger. Dans ce cas, il suffit ordinairement d'extraire le corps étranger pour que la fistule se
guérisse, ainsi que ses complications accidentelles et ses callosités. Lorsque la fistule dépend
d'un autre cause, on conseille l'usage des sondes de gomme élastique pour rendre libre le
cours de l'urine par l'urètre, et s'opposer au
passage des matières stercorales et des vents par
l'ouverture fistuleuse ; mais on doit peu compter sur ce moyen : je l'ai employé plusieurs fois
et je n'en ai obtenu aucun résultat. La sonde se
trouvant au-dessus de l'orifice fistuleux, l'u-
rine a plus de tendance à sortir par cet orifice que par la sonde, lors même que l'on
tient celle-ci constamment débouchée, et son
passage continuel par la fistule l'empêche de se
fermer. Ajoutez à cela que souvent l'organisation de la cloison recto-vésicale est altérée au

point de rendre impossible la guérison de la fistule quand même l'urine n'y passerait point.

L'analogie qui existe entre la fistule recto-vésicale et la fistule qui s'est établie entre le rectum et le commencement de l'urètre nous oblige
à parler ici de cette dernière, bien qu'elle n'ap-
partienne pas aux maladies de la vessie.

—La fistule urétro-rectale peut dépendre de la
crevasse de l'urètre et du rectum par une sonde
ou par des bougies, comme je l'ai vu deux fois;
mais le plus ordinairement elle provient d'une
perforation primitive du rectum. Les causes
d'un pareil accident sont tout ce qui peut exciter l'inflammation et la suppuration de la
partie antérieure de cet intestin : des hémorroïdes abcédées et ulcérées, des corps étrangers retenus au-dessus du sphincter ou fixés
dans cette partie. L'inflammation et la suppuration s'étendent plus ou moins dans le tissu
cellulaire qui existe entre le rectum et la partie
membraneuse de l'urètre. Si le foyer purulent
est petit et circonscrit par des adhérences inflammatoires, le pus agira spécialement sur les
parois de cette portion de l'urètre, les amincira,
en altérera l'organisation, et finira par les percer. Il y aura alors une communication entre
l'urètre et le rectum qui sera entretenue par le
cours de l'urine dans cet intestin et par le passage des matières fécales et des vents dans l'u-
rètre.

De quelque manière que la fistule urétro-rectale s'établisse, l'urine passe en partie dans le
rectum, et les matières fécales et les gaz intestinaux en partie par l'urètre, comme dans la fistule qui du rectum communique dans la vessie. Mais dans la fistule urétro-rectale, l'urine

ne sort par l'anus qu'au moment où le malade
fait effort pour uriner et que les urines sortent ;
les vents et les excrémens ne passent dans l'u-
rètre que quand le malade contracte fortement
le diaphragme et les muscles abdominaux ; ils
sortent seuls , à moins qu'ils ne refluent dans
la vessie et ne soient ensuite expulsés avec l'u-
rine : en général l'urine est moins fétide que
dans la fistule vésico-rectale. Les douleurs , le
ténesme et les efforts pour aller à la selle et pour
uriner partent principalement des environs de
l'anus et du périnée. Le malade, pour favoriser l'expulsion des vents et des excrémens engagés dans l'urètre , est quelquefois obligé d'exercer avec les mains des pressions de derrière en
devant le long de ce canal. Lorsque les excrémens sont solides , ils se moulent au calibre de
l'urètre, en sortent en forme de cylindre ; lorsqu'ils sont liquides ils s'échappent plus facilement, soit seuls , soit avec l'urine dont ils rendent le jet ordinairement inégal et quelquefois
interrompu. Quand l'ouverture de communication entre le rectum et l'urètre est très-étroite,
il arrive souvent que les gaz seuls pénètrent dans
le conduit et que les matières fécales ne s'y introduisent point. Nous avons dit, qu'il est souvent difficile de reconnaître la fistule vésico-rectale en introduisant le doigt dans le rectum ; on
distingue par ce moyen la fistule qui communique de l'urètre dans cet intestin, parce qu'elle
s'ouvre dans les replis de la membrane muqueuse
au-dessus du sphincter. On peut aussi s'en assurer en portant dans l'urètre une algalie qu'on
touche à nu dans le rectum où elle s'engage
même quelquefois au lieu de pénétrer dans la
vessie. La fistule de l'urètre peut avoir tout-à-

la fois une issue extérieure à la peau et une dans le rectum ; c'est ce qui arrive quelquefois après l'ouverture d'un dépôt urineux, après l'opération de la taille ou une incision au périnée.

Le traitement de la fistule urétro-rectale ne diffère point de celui de la fistule recto-vésicale. Dans l'un et dans l'autre cas, on doit rendre libre le cours de l'urine par l'urètre, et s'opposer au passage des matières fécales et des vents par l'ouverture fistuleuse. On remplit cette double indication au moyen des sondes de gomme élastique du plus gros calibre possible, dont on continue l'usage jusqu'à ce que la voie contre-nature soit détruite. On obtient ce résultat d'autant plus promptement que l'ouverture fistuleuse est plus étroite et que son trajet est plus oblique. Si l'urètre est rétréci dans un ou plusieurs points de sa longueur, et si son rétrécissement ne peut être vaincu par des sondes d'un petit diamètre, on emploiera les bougies emplastiques, qui peuvent quelquefois suffire pour la guérison de la fistule, en rétablissant le libre cours de l'urine par l'urètre.

Lorsque la fistule est compliquée de l'épaississement des parois du rectum et du rétrecissement de cet intestin, il est nécessaire de joindre à la compression de l'urètre par les sondes, une autre compression dans le rectum lui-même, sans quoi les matières fécales, ayant de la peine à sortir par l'anus, pénétreraient plus facilement dans l'ouverture fistuleuse, pourraient même s'insinuer entre la sonde et l'urètre, et s'opposer par conséquent à la guérison de la fistule. On exerce cette compression au moyen de mêches de charpie introduites par l'anus. Nous parlerons de l'usage de ces mêches et de la manière de les employer en traitant des maladies du rectum et de l'anus. Il est à peine nécessaire de dire que la fistule qui est due aux progrès d'une affection cancéreuse du rectum ou de la vessie est au-dessus de toutes les ressources de l'art.

Article VIII.

De la Rupture de la Vessie.

La vessie ne peut se rompre qu'autant qu'elle est remplie d'urine. Cette rupture a lieu dans deux circonstances ; savoir : lorsque cet organe étant distendu par l'urine, mais sain d'ailleurs, est exposé à une forte pression ; ou bien, lorsque, sans violence extérieure, il est frappé de gangrène. Le premier cas est beaucoup plus fréquent que le second : on en trouve un assez grand nombre d'exemples dans les auteurs ; parmi ces exemples, nous citerons les deux suivans :

Bonnet (1) rapporte, d'après Charles Spon, médecin de Lyon, qu'un homme âgé de 30 ans, sortant de table pour satisfaire à un besoin pressant d'uriner auquel il avait résisté, tomba d'environ quinze pieds à terre. Il perdit connaissance et ne la recouvra qu'après avoir été transporté sur un lit. Il se plaignit alors d'une vive douleur au ventre, principalement vers l'hypocondre droit et le cartilage xyphoïde. Il fit des efforts pour uriner et ne rendit que quelques gouttes de sang ou d'urine très - sanguinolente. On le saigna, on lui donna un lavement et on lui couvrit le ventre de la peau d'un mouton

____

(1) *Sepul. anat.*, *lib.* III . Sect. 24, *Obs.* 12.

qu'on venait de tuer. Le lendemain, n'ayant point uriné, on le sonda et on donna issue à une grande quantité d'urine sanguinolente. La tension et la douleur de l'abdomen étaient toujours très-fortes et accompagnées de fièvre et d'oppression de poitrine. On réitéra la saignée; on continua les lavemens, les boissons, et, à différens intervalles, l'usage de la sonde. Les symptômes augmentèrent d'intensité; il ne passait par la sonde qu'un peu de sang. Il survint du hoquet, des défaillances; la soif fut plus ardente et la difficulté de respirer plus grande. Ayant reconnu qu'il y avait un liquide épanché dans la partie inférieure du ventre, on se détermina à y faire la paracentèse, à quatre travers de doigt de l'ombilic, dans la région iliaque droite. Il s'écoula par cette ouverture environ six onces de sang. Le malade parut d'abord un peu tranquille; ensuite il s'affaiblit; sa vue s'obscurcit, et il mourut quarante-deux heures après sa chute. A l'ouverture de son corps, on trouva beaucoup de sang épanché dans le ventre, la vessie rompue dans son fond, du côté du rectum; cette crevasse était assez large pour recevoir aisément un œuf de poule; on trouva aussi le rein droit enflammé, les régions lombaire et iliaque ecchymosées, ainsi que le péricarde.

Un homme étant ivre, se prit de querelle dans un cabaret avec un autre homme qui n'était pas moins ivre que lui. Ce dernier le terrassa et lui donna plusieurs coups de pied dans le ventre. Le blessé fut presque trois jours sans uriner; pendant ce temps son ventre s'enfla peu-à-peu; il sentait de l'ardeur dans l'abdomen et une douleur très-aiguë à la poitrine; il éprouvait une chaleur interne très-

vive, tandis que ses parties externes étaient
très-froides : on n'apercevait au-dehors aucune
lésion considérable. Le soir du troisième jour
et le matin du quatrième , il rendit une petite
quantité d'urine, sans que le ventre se désenflât
ni que les symptômes parussent se calmer ; il
survint une soif très-vive. Le cinquième jour ,
le malade se plaignit dans l'après-midi, de car-
dialgies , accompagnées vers le soir de hoquet
et de vomissement, ce qui se renouvellait toutes
les fois qu'il prenait quelque chose. La tension
du ventre augmenta , quoiqu'il rendît une urine
pâle et aqueuse. Il mourut le cinquième jour à
cinq heures du soir.

Le cadavre ayant été examiné par ordre des
magistrats , on trouva des taches livides , semblables à des ecchymoses , sur l'hypocondre
droit et sur la région hypogastrique : le scrotum , la partie inférieure de la verge , le gland
étaient noirs. Lorsqu'on eut enlevé la peau , on
reconnut que ces taches ne dépassaient pas son
tissu. L'abdomen ayant été ouvert , il s'en écoula quinze livres environ d'une eau jaune qu'on
n'eut pas de peine à reconnaître pour de l'urine.
Quand elle fut écoulée , on découvrit dans le
fond de la vessie, un trou rond, d'un pouce de
diamètre , dont les bords étaient sphacélés , et
par lequel on faisait sortir l'urine en pressant la
vessie. Le Médecin qui fut chargé du rapport
décida que cette plaie était la cause de la mort
de cet homme , et qu'elle était elle-même l'effet
des coups qu'il avait reçus (1).

On cite plusieurs exemples de la rupture gangréneuse du corps de la vessie à la suite de la

____

(1) Journal de Méd. , tom. 59, pag. 202.

rétention d'urine. Le plus remarquable est celui qui fut communiqué par Guillaume Hunter à la Société de médecine de Londres. Une pauvre femme âgée de 40 ans, mère de plusieurs enfans et grosse de trois mois et demi, eut une rétroversion de la matrice en glanant du blé. Bientôt après, elle ne put rendre son urine, ni les excrémens : elle avait du ténesme, des nausées et elle souffrait beaucoup. On lui prescrivit différens remèdes qui n'eurent aucun bon effet. On tenta envain de la sonder ; on introduisit bien la sonde à un ou deux pouces dans l'urètre, mais sans pouvoir aller au-delà, et sans donner issue à aucune goutte d'urine. Assuré de l'existence de la rétroversion de la matrice, et ne pouvant la réduire, on fit de nouvelles tentatives pour passer la sonde dans la vessie, et on en tira une ou deux cuillerées d'urine très-colorée. Enfin on jugea qu'il était nécessaire de faire la ponction de la vessie au-dessus du pubis. Mais cette femme se refusa à cette opération ; elle devint plus faible, eut de fréquentes nausées et le hoquet. Le même jour elle dit qu'elle sentait quelque chose se crever dans le ventre ; elle éprouva sur-le-champ une diminution de douleur, et annonça qu'elle allait faire une fausse-couche. Elle la fit en effet promptement et presque sans douleurs : les membranes des eaux étant rompues, l'enfant et le placenta sortirent par les seuls efforts de la nature ; mais elle n'urinait point. On la sonda avec la plus grande facilité : il ne sortit point d'urine quoique la sonde fût dans la vessie, ce qui confirma l'opinion qu'on avait de la rupture de ce viscère. Cette femme mourut le lendemain matin, quatrième jour de la rétroversion de la matrice. On ouvrit son corps et l'on trouva neuf ou dix pintes d'urine épanchée dans le ventre , la vessie vide , flasque et rompue près de son fond , de manière qu'on pouvait passer le bout du doigt par cette crevasse , dont les bords étaient gangrénés. Tout le corps de la matrice était encore tellement porté en arrière , qu'on vit aisément que son fond était placé entre le vagin et le rectum et que son col appuyait sur les pubis.

Quelle que soit la cause de la rupture de la vessie , elle est suivie d'un épanchement d'urine dans le ventre qui fait toujours périr le malade. Dans un cas aussi grave , les secours de l'art ne sont d'aucune utilité. Les moyens antiphlogistiques ne peuvent ni prévenir, ni guérir une inflammation dont la cause est toujours subsistante. A la vérité , on peut donner issue à l'urine épanchée dans le ventre en pratiquant la paracentèse , et mettre une sonde dans la vessie pour prévenir l'épanchement ultérieur de ce liquide ; mais , lorsqu'il s'est répandu dans l'abdomen une quantité d'urine assez grande pour qu'on puisse faire la ponction sans être exposé à blesser les parties intérieures , ce liquide a déjà produit sur les viscères une impression dont il est impossible de réparer les effets.

ARTICLE IX.

Des Fongus de la Vessie.

Il se forme assez souvent dans l'intérieur de la vessie , comme dans les fosses nasales , dans le vagin et dans le rectum, des tumeurs ou excroissances charnues auxquelles on donne le

9.   5

nom de fongus. Ces tumeurs , qu'il ne faut pas confondre avec l'épaississement squirrheux des parois de la vessie , attaquent plus souvent les hommes que les femmes ; les adultes et les vieillards y sont plus exposés que les enfans, qui n'en sont presque jamais atteints.

Il n'est aucun point de la vessie où elles ne puissent se montrer ; leur siège ordinaire est au trigone et au col de ce viscère. Il est plus rare que ces tumeurs occupent le bas-fond , et plus rare encore qu'on les rencontre au sommet ou à la paroi antérieure. Elles naissent tantôt de la membrane muqueuse dont elles semblent alors n'être qu'une végétation , et tantôt de la membrane celluleuse qui est placée au-dessous de la première.

Dans le plus grand nombre des cas , il n'y a qu'un seul fongus dans la vessie ; quelquefois néanmoins on en trouve plusieurs et même un grand nombre. Desault a vu , en ouvrant un cadavre , tout l'intérieur de la vessie garni de tubercules fongueux. Le volume de ces fongus n'offre pas moins de variété que leur nombre. On en trouve qui ont à peine le volume d'un pois , tandis que d'autres sont aussi gros qu'un œuf de poule. Fabrice de Hildan rapporte une observation de ce genre : la vessie était entièrement remplie de tumeurs fongueuses.

Parmi ces fongus les uns ont un pédicule étroit , d'autres ont une base large. Les premiers s'élèvent ordinairement de la tunique interne de la vessie ; les seconds se développent dans l'épaisseur de cette membrane et plus fréquemment au-dessous d'elle ; dans beaucoup de cas , ils sont continus avec la prostate et semblent tirer d'elle leur origine. La surface des fongus

est tantôt lisse et tantôt inégale. Les uns sont
mollasses, les autres durs et même cartilagi-
neux. Il se dépose quelquefois sur ces tumeurs,
surtout lorsque leur surface est inégale et ma-
melonée, des concrétions pierreuses.

Les causes qui déterminent le développement
de ces tumeurs fongueuses sont presque entièrement inconnues. Il en est à-peu-près de même
des signes qui indiquent leur présence : ils sont
en général fort illusoires. Lorsqu'elles sont placées à une certaine distance du col de la vessie,
elles gênent quelquefois l'excrétion de l'urine,
sans l'interrompre; s'ils sont irrités, il en résulte
des phénomènes analogues à ceux qui accompagnent l'inflammation de la vessie : une douleur
plus ou moins vive, une exhalation plus abondante de mucosité, l'hématurie, etc. ; mais
bien d'autres affections de la vessie peuvent produire des symptômes semblables. Même obscurité dans le diagnostic : lorsque ces tumeurs
sont placées dans le voisinage du col de la vessie, elles peuvent causer d'abord de la difficulté
dans l'excrétion des urines, puis la rétention
de ce liquide. Le cathétérisme semblerait devoir
éclairer le Chirurgien, qui pourrait croire que la
difficulté avec laquelle la sonde surmonte la résistance que le col présente dans ce cas tient à
un fongus, si l'épaississement et le raccornissement des parois de la vessie, l'endurcissement
de la prostate et toutes les affections qui produisent le rétrécissement du col vésical ne présentaient pas la même résistance à la sonde dans
cette partie de son trajet ; et lors même qu'on
porterait le doigt dans le rectum pour connaître
si la prostate est engorgée, on n'aurait point encore de certitude sur l'existence des fongus au

col de la vessie , parce que l'engorgement de la prostate accompagne lui-même très-souvent ces tumeurs. Il y a plus : dans le cas où la sonde enfoncée aisément dans la cavité de la vessie , y rencontrerait quelque chose d'extraordinaire qui la soulèverait ou la ferait dévier , et ne présenterait pas une dureté aussi grande que les calculs ; dans ce cas même on ne pourrait pas reconnaître d'une manière certaine si la résistance indiquée par la sonde provient d'un fongus ou de l'épaississement des parois de la vessie , ou des brides et des colonnes que la cavité de ce viscère offre assez souvent. On voit d'après cela combien est difficile le diagnostic de ces fongus , et l'on ne doit pas s'étonner que dans un grand nombre de circonstances , on n'ait reconnu l'existence de cette maladie qu'après la mort.

Le même embarras se rencontre enfin dans le traitement. La médecine ne possède aucun moyen interne propre à guérir ces fongus , et les remèdes externes sont tout autant incertains. Les indications à remplir se bornent à surveiller et à maintenir libre le cours de l'urine et des matières fécales , ce qui peut retarder l'accroissement de la tumeur , prévenir la dilatation variqueuse de ses vaisseaux ou sa dégénération en cancer. On recommande aux malades d'éviter tout excès dans le régime et surtout dans les plaisirs de l'amour ; tout ce qui irriterait la vessie tendrait nécessairement à aggraver l'affection dont elle serait le siège. Enfin on aura recours à l'introduction d'une grosse sonde de gomme élastique toutes les fois que l'excrétion de l'urine sera suspendue ou gênée.

La rétention d'urine n'est pas un des effets

les plus ordinaires de la présence des fongus dans la vessie. Il arrive le plus souvent que ces tumeurs causent la mort, en épuisant peu-à-peu les malades à la manière des affections cancéreuses. Toutefois, lorsque le fongus occupe le col de la vessie et que le passage de l'urine est complètement intercepté, il importe, pour prolonger les jours du malade, de donner issue à l'urine : dans quelques cas le fongus est assez mou pour qu'une sonde ordinaire d'argent, enfoncée avec une certaine force, puisse le traverser. Mais il est à remarquer que l'introduction d'une sonde à travers une tumeur fongueuse est ordinairement suivie d'une inflammation plus ou moins vive, et de divers accidens auxquels beaucoup de malades ne survivent pas. Dans la supposition la plus favorable, le nouveau canal qui se forme ne jouissant pas des mêmes propriétés que le canal naturel, il est nécessaire d'y laisser la sonde à demeure pendant très-long-temps, pour qu'il ne s'oblitère pas : on se conduit d'ailleurs dans l'usage de cet instrument, comme nous le dirons en parlant de la rétention d'urine par rétrécissement de l'urètre.

Une observation rapportée par Warner (1), prouve qu'une tumeur sarcomateuse, née de la partie inférieure de la vessie, près de son col, et qui sort en partie par l'urètre, peut être extirpée avec succès : voici le fait.

« M. B., âgée de vingt-trois ans, fit un effort le 24 juin 1747, en voulant lever un fardeau considérable. Elle fut saisie immédiatement après d'une douleur dans les lombes, et d'une sup-

---

(1) Obs. de Chirur., Obs. XXX, p. 151.

pression totale d'urine. Malgré tous les secours employés pour dissiper ces symptômes, ils continuèrent jusqu'au 29 du même mois. Elle appela alors un célèbre accoucheur, qui la fit uriner par l'introduction de la sonde. Avant cette opération elle avait vomi pendant dix-huit ou vingt heures une grande quantité d'une liqueur salée et teinte de sang. Elle la rendait en si grande abondance, lorsqu'elle voulait se coucher, qu'elle semblait menacée de suffocation. Elle fut affligée aussi de la fièvre pendant tout le temps de la suppression.

» Elle s'adressa à moi au mois d'avril 1750. J'appris que depuis son accident elle n'avait pu vider une seule goute d'urine sans le secours de la sonde; que, depuis, elle avait fait usage de cet instrument deux ou trois fois toutes les vingt-quatre heures; que ses douleurs étaient continuelles, qu'elle avait été fort affaiblie en dernier lieu par la grande quantité de sang qu'elle avait perdu plusieurs fois, à l'occasion de la violence faite par l'introduction de la sonde. Ayant introduit avec beaucoup de difficulté mon doigt indice dans l'urètre, je découvris une tumeur considérable, dont la substance me parut charnue. Elle naissait de la partie inférieure de la vessie, près de son cou, et ce ne fut qu'avec bien de la peine que je pus parvenir à sa racine. J'observai qu'elle sortait un peu hors de l'urètre, quand la malade faisait effort pour uriner; mais elle rentrait dès que l'effort cessait.

» Elle avait conservé à-peu-près la même apparence depuis la première fois qu'on l'avait aperçue. Il y a environ dix-huit mois qu'un Chirurgien y fit une petite incision, dans l'idée qu'elle contenait un fluide; mais rien n'en était sorti.

» La veille de l'opération je donnai un doux purgatif à la malade, et lui fis prendre un lavement quelques heures avant de l'opérer.

» Le rectum fut vidé par ce moyen, et pressa moins, par conséquent, la partie inférieure et le cou de la vessie. J'eus par-là plus d'aisance à exécuter l'opération, que si je l'avais entreprise sans employer cette précaution. Je procédai ensuite à l'extirpation de la tumeur de la manière suivante.

» Lorsque la vessie se trouva pleine, j'ordonnai à la malade de faire des efforts comme pour uriner, par ce moyen la tumeur sortit un peu ; je saisis cette partie avec une aiguille courbe enfilée, et j'y passai plusieurs points en différens sens. Je tâchai alors de la tirer hors de l'urètre, mais je ne pus y parvenir à cause de sa grandeur. Cette difficulté m'engagea à dilater le conduit urinaire du côté droit ; ce que je fis en le coupant juqu'à mi-chemin du cou de la vessie : tirant ensuite la tumeur vers moi, j'eus la facilité de la lier autour de sa base, qui se trouva fort large. L'excrescence se détacha le sixième jour après sa ligature. Elle approchait de la grosseur d'un œuf de poule d'Inde, et lui ressemblait un peu par sa figure.

» Les trois premiers jours d'après l'opération, la malade se plaignit d'une grande douleur dans le bas-ventre.

» Dès le premier jour de la ligature, elle urina sans aucun secours. Elle se porte bien aujourd'hui à tous égards. »

Il nous reste quelques mots à dire sur les fongus compliqués de calculs dans la vessie. Il arrive fréquemment alors que l'on reconnaît la présence de la pierre par le cathétérisme et qu'on ne soupçonne l'existence des tumeurs fongueuses que dans le cours de l'opération et quelquefois même après la mort des malades, qui dans ces conditions suit souvent l'opération. Celle-ci présente plusieurs circonstances différentes selon les rapports qui existent entre le calcul et le fongus.

Si la pierre est entièrement libre, elle peut être saisie par les tenettes sans qu'elles embrassent le fongus ; mais si, après l'avoir extraite, on porte le doigt dans la vessie, on parvient quelquefois à reconnaître l'existence et la forme de la tumeur fongueuse. Lorsque cette tumeur est située sur le col de la vessie et supportée par un pédicule étroit, il n'est pas impossible d'en faire l'arrachement. Un homme affecté de la pierre, fut opéré par Desault à l'Hôtel-Dieu. Ce célèbre Chirurgien ayant porté le doigt dans la plaie, sentit une tumeur fongueuse ; il la saisit avec des tenettes et l'arracha en tordant le pédicule. Cette opération ne donna lieu à aucun accident et le malade sortit de l'hôpital parfaitement guéri. C'est là le seul cas dans lequel le Chirurgien puisse tenter la guérison radicale des fongus de la vessie. Toutes les fois qu'ils ont une base large ou qu'ils sont situés profondément, cette ressource n'existe pas.

Dans les cas où le calcul est châtonné dans la substance du fongus, ou y adhère d'une manière quelconque, on celui-ci saisit nécessairement avec le calcul, le plus souvent sans soupçonner cette complication, et par conséquent sans prendre les précautions convenables. L'arrachement du fongus ainsi pratiqué est ordinairement suivi de la mort.

Lorsque la tumeur est petite et à large base, et que le sujet est jeune, il n'est pas impossible qu'elle ne diminue peu-à-peu, ou du moins qu'elle ne cesse de faire des progrès après l'extraction de la pierre. Un enfant de douze ans auquel M. Deschamps fit l'opération de la pierre en 1791, avait une petite tumeur fongueuse que nous pûmes reconnaître avec le doigt à la partie antérieure et un peu latérale droite de la vessie. On ne lui imposa aucun traitement particulier. Le jeune malade sortit de l'hôpital vingt jours après l'opération, ne conservant aucune douleur dans la vessie, aucune gêne dans les fonctions de ce viscère.

Mais dans la plupart des cas, l'opération de la taille pratiquée dans ces circonstances, a, comme nous l'avons dit, des suites funestes. Aussi, lorsqu'on a lieu de croire à l'existence simultanée de ces deux affections, peut-être serait-il préférable de s'abstenir d'une opération qui n'offre que des chances défavorables, et de s'en tenir aux moyens palliatifs, tels que l'usage fréquent de la sonde, un régime doux, quelques remèdes calmans. Toutefois, chez les sujets très-jeunes, l'opération, quoique d'un succès incertain, doit être faite et peut procurer une guérison complète.

ARTICLE X.

Des Varices de la Vessie.

Les veines de la membrane interne de la vessie, et plus particulièrement celles dont les rameaux se répandent sur le col de ce viscère, sont sujettes à acquérir un volume considérable et à devenir variqueuses. Bonnet et Morgagni ont constaté par des ouvertures de cadavres l'existence de cette maladie.

C'est particulièrement chez les individus dont la vessie est épaissie, raccornie et dure, chez les calculeux, chez ceux dont la prostate est tuméfiée qu'on observe ces dilatations. On les trouve aussi plus souvent chez les vieillards que chez les adultes : toutefois les jeunes gens n'en sont pas entièrement exempts, sur-tout quand ils se livrent avec excès aux plaisirs de l'amour et qu'ils abusent des liqueurs alcooliques. Les varices de la vessie sont plus fréquentes aussi dans les climats chauds : elles surviennent assez communément à ceux qui ont des hémorroïdes, des obstructions ou des affections organiques des viscères abdominaux, ou qui ont eu plusieurs blennorrhagies. A ces causes, on doit joindre les efforts violens des muscles du bas-ventre, soit pour uriner, soit pour aller à la selle. On conçoit facilement que la pression qu'ils exercent sur les gros troncs veineux, retardant l'afflux du sang que ces grosses veines doivent recevoir, détermine la stagnation de ce liquide dans les rameaux, et par conséquent la dilatation de ces derniers. Cette cause augmente plus évidemment encore le volume des varices qui existent déjà.

Les principaux symptômes déterminés par les varices de la vessie, sont la difficulté d'uriner ou la rétention d'urine, et le pissement de sang. Le gonflement des vaisseaux sanguins du col vésical gêne l'excrétion de l'urine, et lorsqu'il augmente par quelque cause, il peut la suspendre tout-à-fait. Le pissement de sang est produit par déchirure accidentelle ou spontanée des vaisseaux variqueux. Cette rupture, qui doit être fort rare, a quelquefois lieu d'une manière périodique chez les personnes sujettes à des hémorragies habituelles, chez les femmes dont les règles sont déviées, chez les hommes dont les hémorroïdes ne coulent plus. La distension qui survient dans les vaisseaux variqueux de la vessie paraît suffire alors pour occasionner l'hémorragie. Quant aux causes accidentelles qui produisent le même effet, c'est quelquefois l'introduction de la sonde, que la suspension du cours de l'urine a rendue nécessaire. D'autres fois, c'est un calcul contenu dans la vessie, surtout lorsque le malade a fait quelque exercice violent et inaccoutumé, etc.

Du reste, le diagnostic des varices de la vessie est généralement fort difficile. On peut, d'après l'examen des circonstances qui ont précédé leur développement, qui augmentent ou font reparaître les symptômes, présumer l'existence de ces varices; mais il est difficile d'acquérir à cet égard une certitude absolue. Toutefois, lorsqu'on a cette présomption, voici les moyens auxquels il convient de recourir.

On conseille au malade d'éviter avec soin toutes les circonstances qui pourraient augmenter l'afflux du sang vers la vessie. Il doit s'abstenir entièrement de liqueurs alcooliques, de café, d'assaisonnemens de haut goût, se tenir le ventre habituellement libre, éviter l'excitation des organes génitaux, ne pas rester longtemps assis, ne point se servir de sièges mous, de chaufferettes, etc. S'il est sujet à une hémorragie qui ait été supprimée, on doit chercher à la rappeler par les moyens connus, ou à la remplacer par quelque évacuation de sang artificielle.

Ces moyens ne suffisent pas lorsque les varices produisent actuellement la rétention d'urine, ou qu'elles versent du sang dans la vessie. La conduite à tenir dans ce dernier cas est la même que dans le traitement de l'hématurie. Si l'urine est excrétée difficilement, et à plus forte raison si son excrétion est tout-à-fait suspendue, il faut introduire une sonde dans la vessie. On doit employer une sonde de gomme élastique préférablement à une sonde de métal, et une grosse sonde plutôt qu'une petite ; c'est le moyen de ne pas déchirer les vaisseaux variqueux et de ne pas ajouter un nouvel accident à ceux que produit la maladie. Cette sonde doit rester à demeure pendant un certain temps ; elle a non-seulement l'avantage de donner issue à l'urine chaque fois que la malade en éprouve le besoin, elle sert encore de moyen de compression sur les veines dilatées, et concourt à la guérison de la maladie.

ARTICLE XI.

Des Hernies de la membrane interne de la Vessie.

La membrane muqueuse de la vessie est recouverte par un plan musculeux dont les fibres ne sont pas partout contiguës les unes aux autres. Grouppées dans quelques points en faisceaux musculeux plus épais, elles laissent ailleurs entre elles des intervalles qui deviennent d'autant plus grands que la vessie est plus distendue. C'est dans ces intervalles et lorsque la distension de la vessie est considérable, que la membrane muqueuse est poussée et qu'elle forme ces poches auxquelles on donne le nom de

hernies ou de cystocèles internes, ou d'appendices vésicales. Mais cette dernière dénomination doit être réservée aux prolongemens ou
dilatations contre-nature formées par toutes les
membranes de la vessie. Ces appendices vésicales se développent quelquefois à la suite des
anciennes rétentions d'urine, et plus fréquemment lorsqu'un calcul est resté long-temps dans
la vessie, et s'y est formé une espèce de loge
par la pression qu'il a continuellement exercée
sur un des côtés du bas-fond de ce viscère. On
ne doit pas non plus confondre les hernies de
la tunique interne de la vessie avec les kystes
que l'on rencontre quelquefois entre les membranes de ce viscère, et dont nous parlerons en
traitant des calculs vésicaux.

Il n'y a presque aucun point de la surface de
la vessie où il ne puisse se former une hernie
de sa membrane interne. Quelquefois on en
rencontre plusieurs sur la même vessie, comme
Heister en cite un exemple. Morgagni qui en
rapporte un autre, avertit de ne pas confondre,
à l'ouverture des corps, la hernie de la membrane interne qui existait pendant la vie, avec
celles qu'on produit quelquefois après la mort,
lorsque la pointe du scalpel divise les membranes extérieures de ce viscère et permet à la
membrane muqueuse de faire saillie au travers
de cette division. Il suffit, pour faire éviter cette
erreur, de l'avoir signalée.

Bien qu'elles puissent se montrer dans tous
les points de la vessie, il en est cependant
quelques-uns où les hernies de la membrane
interne sont beaucoup plus fréquentes. C'est
presque toujours aux parties latérales ou au
sommet de la vessie, près de l'insertion de l'ou-

raque, qu'elles se forment. Quand il y en a une, la vessie paraît double ; elle paraît triple quand il en y a deux. Elles ont quelquefois le volume d'un œuf de poule, d'autres fois celui du poing d'un adulte.

Tout ce qui s'oppose à la sortie de l'urine, ou produit l'affaiblissement d'un point quelconque de la vessie, est propre à favoriser le développement de ces hernies internes de la vessie. La pression qu'exerce l'urine tend évidemment à pousser la membrane interne dans les points où la tunique musculeuse offre moins de résistance, et sur-tout dans l'intervalle de ses fibres. Cette poche une fois formée, prend un nouvel accroissement chaque fois que la vessie est distendue. Tous ceux chez qui on l'a rencontrée avaient été sujets à la rétention d'urine.

Les signes de cette maladie sont fort obscurs, lorsque les poches herniaires n'ont pas encore acquis un certain volume. Plus tard, il est quelquefois possible d'en reconnaître l'existence avant la mort des malades. Voici les principaux phénomènes qui les caractérisent. Les malades urinent peu à la fois, souvent et avec de grands efforts. Bientôt après avoir rendu l'urine qui était dans la vessie, ils éprouvent un nouveau besoin d'uriner ; mais ils ne peuvent y satisfaire de suite ; il faut qu'auparavant ils changent de position, qu'ils pressent avec leurs mains la région hypogastrique, qu'ils fassent agir le diaphragme et les muscles abdominaux pour comprimer la tumeur cystique, incapable de contractions, et pour repousser dans la vessie l'urine qu'elle contient. Ces poches ne peuvent être reconnues par le toucher que dans le cas où elles ont acquis un grand volume.

qu'elles occupent le sommet ou la face antérieure
de la vessie. Les malades rendent souvent avec
l'urine des matières graveleuses, ou même de
petits calculs, sur-tout après un exercice violent, une course en voiture ou à cheval. Chez
quelques-uns il y a du ténesme et de la pesanteur vers le col de la vessie. La sonde introduite dans l'urètre a quelquefois de la peine à
pénétrer dans la vessie, et lorsqu'elle y est parvenue, elle n'indique pas la présence d'un calcul auquel on puisse attribuer les accidens que
le malade éprouve. Dans le cas où la tumeur
se prononce à la paroi antérieure du ventre,
on y distingue quelquefois une fluctuation à
l'aide de laquelle on reconnaît qu'elle contient
un liquide. Lorsqu'on la comprime avec force,
le malade éprouve de la douleur dans la vessie,
et en même temps le besoin d'uriner se fait sentir ; lorsque l'urine est excrétée, le volume de
la tumeur diminue : elle augmente ensuite par
degrés, et prend au bout de quelques heures, ou
tout au plus de quelques jours, la grosseur qu'elle
avait auparavant. Ces circonstances ne laissent
guère de doute sur le genre d'affection dont le
malade est atteint. Lorsque la hernie se présente à l'ombilic en suivant la direction de
l'ouraque, on peut la confondre avec la dilatation de ce conduit ; mais cette erreur n'a aucune
conséquence fâcheuse, puisque l'indication est
la même dans les deux cas.

La hernie de la membrane interne de la vessie est une affection quelquefois si légère que
c'est seulement à l'ouverture du cadavre qu'on
en reconnaît l'existence, qui n'avait pas même
été soupçonnée. Mais d'autres fois le pronostic est très-fâcheux, sur-tout lorsque la ma-

ladie est portée à un certain degré et qu'elle dure depuis long-temps. Le séjour prolongé de l'urine dans la hernie peut déterminer l'inflammation gangréneuse de ses parois, et l'épanchement de l'urine dans la cavité abdominale. D'autres fois l'inflammation s'empare en même temps de la poche vésicale et des parties contiguës. Souvent alors il se forme une collection de pus qui se fait jour soit dans la vessie, soit vers les tégumens, lorsque c'est avec la paroi antérieure de l'abdomen que s'est faite l'adhérence. On croit avec raison que les personnes qui ont commencé à rendre l'urine par l'ombilic à un âge plus ou moins avancé, avaient une hernie de la membrane interne de la vessie, qui se prolongeait vers l'ouraque.

Le traitement de la hernie interne de la vessie ne présente qu'une indication principale, celle d'introduire et de laisser à demeure une sonde dans la vessie, pour prévenir l'accumulation de l'urine, empêcher l'accroissement de la hernie, et favoriser la tendance que peut encore avoir à revenir sur elle-même la membrane distendue. Ce traitement n'est le plus souvent que palliatif, néanmoins il peut procurer une guérison complète, sur-tout dans le cas où la poche vésicale est moins le résultat de la faiblesse des parois de la vessie que d'un obstacle qui s'oppose à l'excrétion de l'urine. C'est ainsi que la présence d'un calcul fixé dans le col de la vessie ou dans le canal de l'urètre a quelquefois déterminé la formation de ces hernies que l'extraction du corps étranger aurait probablement guéries.

Lorsque la sécrétion muqueuse est considérablement augmentée dans les poches herniaires, les injections dans la vessie sont souvent utiles pour débarrasser ce vicère. S'il se forme une pierre dans la poche herniaire, il est fort difficile d'en reconnaître la présence et d'en faire l'extraction.

ARTICLE XII.

Du Renversement de la Membrane interne de la Vessie et de l'Urètre.

La membrane interne de la vessie n'est pas seulement susceptible de faire hernie à l'extérieur ; elle peut encore, du moins plusieurs faits semblent l'attester, se replier en quelque sorte sur elle-même, faire saillie dans la vessie et s'insinuer dans l'urètre. Noël (1) Chirurgien à Orléans, appelé pour une petite fille qui depuis plusieurs jours souffrait d'une rétention d'urine, fut surpris de voir à l'entrée du vagin une tumeur de la grosseur d'un œuf de poule, qui sortait du méat urinaire et qui avait la forme d'une poche dont les parois très-minces laissaient apercevoir une liqueur limpide contenue dans sa cavité. La malade, qui était à l'agonie, mourut quelques heures après. A l'ouverture du corps, on reconnut que les uretères étaient dilatés à un tel point que leur calibre égalait celui du gros intestin. La poche qui se présentait à l'entrée du vagin contenait de l'urine et parut être formée par la membrane muqueuse de la vessie poussée dans l'urètre. Du reste, ce fait n'est pas décrit avec tous les détails qu'on pourrait désirer. Hoin (2) a vu chez

---

(1) Mém. de l'Acad. de Chir., t. IV, p. 17.
(2) Essai sur les Hernies, p. 543.

une fille d'environ vingt-cinq ans , souvent incommodée de rétention d'urine, la membrane interne du col de la vessie s'échapper par l'urètre , sous la forme d'une tumeur alongée qui avait à-peu-près le volume de la troisième phalange du petit doigt. Elle avait paru à la suite de violens efforts pour uriner , et s'était dissipée d'elle-même au bout de plusieurs jours.

La membrane interne de l'urètre est susceptible aussi d'un semblable renversement , surtout lorsqu'un calcul a été pendant quelque temps engagé dans ce canal. Une observation de ce genre a été communiquée à l'Académie de chirurgie par Sernin , Chirurgien en chef de l'Hôtel-Dieu de Narbonne. Une jeune fille de onze ans , était sujette depuis sa cinquième année à de fréquentes difficultés d'uriner. Ce Chirurgien ayant examiné la vulve, y trouva un corps cylindrique, rouge, charnu en apparence, percé à son extrémité et saillant de quatre pouces hors des grandes lèvres. Ce corps naissait immédiatement du méat urinaire, et paraissait être un prolongement de la membrane interne de l'urètre. Pour mieux s'en assurer , Sernin engagea la malade à uriner en sa présence. A l'instant même cette tumeur se gonfla comme si on l'eût soufflée ; l'urine sortit en même temps par un petit jet qui continua quelques secondes après que le besoin eût cessé , jusqu'à ce que l'urine contenue dans ce prolongement eût été évacuée ; la malade pouvait, en relâchant le col de la vessie, laisser passer l'urine dans cette poche. Elle pouvait aussi l'empêcher d'y pénétrer. D'après cette circonstance, on jugea qu'on pouvait sans inconvénient exciser cette portion flottante de l'urètre. La guérison fut prompte et facile

L'urètre de l'homme est trop étroit et trop long pour donner lieu à un semblable renversement.

ARTICLE XIII.

De l'Introversion de la Vessie.

On donne le nom d'introversion de la vessie à cet état dans lequel la partie supérieure de sa paroi postérieure ou son sommet est enfoncé de dehors en dedans, et forme une espèce de cône dont le sommet s'avance jusque près du col de cet organe. Pour que cet enfoncement ait lieu, il faut que la vessie soit spacieuse, et ses parois fort relâchées. Dans cet état de la vessie, les circonvolutions de l'intestin iléon et la fin du colon poussées par l'action du diaphragme et des muscles abdominaux contre sa partie supérieure et postérieure, l'enfoncent peu-à-peu de dehors en dedans et déterminent ainsi la formation d'une espèce de poche conique dans laquelle ces circonvolutions intestinales sont contenues. La matrice peut produire le même effet lorsqu'elle éprouve le changement de direction qu'on nomme antéversion, c'est-à-dire, lorsque son fond est incliné en devant et son col en arrière.

Les symptômes qui résultent de l'introversion de la vessie sont le besoin fréquent de rendre l'urine, la difficulté de sa sortie ou sa rétention, et divers autres accidens plus ou moins fâcheux que l'on peut combattre et prévenir en sondant promptement le malade, en lui tenant le ventre libre, en lui faisant observer le repos et éviter les efforts de la respiration.

L'introversion de la vessie produisant une éminence plus ou moins dure dans la cavité de ce viscère, surtout lorsqu'elle est causée par une portion d'intestin qui contient des excrémens endurcis ou des noyaux de fruits, peut en imposer et faire soupçonner une pierre. Foubert fut mandé pour un ancien officier, qui avait une rétention d'urine à laquelle il était fort sujet depuis plusieurs années. Il lui tira par la sonde une pinte d'urine, et malgré tous les secours que ce célèbre Chirurgien pût lui donner, le malade mourut quelques jours après. Foubert découvrit par l'ouverture du cadavre, que la vessie formait dans sa partie postérieure et supérieure, un enfoncement en forme de cône; les parois de cette poche urinaire se portant de dehors en dedans, une portion de l'intestin iléon, de demi-pied environ de longueur, se trouva logée dans cet enfoncement, et en ouvrant la vessie il reconnut que la pointe du cône s'avançait jusqu'à son col, ce qui en avait imposé à quelques-uns qui, en sondant le malade, avaient cru sentir une pierre dans la vessie (1). On lit dans le Traité de Rutty sur les voies urinaires, p. 25, qu'un homme avait des symptômes de pierre dans la vessie, et qu'en le sondant on jugea qu'il y en avait une. Mais après sa mort, on vit qu'on s'était trompé. La vessie ne contenait aucun corps étranger. La dureté qu'on y avait sentie par la sonde dépendait d'un amas d'excrémens endurcis dans le cœcum, qui avaient distendu cet intestin et l'avaient poussé contre la vessie, de sorte que leur pression sur le fond de ce viscère causait des symptômes qui imitaient ceux de la pierre. Levret fait mention d'une opération de la taille

____

(1) Mém. de l'Acad. de Chirur., t. IV, p. 64.

faite à une femme, dans le dessein de la délivrer d'une pierre que l'on croyait châtonnée
dans la vessie. Elle avait la plupart des symptômes des pierreux. L'ouverture de son corps
prouva qu'il n'y avait point de pierre dans la
vessie, que le corps qu'on avait senti avec la
sonde, était la matrice inclinée en devant, et
qui avait enfoncé la partie postérieure et inférieure de la vessie, de manière à faire une
bosse en dedans de ce viscère (1). On évitera
une méprise aussi dangereuse en faisant attention à l'espèce de résistance qu'offre, à l'extrémité de la sonde, le corps contenu dans la vessie : si la percussion exercée sur ce corps fait
entendre un son clair aigu, semblable à celui
qui résulte du contact immédiat de deux corps
durs, il n'y a point de doute sur sa nature ; c'est
une pierre. Si au contraire, la résistance que
rencontre la sonde est mollasse et le son nul
ou obscur, on en conclut qu'elle est formée
par des parties molles, et qu'il ne faut point
entreprendre une opération aussi grave que
l'est la taille, parce qu'on n'a pas la certitude
qu'il y ait une pierre. Dans le cas où l'on
soupçonne que la tumeur rencontrée par la
sonde dans la vessie, est produite par la matrice,
on peut encore s'en assurer en portant le doigt
dans le vagin et en examinant la position et la
direction du col de l'utérus ; s'il est entièrement
tourné en arrière, le corps doit être incliné en
avant ; et si on le ramène en avant, tandis
qu'avec l'autre main on presse légèrement sur
l'hypogastre pour repousser le corps en arrière,
on fait cesser les accidens que la malade éprou-

---

(1) Journal de Méd., t. XL, p. 69.

vait vers la vessie : alors on ne peut plus avoir aucun doute sur le véritable caractère de la maladie.

Un fait que M. le baron Percy a communiqué à Chopart, apprend que chez les femmes grasses, dont le ventre est volumineux, la toux habituelle peut déterminer l'enfoncement du sommet ou du fond de la vessie vers son col , et son passage à travers l'urètre. Une abbesse , âgée de cinquante-deux ans, d'un embonpoint excessif, et sujette à une toux habituelle , commença en 1785, à ressentir des difficultés d'uriner et une douleur à la région du pubis, qui durèrent plusieurs semaines. Après quelques mois de calme , ces accidens reparurent et la dysurie se changea tout-à-coup en une ischurie parfaite. Un Chirurgien sonda la malade avec beaucoup de peine , et ne lui tira que très-peu d'urine , quoiqu'il y eût près de trente-six heures qu'elle n'en avait rendu. Elle apprit à se servir elle-même de la sonde , et pendant deux ans elle se soulagea seule toutes les fois qu'elle éprouva le retour de l'ischurie. Souvent il lui suffisait de se coucher sur le dos, les cuisses un peu fléchies, pour uriner avec facilité , et alors elle s'apercevait d'un mouvement particulier dans la région de la vessie , après lequel elle était sûre de sentir ses urines s'écouler. Lorsque ce mouvement n'avait point lieu, elle recourait à la sonde et faisait rentrer une petite tumeur molle , de la grosseur d'une noisette. Tant que cette tumeur ne rentrait pas, les douleurs étaient très-aiguës ; mais dès qu'elle était rentrée, la vessie se vidait, et le calme renaissait. Il est arrivé plusieurs fois que la rentrée subite de la tumeur a rendu inutile l'usage de la sonde , les urines s'écoulant

aussitôt ; mais le plus souvent, la sonde achevait de la pousser en dedans, et alors la malade
urinait avec aisance. M. Percy a vu cette malade dans le temps où la tumeur, sortie du méat
urinaire, empêchait depuis douze heures tout
écoulement d'urine. Cette tumeur paraissait en
dehors comme une masse de chair du volume
d'un œuf de pigeon. Elle était rouge, inégale
ment boursouflée, sillonnée en travers, assez
rénitente et médiocrement sensible. On pouvait
juger à sa fermeté, à ses rugosités transversales,
à son élasticité, que c'était une poche formée
par une portion de la vessie. Cette poche rentrait, ou d'elle-même, ou lorsqu'elle était repous-
sée par le doigt ou par la sonde. M. Percy apprit de la malade que toutes les fois qu'elle avait
eu le courage de souffrir pendant vingt ou vingt-
quatre heures les effets de la rétention de l'urine,
la rentrée de cette tumeur se préparait peu-à-
peu, puis s'achevait tout-à-coup et avec bruit, et
qu'ensuite les urines s'écoulaient involontairement et avec plus ou moins d'abondance. M Percy regarda cette tumeur comme le produit
d'une procidence, d'un renversement ou d'une
introversion des parois du fond ou du sommet
de la vessie dans l'urètre, procidence déterminée par la gravitation, la pression des intestins et les secousses de la toux. Il pensa que
l'urine parvenue dans la vessie, s'y accumulait
à la longue, et déployant successivement les parois de ce viscère, devait rappeler en dedans
la tumeur, l'effacer, et délivrer ainsi l'urètre
de l'espèce de bouchon qui l'empêchait de donner issue à ce liquide. Pour s'assurer davantage de la nature de cette tumeur, il la palpa
quelques instans avant de la faire rentrer. Ayant

ensuite tenté de la réduire , il la sentit s'échapper de dessous ses doigts , comme si une force cachée l'eût retirée en dedans de la vessie , où elle ne fut pas plutôt rentrée que l'urine sortit par flots et avec sifflement, ce qui mit fin aux douleurs de la malade. Il lui conseilla de tenir dans la vessie une sonde de gomme élastique , longue de trois pouces, de cinq lignes de diamètre , et suffisamment assujettie en dehors. Cette abbesse suivit ce conseil et ne fut plus exposée à cette tumeur qu'une seule fois , lorsque, ayant voulu se mettre à genoux , la sonde chassée de l'urètre laissa sortir , mais pour un moment , une portion de la vessie.

Une tumeur fongueuse née du fond ou du col de la vessie , et qui se présenterait en partie hors de l'urètre , pourrait offrir quelque ressemblance avec la maladie qui vient d'être décrite ; mais pour peu qu'on examine l'ensemble des phénomènes produits par l'une et par l'autre , on sera à l'abri de toute erreur de diagnostic.

Article XIV.

Du Pissement de sang , ou Hématurie.

L'hématurie est l'évacuation par l'urètre d'un sang plus ou moins pur, venant des reins, des uretères ou de la vessie, et expulsé par les contractions de ce dernier viscère. Il ne faut pas confondre le pissement de sang avec l'hémorragie de l'urètre. Dans celle-ci, le sang sort par le canal sans aucun mélange d'urine ; il coule pendant un certain temps, sans interruption, et sans être précédé d'envies et d'efforts pour uriner. Dans l'hématurie, au contraire, le sang sort avec l'urine ou sans urine, mais par l'action de la vessie avec envies et efforts pour uriner. Il peut cependant arriver que le sang partant de l'urètre, près du col de la vessie, reflue vers ce viscère, d'ou il ne sort qu'avec l'urine. Un caillot formé dans le canal, ou un obstacle de toute autre nature peut occasionner ce reflux. Mais alors on jugera que le sang rendu avec l'urine provient de la lésion de l'urètre, par les signes commémoratifs et par ceux qui constatent les affections de ce canal.

On distingue l'hématurie en rénale, en urétérique et en vésicale, suivant que le sang provient des reins, des uretères ou de la vessie.

Cette hémorragie, comme toutes les autres, est primitive, spontanée, ou, ce qui arrive le plus souvent, secondaire, symptômatique. Elle dépend d'un vice local ou d'un état général, et dans ce dernier cas elle est ou active ou passive ; enfin elle est avantageuse ou nuisible.

Le pissement de sang s'observe dans les deux sexes ; mais les femmes y sont moins exposées que les hommes, excepté celles dont les règles ne coulent pas. Tous les âges y sont sujets, cependant on l'observe plus souvent chez les adultes et les vieillards que chez les jeunes-gens. Il n'a presque jamais lieu chez les enfans, à moins qu'il ne soit produit par la présence d'une pierre, ou par l'usage de remèdes âcres et violens, des cantharides, par exemple.

Le pissement de sang peut dépendre d'un grand nombre de causes, dont les unes sont prédisposantes et les autres déterminantes. Aux premières se rapportent un tempérament sanguin et un état pléthorique, une vie et une profession sédentaires, une grande irritabilité des

organes urinaires, les excès de boissons, de liqueurs alcooliques, l'abus des plaisirs vénériens, les affections morales vives, l'habitation
dans les climats chauds, la constitution hémor-
roïdaire ; chez la femme, l'âge critique, etc.
Les causes déterminantes agissent spécialement
sur les voies urinaires ; elles sont internes ou externes. Les premières sont les chutes, les coups,
les contusions sur la région des reins, des uretères, de la vessie ou sur le périnée ; les bles-
sures dans les mêmes parties ; une équitation
longue et violente, les secousses de la voiture
dans des chemins raboteux, des efforts pour lever ou porter un fardeau, l'exercice de la lutte,
un accouchement difficile, un vomissement
violent. Les principales causes internes sont les
calculs, les inflammations, les abcès, les ulcères, les carcinomes des reins, des uretères, de
la vessie, la dilatation variqueuse des veines de
ce dernier viscère ; la rétrocession de la goutte,
du rhumatisme, des dartres, de la gale ; l'o-
mission d'une saignée dont on a contracté l'habitude ; la suppression d'une hémorragie habituelle, et surtout celle des hémorroïdes, des
menstrues ; les drastiques, les diurétiques violens, surtout les cantharides. L'hématurie a
lieu quelquefois dans le scorbut, dans les fièvres de mauvaise nature, surtout dans la petite vérole, la rougeole, et elle est presque toujours alors le présage d'une terminaison funeste.

Les symptômes du pissement de sang sont
différens selon qu'il vient des reins, des uretères
ou de la vessie ; qu'il est idiopathique, symptômatique ou accidentel, et selon ses causes.

Le pissement de sang idiopathique ou spontané est extrêmement rare, comme nous l'a-

vons dit précédemment, et lorsqu'il a lieu, il vient presque toujours des reins. On n'en sera pas surpris, si l'on considère la grosseur des artères rénales, et la facilité avec laquelle, dans les expériences anatomiques, la matière des injections poussée dans les artères, passe dans les conduits urinifères de la substance mamelonnée ; par cela même, il paraît infiniment probable que dans l'hématurie rénale spontanée, le sang passe par anastomose des dernières ramifications des artères rénales dans les conduits urinifères. La laxité et la dilatation de ces conduits ou l'extrême ténuité et la dissolution du sang, comme dans le dernier degré de scorbut, favorisent cette espèce de transfusion. Il suffit alors qu'une cause quelconque augmente la force de la circulation dans les reins, pour que les globules du sang, au lieu d'être arrêtés à l'extrémité des artères, soient poussés jusque dans les conduits urinaires et de là dans la vessie.

Dans l'hématurie rénale spontanée, le malade éprouve dans les lombes une sensation désagréable, une tension, une pesanteur accompagnées quelquefois de fièvre, de lassitude et d'un engourdissement dans le corps : enfin le sang coule en abondance avec les urines pur et vermeil dès le principe.

Il serait difficile de dire si l'hématurie rénale accidentelle, c'est-à-dire, celle qui survient à la suite des secousses violentes, a lieu par l'anastomose des artères rénales avec les conduits urinifères, ou par la rupture de quelques-unes de ces artères ; mais de quelque manière qu'elle ait lieu, on juge qu'elle est uniquement le résultat d'une violence extérieure, lorsque le malade n'a éprouvé auparavant aucun accès de colique néphrétique , qu'il ne ressent presque pas de douleur dans la région des reins, et n'éprouve que les symptômes de pesanteur , de chaleur qui annoncent un engorgement dans ces organes.

L'hématurie rénale symptômatique dépend de l'ouverture accidentelle de quelques vaisseaux sanguins. Cette ouverture a toujours lieu dans les plaies des reins, et lorsque les vaisseaux ouverts sont voisins des conduits urinaires , le sang qui s'en échappe passe dans ces conduits et de là dans la vessie. Aussi le pissement de sang est-il un symptôme presque inséparable des plaies de ces viscères. L'ouverture des vaisseaux des reins, d'où résulte l'hématurie, peut aussi être l'effet d'une forte contusion sur les lombes , d'une chute sur le bassin , etc. ; mais elle est presque toujours produite par une pierre qui blesse la surface interne des calices ou du bassinet du rein.

Dans ces différens cas, les circonstances commémoratives font connaître la source du sang et la cause immédiate de son effusion. Ainsi, lorsqu'une personne a été blessée dans la région lombaire par un instrument piquant ou tranchant, et qu'elle rend du sang avec les urines , on ne peut douter que la plaie ne pénètre dans le rein , et qu'il ne faille attribuer à cette plaie l'écoulement du sang. On sera de même fondé à croire que le pissement de sang provient de la déchirure des vaisseaux des reins par une pierre arrêtée dans leurs conduits, si le malade a rendu de petits calculs , s'il a éprouvé des accès de colique néphrétique , s'il ressent des douleurs aiguës dans la région de ces viscères , si le pissement de sang est venu à la suite d'exercices immodérés , etc.

Quelle que soit l'espèce d'hématurie rénale , et par quelque cause qu'elle soit produite , si le sang parcourt librement l'uretère et arrive sans cesse dans la vessie , cet organe s'en débarrasse par ses contractions, tantôt sans douleur , tantôt avec des douleurs vives et d'autres accidens dont nous parlerons bientôt. Mais lorsque le sang tombe lentement et en petite quantité dans les uretères, qu'il les parcourt difficilement et ne peut parvenir dans la vessie , il se coagule dans ces conduits et forme des caillots irréguliers ou cylindriques , des polypes alongés et minces qui ressemblent à des vers ascarides lombricoïdes. Lorsque ces polypes obstruent complètement les uretères, quelquefois l'urine les creuse dans leur partie moyenne , ils deviennent tubuleux et livrent passage à ce liquide. Ils parviennent sous l'une ou l'autre forme dans la vessie , sortent par l'urètre et en imposent à quelques personnes qui , ignorant ce phénomène , les prennent pour des vers.

L'hématurie uretérique est extrèmement rare et n'est jamais idiopathique ou spontanée. La structure membraneuse des uretères, leur tissu serré, le petit nombre et la finesse de leurs vaisseaux les rendent peu propres à cette sorte d'hémorragie. S'ils fournissent du sang, c'est ordinairement à l'occasion d'une violence extérieure exercée sur leur trajet ou d'un calcul âpre, anguleux, qui , arrêté dans un de ces conduits, ou le traversant avec peine, déchire ou blesse ses vaisseaux. Le malade éprouve alors, surtout pendant l'excrétion des urines qui coulent avec le sang, une douleur aiguë à la région iliaque, dans le trajet de l'uretère affecté ; il a les symptômes de la néphrite calculeuse; mais les signes de cette espèce d'hématurie sont très-incertains.

Ainsi que le pissement de sang qui provient des reins, l'hématurie vésicale peut être idiopathique, accidentelle ou symptômatique. La structure assez serrée de la membrane muqueuse de la vessie, et le petit nombre de vaisseaux de cet organe relativement à sa grandeur, le rendent peu susceptible de devenir le siège d'une hémorragie par exhalation, ou diapédèse, c'est-à-dire, sans rupture des vaisseaux. Aussi l'hématurie vésicale spontanée est-elle extrêmement rare. On regarde comme telle l'hématurie qui n'est précédée d'aucune violence extérieure, ni d'aucun symptôme propre à caractériser une maladie des reins ou de la vessie, surtout si elle a lieu après la suppression des règles ou du flux hémorroïdal. Les principaux symptômes de cette hématurie, sont une sensibilité insolite de la vessie à la présence de l'urine, quoique ce liquide soit en petite quantité ; de fréquentes envies d'uriner, la dysurie, un sentiment d'anxiété, de tension, de chaleur, d'ardeur dans l'hypogastre ; une excrétion de matière visqueuse, puriforme, fétide, qui se précipite au fond des urines ; en un mot, presque tous les symptômes d'une cystite légère et chronique. Enfin, au milieu de ces symptômes, l'hématurie se déclare ; le sang coule en plus ou moins grande quantité avec les urines, présentant une couleur obscure et noirâtre ; il n'est pas aussi intimement uni avec ce liquide que dans l'hématurie rénale, il est fluide. Par suite de ce flux sanguin, la plupart des symptômes s'appaisent, les urines deviennent plus claires, moins chargées de sang, et coulent avec plus de facilité.

L'hématurie vésicale spontanée ne présente pas toujours des symptômes aussi graves : on a vu le sang couler évidemment de la vessie avec les urines sans aucune sensation pénible, sans efforts. Il existe des personnes sujettes à une hématurie périodique supplémentaire des règles ou des hémorroïdes, et dont la santé n'est nullement altérée par cette évacuation. Mais on ne peut guères reconnaître, même après la mort, si cette effusion provient de la diapédèse ou de la rupture des vaisseaux. Ainsi le diagnostic de l'hématurie vésicale spontanée n'est fondé que sur des conjectures.

On juge que l'hématurie vésicale est accidentelle, et qn'elle dépend de la rupture des vaisseaux, lorsqu'elle survient à la suite d'une plaie de ce viscère, d'une chute sur le périnée, d'une secousse violente, et qu'elle n'a été précédée d'aucun symptôme de maladie de la vessie ou des reins.

L'hématurie vésicale est presque toujours symptômatique. Les principales maladies qui la produisent sont des pierres murales ou autres, flottantes, qui froissent la membrane muqueuse de la vessie et déchirent ses vaisseaux ; les fongus, le gonflement variqueux des veines qui rampent à la face interne de ce viscère près de son col ; l'inflammation de sa membrane interne, surtout quand elle est produite par l'action des cantharides ou des diurétiques âcres. La plupart de ces maladies ayant à-peu-près les mêmes symptômes, il est souvent difficile de les reconnaître et par conséquent de déterminer la véritable cause de l'hématurie. Alors on l'attribue communément à la dilatation variqueuse des vaisseaux du col de la vessie et à leur rupture ; et , comme le pissement de sang est quelquefois précédé de la suppression du flux hémorroïdal , on a pensé que cette suppression produisait une détermination particulière du sang dans les vaisseaux du col de la vessie , et on a transporté le nom d'hémorroïdes de la vessie à cette espèce d'hématurie. Mais la dilatation variqueuse des veines de ce viscère est une maladie extrêmement rare et qui n'offre, comme nous l'avons dit, aucun signe qui puisse la faire reconnaître. L'usage de la sonde ne peut fournir aucune lumière à cet égard , parce que les varices n'ont ni le volume ni la rénitence propres à les faire distinguer, et que le pissement de sang qui surviendrait après l'introduction de cet instrument pourrait dépendre de la lésion de la membrane muqueuse ou de celle d'un fongus. On ne peut donc avoir que des présomptions sur l'existence de ces varices : ces présomptions sont fondées sur les difficultés d'uriner antérieures au pissement de sang , sur la couleur noirâtre de ce liquide , sur la suppression d'hémorroïdes ou d'autres évacuations sanguines , sur la récidive spontanée et quelquefois sur le retour périodique de l'hématurie, enfin sur l'absence des signes qui annoncent une pierre ou un fongus de la vessie.

S'il est difficile dans un grand nombre de cas de reconnaître au juste la source de l'hématurie, le diagnostic de l'hématurie même n'est pas toujours bien aisé , lorsque le sang coule en petite quantité avec les urines. Pendant l'écoulement des règles et des lochies, souvent les urines sont teintes de sang ; dans l'état de santé , cette circonstance ne peut induire en erreur ; mais dans une affection des voies urinaires, il est permis de douter si le sang

vient en même temps de la vessie ou seulement
de l'utérus. Dans les fièvres, on observe souvent des urines troubles, foncées, d'un rouge
tirant sur le noir, sans qu'elles contiennent du
sang. L'urine présente aussi un sédiment rosé
ou rouge dans les fièvres intermittentes, dans
quelques fièvres continues, dans l'hydropisie
et chez les personnes qui ont mangé des figues
d'Inde. Mais les expériences faites à ce sujet
sur les urines résolvent la difficulté. Quand l'u-
rine est colorée par le sang, elle est, au sortir
des voies urinaires, obscure et opaque ; le dépôt qu'elle présente est épais, d'un rouge tirant sur le noir, et ne se redissout pas dans
l'urine lorsqu'on la réchauffe. Si l'on élève la
température au degré de l'eau bouillante, la
partie lymphatique se coagule. Lorsque la colo-
ration de l'urine est due à d'autres principes ,
ce liquide est ordinairement transparent et clair
à l'instant où le malade vient de le rendre ; il
se trouble ensuite et forme un sédiment bri-
queté qui se dissout par la chaleur : enfin, si
l'urine contient du sang, le linge qu'on y trempe
prend une couleur rouge plus ou moins foncée,
ce qui n'arrive point lorsque la couleur de l'urine
dépend d'une autre cause.

Le sang qui est rendu avec l'urine se trouve
dans différens états. Lorsqu'il n'y a qu'un ou
plusieurs petits vaisseaux d'ouverts, et que la
vessie contient une certaine quantité d'urine,
le sang se délaye dans ce liquide qui prend une
couleur plus ou moins foncée, semblable à celle
de l'eau dans laquelle on aurait fait une saignée
du pied. Il n'est pas rare de voir des malades,
et surtout des calculeux, sujets au pissement
de sang, rendre d'abord des urines noirâtres,

puis uriner le sang pur avec de grands efforts
et du ténesme. Lorsque les vaisseaux ouverts
fournissent beaucoup de sang, et que la vessie est vide, s'il conserve sa fluidité, il est expulsé presque sans aucun mélange d'urine
aussitôt qu'il a rempli suffisamment ce viscère
pour en solliciter la contraction : si, au contraire, le sang vient à se coaguler, les efforts
pour l'expulser deviennent souvent inutiles, et
il cause alors une rétention d'urine. Dans ce
cas, après avoir donné issue aux urines au
moyen de la sonde, celles qui s'écoulent ensuite sont sanguinolentes pendant plusieurs
jours, quoique le sang ne s'échappe plus des
vaisseaux qui le fournissaient, parce que les
urines lavent et entraînent avec elles une portion des caillots restés dans la vessie.

Le pronostic de l'hématurie est différent selon le viscère d'où le sang coule, la cause de son
effusion, l'âge du malade, la quantité de sang
qu'il rend par l'urètre ou qui s'épanche et
s'accumule dans la vessie. En général l'hématurie est plus grave lorsque le sang vient des
reins que lorsqu'il vient de la vessie. Le pissement de sang spontané ou idiopathique qui
succède à la suppression des règles, des hémorroïdes et qui vient par intervalles, quelquefois
tous les mois ou plus tard, est ordinairement
salutaire ; il supplée à ces évacuations et prévient les accidens que leur défaut occasionnerait. Celui qui a lieu dans la petite-vérole, la
rougeole, les fièvres adynamiques et ataxiques
est presque toujours mortel. Le pissement de
sang n'est pas moins à craindre dans le scorbut,
chez les vieillards et les personnes épuisées.
L'hématurie accidentelle, occasionnée par une

longue course à cheval ou en voiture sur un terrain inégal et raboteux, est moins grave que celle qui accompagne les plaies des reins ou de la vessie. A l'égard de l'hématurie accidentelle, on conçoit aisément qu'elle doit être plus ou moins fâcheuse selon la nature de la maladie par laquelle elle est déterminée. Ainsi celle qui a pour cause une pierre dans la vessie est moins dangereuse que celle qui dépend d'un fongus de ce viscère, etc. Le pissement de sang est dangereux quand l'hémorragie est abondante, ou qu'il y a complication d'ulcères, ou d'autres affections graves des voies urinaires. La perte de sang peut être assez considérable pour que le malade périsse d'hémorragie; mais ce cas est extrèmement rare. Fabrice de Hildan (1) en rapporte un exemple. Un noble de Lausanne, parlant en public à ses vassaux, tomba en défaillance et mourut d'un pissement de sang qu'il avait depuis trois semaines et dont il n'avait pas parlé par pudeur.

Les signes qui indiquent que le danger est pressant dans l'hématurie sont les anxiétés, les nausées, la petitesse et l'obscurité du pouls, la faiblesse, les défaillances, les sueurs froides, etc. Quoique très-considérable, le pissement de sang se termine quelquefois heureusement. Fabrice de Hildan donne l'histoire d'une hémorragie vésicale, dont un jeune homme de vingt ans, robuste, pléthorique, fut attaqué peu de temps après s'être frappé le périnée contre l'angle d'un banc, en sautant. Il n'y avait point de plaie aux tégumens. Quoique la douleur fût sur le champ très-vive, le jeune

____

(1) *Cent.*, VI, *Obs.* 45, II *id.*, *Obs.* 46.

homme, n'ayant pas encore d'hémorragie, ne s'inquiéta point de son accident. La douleur s'étant un peu calmée, il reprit sa gaité avec ses camarades qui s'amusaient à sauter et à courir. La nuit suivante, la douleur augmenta : il commença à pisser du sang en abondance, et en peu de jours il en rendit quelques livres par la verge. Ses forces diminuèrent beaucoup. Lorsque Fabrice le vit, leur prostration était très-grande à raison de la perte du sang : le malade en avait rendu ce même jour et pendant la nuit, environ deux livres qui étaient séparées de l'urine. « Et ce qui était digne de remarque, dit Fabrice, c'est qu'il rendit en ma présence par l'urètre, sans efforts et sans beaucoup de peine, des grumeaux de sang qui excédaient la grosseur d'un œuf de poule. » Ce sang, pendant l'écoulement, était comme de la gélatine, puis il se condensait promptement en caillots épais. Au moyen du régime, de légers astringens, des fortifians, des cataplasmes émolliens et carminatifs sur la région hypogastrique, où le malade se plaignait d'une douleur tensive, à cause de l'amas du sang dans la vessie, l'hémorragie cessa, les accidens disparurent, les forces se rétablirent et la guérison fut parfaite.

Les hématuries fréquentes et copieuses sont suivies, comme toutes les autres hémorragies, d'hydropisie, de fièvre lente, de marasme et de la mort. Van Swieten (1) rapporte qu'un écuyer qui se plaisait à dompter des chevaux très-fougueux, eut un pissement de sang si abondant qu'il en rendît près de huit livres, tout liquide, en peu d'heures ; puis il sortit des

____

(1) *Comment. in Aphor.*, §. 1422, *t.* **V**, *p.* 151.

caillots en causant beaucoup de douleurs. Après avoir observé le repos et pris des remèdes convenables , il échappa d'un si grand danger , et vécut sans incommodité plusieurs années. Méprisant les conseils qu'on lui donnait pour sa santé , et se fiant trop à la force de sa constitution et à son agilité, il s'exposa toujours aux mêmes dangers ; il eut une hémorragie plus forte et plus longue que la précédente, et mourut hydropique.

Le traitement de l'hématurie est différent selon l'espèce, les causes de la maladie, la quantité de sang que le malade rend ou qui s'épanche et s'accumule dans la vessie. Le pissement de sang accidentel, ou produit par une cause extérieure, par un effort, une chute, par l'introduction d'une sonde dans la vessie ; celui qui est critique ou qui supplée à des évacuations sanguines supprimées, n'exige que des remèdes généraux, lorsque l'excrétion de l'urine et du sang se fait librement, sans beaucoup de douleurs ; lorsqu'il n'y a ni ardeur, ni inflammation, et que l'hémorragie est peu considérable. On prescrit alors le repos, les saignées, les boissons adoucissantes, les lavemens émolliens tièdes et à petite dose, afin que la chaleur ni la quantité du liquide n'irritent pas les reins et la vessie contigus au tube intestinal. Si le malade est d'un tempérament sanguin, s'il se manifeste des symptômes d'inflammation ; en un mot, si l'hématurie est active, on réitère la saignée du bras, on fait des fomentations émollientes et anodines sur le ventre, et si l'hématurie dépend de l'engorgement des vaisseaux de la vessie, produit lui-même par celui des vaisseaux hémorroïdaux , on applique des sangsues au fondement, et au périnée. Si le malade éprouve des douleurs lombaires, outre ces remèdes, on appliquera des sangsues ou des ventouses scarifiées à la région des reins. L'hématurie spontanée qui survient à la suite de la suppression des règles ou du flux hémorroïdal et qui se renouvelle périodiquement à des intervalles plus ou moins éloignés, ne demande point de remède particulier. Dans ce cas, l'hématurie étant le résultat d'un effort de la nature qui porte vers les voies urinaires le sang qui devrait s'écouler par les voies génitales ou par l'anus, ce serait agir contre son but que d'user de moyens propres à arrêter le cours de ce liquide; on a observé que les malades chez lesquels cet écoulement de sang par les voies urinaires s'arrête ou diminue, éprouvent de violentes douleurs de tête, un sentiment gravatif dans les membres, et divers autres accidens qui se dissipent dès que le sang commence à couler. On a vu des malades chez lesquels les retours du pissement de sang étaient annoncés par une pesanteur dans tous les membres, par un sentiment de tristesse et de mélancolie ; mais dès que l'hémorragie cessait, les symptômes disparaissaient, et les malades reprenaient leur gaîté ordinaire.

Dans l'hématurie symptômatique, le traitement doit être dirigé contre la maladie dont le pissement de sang est le symptôme. Malheureusement la plupart des maladies des organes urinaires qui donnent lieu à cette hémorragie sont au-dessus des ressources de l'art.

Quelle que soit la cause de l'hématurie, lorsque l'abondance de l'écoulement a déjà épuisé les forces, ou que le flux a un caractère pas-

sif, il faut en venir aux moyens propres à arrêter l'hémorragie. En conséquence, on prescrit le repos le plus absolu et la diète la plus
sévère ; on expose le corps à l'air froid, on
donne pour boisson de l'eau froide acidulée
avec l'acide sulfurique ou du petit-lait aluminé.
Si, malgré ces moyens, l'hémorragie persévère,
et qu'il soit à craindre que le malade n'y succombe, on aura recours à des applications
d'eau très-froide, ou de glace pilée, sur le ventre, sur les lombes, sur le périnée et sur la
partie supérieure interne des cuisses ; aux lavemens froids avec l'eau et le vinaigre, et
même, dans les cas extrêmes, aux injections
froides et légèrement astringentes dans la vessie. A ces moyens, on joindra l'usage intérieur
des astringens dont l'expérience a fait connaître les bons effets dans les hémorragies internes ;
tels que l'eau de Rabel, le suc d'orties, le
lierre terrestre, le bol d'Arménie, le sang-dra-
gon, la gomme kino, le sulfate de fer, etc.
Mais il est bon d'observer que les cas dans lesquels on est obligé d'employer les astringens les
plus actifs sont fort rares, et que la plupart des
hématuries s'arrêtent d'elles-mêmes après une
grande effusion de sang.

Lorsque le sang s'accumule dans la vessie et
s'y coagule, sa présence occasionne une maladie aussi grave que l'hémorragie elle-même. Il
irrite ce viscère et peut l'enflammer. Si un
caillot s'engage au commencement de l'urètre
et n'est point expulsé, il cause la rétention
de l'urine. Quelquefois cependant le sang
coagulé dans la vessie est chassé sous forme
solide et passe dans l'urètre comme par une filière. Tronchin a communiqué un exemple de

ce genre à l'Académie des Sciences de Paris (1). Un homme de cinquante ans, très-connu à Amsterdam, assez sanguin et un peu mélancolique, ayant eu une hémiplégie dont il était assez bien rétabli, sujet, depuis plusieurs années, à la gravelle, et qui avait rendu environ une once de graviers à la fois, fut tout-à-coup saisi d'une rétention d'urine, après un violent exercice du corps. Au bout d'un peu de temps, et après de vives douleurs dans l'urètre, il sortit de ce canal un corps noirâtre de la grosseur d'une plume d'oie et de la figure d'un ver. Ce corps long de vingt pouces ayant été tiré doucement, il sortit de l'urine mêlée avec beaucoup de sang. Un quart-d'heure après il en vint un second d'une aune de longueur. Depuis ce temps-là, pendant quatre jours et quatre nuits, il sortit presque toutes les demi-heures de pareils corps inégaux en longueur, et dont le plus long avait jusqu'à douze aunes. C'était visiblement du sang auquel l'urètre avait servi de filière. Il était très-brun, et devenait plus vif en couleur dès qu'il était exposé à l'air ; sa surface reprenait alors, par nuances successives, sa couleur naturelle, et la conservait ensuite dans l'esprit-de-vin ; de plus ce sang y acquérait une grande tenacité. Van Swiéten (2) dit avoir vu un cas à-peu-près semblable. Un homme sexagénaire qui avait toujours joui d'une bonne santé, après avoir rendu à différentes reprises de l'urine mêlée de sang, expulsa par l'urètre des concrétions polypeuses pareilles à celles de l'observation précédente, mais beaucoup moins

---

(1) Académie des Sciences, année 1735, Hist., p. 18.
(2) *Comment. in Aphor.*, §. 1422, *pag.* 252.

longues ; car les plus considérables n'excédèrent
jamais la longueur d'un pied. Il rendit aussi
quelquefois des pellicules membraneuses, qui,
roulées sur elles-mêmes, avaient la forme d'un
ver ; mais en les faisant macérer dans l'eau, et
en les développant, elles se réduisaient en membranes assez semblables à des débris d'hydatides. Il rendit deux ou trois fois un corps blanc,
rond, formé extérieurement d'une membrane
mince, et dans l'intérieur, d'une substance
fongueuse. Ce malade perdit entièrement l'ap-
pétit, s'affaiblit par degrés et mourut. Van
Swiéten ne put obtenir par aucun moyen la permission d'ouvrir son corps.

Lorsque le sang épanché et coagulé dans la
vessie forme des caillots assez gros et assez solides pour ne pouvoir s'engager dans l'urètre et
être expulsés par ce canal, le malade éprouve
tous les symptômes de la rétention d'urine :
l'hypogastre devient tendu et douloureux, la
fièvre s'allume, le hoquet survient, et si on ne
se hâte de débarrasser la vessie du sang qui la
remplit, l'inflammation peut gagner le bas-ventre
et faire périr le malade. On doit alors introduire
dans la vessie une sonde d'un gros calibre pour
évacuer le sang et l'urine. Si les caillots ne peuvent sortir par cet instrument, il faut tâcher de
les diviser et de les délayer en poussant dans la
vessie des injections d'eau tiède. On employera
en même temps les moyens généraux propres à
prévenir ou à combattre l'inflammation, et on
conseillera sur-tout une boisson abondante, afin
que les urines concourent avec les injections à
dissoudre les caillots et à en favoriser l'expulsion.
Si ces moyens ne suffisaient pas, on tenterait de
pomper les caillots amollis et le liquide retenu,

au moyen d'une seringue adaptée à l'algalie. Il est à peine nécessaire de dire que pour assurer le succès de ce pompement, il faut que le tube de la seringue remplisse exactement le pavillon, pour que l'air ne puisse pénétrer entre ces deux instrumens. L'observation suivante, communiquée par M. Maigrot, à l'Académie de Chirurgie, et rapportée par Chopart, démontre, d'une manière incontestable, les avantages de ce procedé. En 1763, un curé âgé de 50 ans, d'un tempérament sanguin, après sept mois d'une attaque d'hémiplégie, eut un pissement de sang, lequel cessa tout-à-coup par la présence de caillots qui bouchèrent le col de la vessie. L'hypogastre se tendit excessivement, la fièvre augmenta, un léger hoquet survint. Les saignées, les demi-bains, les boissons de pariétaire, etc., furent mis en usage sans fruit; le cathétérisme et les injections n'eurent pas plus de succès. Les symptômes s'aggravaient, l'inflammation du bas-ventre s'annonçait, et la mort du malade était à craindre. M. Maigrot ne vit d'autre ressource dans un danger aussi imminent, que d'essayer de pomper le sang. Il se servit d'une seringue à lavement. Après avoir ratissé le bout de la canule de bois pour l'ajuster dans l'algalie, il les assujettit avec la main gauche, pendant qu'avec la droite il tint la seringue fixée à la canule : un aide chargé du corps de la seringue tira avec célérité le piston, et de ce premier coup, qui fut très-preste, il pompa environ deux palettes de sang que l'on versa dans une jatte. M. Maigrot fit répéter le pompement plusieurs fois de suite avec le même succès. La vessie fut vidée, l'hypogastre se détendit, et le malade, entièrement soulagé, s'endormit. L'épanchement cependant continua : on répéta le pompement. L'urine, après cette seconde opération , commença à couler goutte à goutte ; elle fut pendant quelque temps sanguinolente ; peu-à-peu elle reprit sa couleur et son cours naturels. Ce curé fut bientôt entièrement guéri.

Quand on a fait cesser un accès d'hématurie , il reste encore à prévenir le retour de cette maladie , si sujette aux récidives. Dans cette vue , on prescrira aux malades un régime de vie sobre ; on leur recommandera d'éviter avec soin les alimens échauffans , tout excès dans le vin et dans les plaisirs de l'amour. Il n'est pas moins nécessaire de proscrire les exercices violens , spécialement l'équitation et les courses en voiture. Le lait d'ânesse ou celui de chèvre peut être d'un grand secours, particulièrement dans les cas où il y a beaucoup d'irritation dans les organes urinaires. Il faut avoir un soin particulier d'entretenir la liberté du ventre au moyen des lavemens ou même de légers minoratifs , à raison des graves inconvéniens qu'entraîne la constipation. Dans les sujets d'un tempérament sanguin , forts et vigoureux , la saignée ou l'application des sansues à l'anus, de temps en temps , peut être d'une grande utilité, sur-tout si l'hématurie a succédé à la suppression des règles ou à celle du flux hémorroïdal. Chez les vieillards, l'hématurie spontanée étant presque toujours passive ou l'effet de la débilité, on doit avoir recours aux toniques , particulièrement au quinquina , y joindre un régime très-succulent , et l'usage du bon vin rouge tel que celui de Bordeaux.

ARTICLE XV.

De la Rétention d'Urine.

Lorsque l'urine accumulée dans la vessie ne peut être expulsée par l'action de ce viscère, aidée de celle du diaphragme et des muscles abdominaux, on donne à cet état le nom de rétention d'urine. Les anciens ont divisé cette maladie selon ses degrés, en *dysurie*, en *strangurie* et en *ischurie*. La dysurie est une difficulté d'uriner, quelquefois accompagnée d'ardeur, de douleur; le jet de l'urine est petit, divisé, contourné. Dans la strangurie, l'urine est rendue goutte à goutte, avec douleur, ténésme vésical continuel. Dans l'ischurie, l'urine ne sort point du tout; c'est proprement la rétention d'urine, que l'on distingue maintenant en complète et en incomplète. Elle est complète. s'il ne sort pas une goutte d'urine, incomplète lorsque l'urine s'écoule difficilement, goutte à goutte, ou en petite quantité, quelquefois involontairement et par regorgement après avoir rempli et distendu la vessie. On distingue encore la rétention d'urine, à raison de son siége, en *rénale*, en *urétérique*, en *vésicale* et en *urétrale*. Il ne doit être question ici que de ces deux dernières.

Les causes de la rétention d'urine dans la vessie, sont nombreuses et variées. Parmi ces causes, les unes agissent en suspendant ou en détruisant l'action contractile de la vessie; les autres, en opposant à la sortie de l'urine un obstacle qui ne peut être surmonté par les plus fortes contractions de la vessie, aidées de celles du diaphragme et des muscles abdominaux.

La physiologie apprend que la contraction de

la vessie est absolument nécessaire pour l'expulsion de l'urine ; que cette expulsion est aidée par l'action des muscles abdominaux et du diaphragme ; mais que ces muscles seuls ne peuvent l'opérer. Aussi la paralysie de la vessie est-elle nécessairement suivie de la rétention d'urine, quoiqu'il n'existe d'ailleurs aucun obstacle à la sortie de ce liquide. Cette paralysie peut dépendre de plusieurs causes, et exister à des degrés différens, comme nous le dirons en parlant de la rétention d'urine à laquelle elle donne lieu.

Les causes de la rétention d'urine qui agissent en s'opposant au passage de ce liquide dans le col de la vessie et dans l'urètre, peuvent être rangées en trois classes : la première comprend celles qui sont situées dans la vessie ou dans l'urètre ; la seconde, celles qui consistent dans une maladie ou un vice de conformation de ces parties ; la troisième, celles qui sont situées à l'extérieur de ces mêmes parties.

A la première classe se rapportent les corps étrangers situés dans la vessie ou engagés dans l'urètre, tels que des fongus, des hydatides, des caillots de sang, des glaires, des vers, des pierres, des bougies, et d'autres corps étrangers enfoncés dans cette cavité, lesquels, en s'appliquant sur l'orifice du col vésical, ou en s'engageant dans l'urètre, peuvent s'opposer à l'éjection de l'urine.

La seconde classe comprend l'inflammation du col de la vessie et de l'urètre, la tuméfaction du vérumontanum ou des vaisseaux variqueux du col de la vessie ; le gonflement de la prostate par l'inflammation, par des abcès, par des varices qui la parcourent, par l'engorgement et l'induration squirrheuse de cette glande, par des calculs formés dans son épaisseur, les rétrécissemens en forme de brides dans l'intérieur de l'urètre, les engorgemens lymphatiques, les duretés, les nodosités, les infiltrations urineuses formées dans les membranes de ce conduit, le cancer de la verge, les vices de conformation, comme l'imperforation de l'urètre, son occlusion par une membrane, son étroitesse excessive, l'imperforation du prépuce.

Les causes qui se rapportent à la troisième classe, c'est-à-dire, celles qui sont extérieures au col de la vessie et à l'urètre, agissent en comprimant ces parties ou en changeant leur direction. Chez l'homme, le col de la vessie et le commencement de l'urètre peuvent être comprimés par le rectum, lorsque cet intestin est rempli et distendu par des matières fécales endurcies, par des pierres stercorales, par des tampons de linge ou de charpie, par d'autres corps étrangers d'un grand volume enfoncés dans sa cavité ; ou lorsqu'il est tuméfié par l'inflammation de ses parois, par leur engorgement squirrheux ou carcinomateux, par des dépôts formés dans ses tuniques et aux environs de l'anus. Enfin, la compression de l'urètre peut être faite par des tumeurs situées au périnée, aux bourses, le long de la verge, par des ligatures autour de cette partie. On conçoit aisément qu'il ne peut survenir dans aucune de ces régions une tumeur un peu volumineuse, de quelque nature qu'elle soit, sans qu'elle exerce sur l'urètre une pression assez forte pour ralentir ou même pour empêcher le cours de l'urine. Ainsi, on a vu la rétention de ce liquide se manifester à la suite d'un engorgement inflammatoire, d'un dépôt phlegmoneux, d'un épanchement de sang, de tumeurs et de pierres urinaires formées dans le périnée ou dans les bourses; on l'a vue aussi produite par un sarcocèle, une hydrocèle et une hernie scrotale d'un volume énorme, par un anévrisme du corps caverneux, par une ficelle liée autour de la verge, par un anneau de clef, un anneau de cuivre, une virole de fer, une bague, un briquet, dans lesquels la verge fut passée (1).

Chez la femme, la rétention d'urine peut dépendre de la compression du col de la vessie et de l'urètre par la matrice, dans l'état de grossesse, vers le quatrième mois, et au moment de l'accouchement, par l'enclavement de la tête de l'enfant dans le bassin; par la tuméfaction de la matrice à l'occasion d'un corps étranger qu'elle contient, comme une mole, un polype, une concrétion pierreuse; le gonflement inflammatoire, un engorgement squirrheux ou cancéreux de ce viscère, un épanchement d'eau ou de sang dans sa cavité peuvent produire le même effet ; la compression du col de la vessie et de l'urètre peut aussi avoir pour cause la chute ou descente de la matrice, son renversement, sa rétroversion et son antéversion ; enfin, cette compression peut dépendre de la distension du vagin par le sang menstruel chez les filles imperforées, par un pessaire, des tampons de linge ou tout autre corps étranger introduit dans ce conduit.

La distension des parois de la vessie est le

____

(1) Mém. de l'Académie de Chir., t. IX, pag. 549 et suivantes.

résultat immédiat de la rétention de l'urine dans ce viscère, quelle que soit la cause de cette rétention. Et comme l'urine aborde sans cesse par les uretères et qu'elle s'épanche dans la vessie avec une force supérieure à la résistance de ses parois, il en résulte que la distension de ces parois n'a d'autres bornes que celles de leur extensibilité. Or cette extensibilité n'étant pas la même dans tous les sujets, il en résulte que la vessie est susceptible d'acquérir une capacité très-variable, et que l'intensité des accidens de la rétention d'urine n'est pas toujours en raison de la quantité de liquide amassée et retenue dans ce viscère. Lorsque ses fibres musculaires ont perdu leur contractilité, elles n'opposent plus qu'une faible résistance à sa dilatation et elle prend quelquefois un volume considérable. Saviard dit avoir sondé une fille âgée de 18 mois qui n'avait pas uriné depuis six jours. Il sortit par la sonde plus d'une pinte d'urine, ce qui était, ajoute-t-il, une grande dilatation de la vessie pour un sujet si jeune. Dans l'adulte, on l'a vue contenir 12, 20, 30 et même jusqu'à 80 pintes d'urine (1). Mais dans les cas les plus ordinaires de rétention d'urine, lorsque la vessie est distendue au-dessus du pubis jusqu'à un ou deux pouces au-dessous de l'ombilic, la quantité la plus ordinaire d'urine qui sorte par la sonde est d'une pinte et demie ou deux pintes : il est rare qu'elle excède celle de trois pintes ou six livres. Quoique l'urine agisse avec une force égale sur tous les points de la surface interne de la ves-

____

(1) P. Frank, *de Cur. hom. morb.*, *lib.* VI, *p.* I, *pag.* 507.

sie , et qu'elle tende par conséquent à lui donner une forme ronde , cependant ses dimensions n'augmentent pas toutes dans la même
proportion : elle s'étend davantage de bas en
haut qu'en tout autre sens ; son bas-fond devient plus large et plus profond ; il déprime en
devant le périnée ; presse en arrière le vagin
chez la femme, le rectum chez l'homme , et
forme dans ces conduits une tumeur qui bouche entièrement ou partiellement leur cavité ;
sa paroi postérieure et supérieure , recouverte
par le péritoine , refoule en arrière et en haut
les intestins grêles , et se prolonge plus ou
moins haut dans la cavité abdominale ; son sommet , en se portant au-dessus du pubis, glisse ,
pour ainsi dire, entre le péritoine qu'il soulève,
et les muscles abdominaux ; sa face antérieure ,
formant une tumeur dans la région hypogastrique, touche à nu les muscles droits et transverses , auxquels elle est unie par un tissu cellulaire lâche. Cette disposition importante à
connaître , montre qu'on peut ouvrir la vessie
au-dessus du pubis , sans craindre de percer le
péritoine et de donner lieu à un épanchement d'u-
rine dans l'abdomen. A mesure que la quantité
d'urine retenue dans la vessie augmente, celle
qui vient continuellement par les uretères, trouvant plus de difficulté à s'y épancher, son cours
est ralenti , la pression latérale qu'elle exerce
sur leurs parois est plus forte , et ces conduits
se dilatent à leur tour ; la valvule , ou espèce
de repli qui couvre leur embouchure dans la
vessie , disparaît, et l'ouverture de communication entre ses deux cavités se dilate au point d'acquérir quelquefois un pouce de diamètre et au-
delà. Enfin , l'urine , après avoir dilaté les ure-

9.   8

tères, est de proche en proche retenue dans les reins, dont elle ralentit ou suspend les fonctions. Dans la rétention d'urine qui dure depuis long-temps, la distension excessive des parois de la vessie, loin de les amincir, comme on serait porté à le penser, donne lieu à leur épaississement. Toutes les tuniques de la vessie participent à cet épaississement ; mais la tunique interne en est le siège principal, ou du moins c'est par elle qu'il commence. La manière dont il s'opère est probablement le résultat de l'irritation qui appelle dans les parois de la vessie le sang et la lymphe. On trouve fréquemment dans les vessies qui ont souffert de grandes distensions par la rétention d'urine, des brides ou colonnes à-peu-près semblables à celles des cavités du cœur. Ces colonnes sont formées par l'épaississement de la tunique muqueuse, ou par des faisceaux de fibres charnues épaissies. Entre ces colonnes on trouve souvent, comme nous l'avons dit ailleurs, des enfoncemens appelés cellules ou poches vésicales, dans lesquelles les urines peuvent s'amasser et des calculs se former.

Le début de la rétention d'urine n'est pas toujours le même. Quelquefois elle est tout-à-coup complète et se déclare par le défaut subit de l'évacuation des urines ; quelquefois l'interception totale de ce liquide est précédée, pendant un ou plusieurs jours par des difficultés d'uriner, par la diminution de la grosseur et de la force du jet de l'urine, par la sortie de ce liquide goutte à goutte ou en très-petite quantité à la fois, par des envies continuelles d'uriner, par des efforts qui précèdent l'exercice de cette fonction et par le besoin d'uriner que le

le malade sent encore après y avoir satisfait. Soit
que la rétention d'urine arrive par degrés, soit
qu'elle se déclare tout-à-coup, aussitôt que l'excrétion de ce liquide est entièrement suspendue
le malade éprouve les symptômes suivans : sentiment de pesanteur au périnée, ténesme, constipation, hémorroïdes et vives douleurs dans la région hypogastrique. Ces douleurs se propagent
le long de l'urètre, jusqu'à l'extrémité du gland,
et consécutivement vers la région des reins de
l'un et de l'autre côté : elles sont accompagnées
quelquefois de stupeur et d'engourdissement aux
cuisses ; elles augmentent lorsque le malade
marche, tousse ou se redresse, et diminuent
lorsque, en se courbant, il relâche les muscles
du bas-ventre. Il a des envies continuelles d'uriner ; il s'agite, il se tourmentet et tous ses efforts
deviennent inutiles. Bientôt il a des nausées,
il ne peut respirer qu'avec difficulté ; la fièvre
survient, les yeux, le visage s'enflamment ; il a
des sueurs urineuses, des vomissemens de matières glaireuses, bilieuses, qui exhalent une odeur
urineuse. Lorsque la rétention d'urine dure depuis plusieurs jours, la métastase de la matière
urineuse sur le cerveau produit le coma, le délire, les convulsions.

A ces symptômes qui doivent être regardés
comme les signes rationels de la rétention d'u-
rine, se joignent d'autres phénomènes qui en deviennent les signes sensibles : ces phénomènes
sont les tumeurs que forme la vessie dans l'intestin rectum, chez l'homme, dans le vagin
chez la femme, et, dans l'un et l'autre sexe, au-
dessus du pubis. La tumeur dans le rectum ou
dans le vagin se connaît facilement par l'introduction du doigt dans ces cavités ; elle n'occupe

que la partie antérieure de leurs parois ; elle est également rénitente et sans duretés particulières dans toute son étendue. La tumeur au-dessus du pubis est d'un volume très-variable ; elle s'étend quelquefois jusqu'au-dessus de l'ombilic, vers l'appendice xyphoïde ; on l'a vue même soulever le diaphragme et le refouler dans la poitrine ; elle est circonscrite, sans changement de couleur à la peau, sans dureté à sa circonférence, plus large inférieurement que supérieurement, rénitente, peu sensible au toucher, à moins qu'on ne la presse avec force ; alors l'on réveille ou l'on augmente les envies d'uriner et quelquefois même on fait sortir un peu d'urine par la verge. Lorsque cette tumeur est peu élevée au-dessus du pubis, et qu'elle est fortement tendue, on n'y sent pas d'ondulation de liquide ; mais lorsqu'elle s'étend au-dessus de l'ombilic, la fluctuation y est sensible, et on pourrait la prendre alors pour une ascite, pour une tumeur de la matrice, comme cela est arrivé quelquefois. Une circonstance bien propre à faire connaître le véritable caractère de cette tumeur, c'est la fluctuation, ou plutôt l'espèce d'ondulation qui se fait sentir de cette tumeur hypogastrique à celle du rectum ou du vagin, lorsqu'on les presse alternativement avec les doigts appliqués sur chacune d'elles. Ces tumeurs n'existent pas toujours, et l'on a vu plusieurs fois des rétentions, même complètes, où la vessie peu extensible ne s'élevait pas au-dessus du pubis, ne déprimait pas la paroi antérieure du rectum ou du vagin, et ne contenait que quelques cuillerées d'urine.

Les signes rationels ne suffisent pas seuls pour caractériser la rétention d'urine ; mais lorsqu'ils sont réunis aux signes sensibles, ils ne laissent aucun doute sur l'existence de cette maladie. Il ne reste plus alors pour rendre le diagnostic complet, qu'à réunir à ces signes ceux des maladies qui occasionnent et entretiennent cet accident. Nous parlerons de ces derniers en traitant de la rétention d'urine considérée selon ses causes.

En général la rétention d'urine est une maladie grave. Lorsqu'elle est complète, c'est une des affections qui exigent les secours les plus prompts, et si on les diffère trop elle a les suites les plus fâcheuses. Un des moindres inconvéniens de la longue et forte distension de la vessie est la perte de son ressort et de sa contractilité qui se rétablissent difficilement. Cet organe sans cesse irrité par la présence de l'urine que son séjour rend de plus en plus âcre et corrosive, s'enflamme et tombe en une sorte de suppuration putride et gangréneuse. Quelquefois il se fait à la vessie une crevasse par laquelle l'urine s'épanche dans l'abdomen, ou s'infiltre dans le tissu cellulaire du bassin, fuse sous le péritoine jusques dans la région des reins; d'autres fois l'urètre se déchire et l'urine s'infiltre dans le tissu cellulaire du périnée, dans le scrotum, sous les tégumens de la verge, de la partie supérieure des cuisses, de l'abdomen et même des côtés de la poitrine, et y produit des dépôts presque toujours suivis de la gangrène, comme nous le dirons en parlant de la rétention d'urine causée par le rétrécissement de l'urètre. A ces accidens se joignent encore assez souvent ceux de la résorption de l'urine et de sa suppression. La rétention d'urine étant l'effet d'une autre maladie, son pronostic doit varier selon que cette maladie est elle-même plus ou moins grave. Nous reviendrons sur cet objet.

Le traitement de la rétention d'urine consiste à favoriser l'expulsion de ce liquide en détruisant la cause qui le retient par des moyens appropriés à la nature de cette cause; et lorsque cette indication ne peut pas être remplie, à donner issue à l'urine en introduisant une sonde dans la vessie, ou en pratiquant la ponction de ce viscère. Les autres moyens propres à favoriser l'expulsion de l'urine sont subordonnés à la cause de la maladie. Nous en parlerons en traitant des diverses espèces de rétentions d'urine. Il ne sèra question ici que du cathétérisme et de la ponction de la vessie.

Du Cathétérisme.

Le cathétérisme est une opération qui consiste à introduire par l'urètre une sonde dans la vessie pour donner issue à l'urine, explorer la cavité de ce viscère, y faire des injections, etc. L'instrument dont on se sert pour cette opération n'eut jamais d'autre nom chez les Grecs que celui de *cathéter*. Mais il paraît (Celse, *lib*. VII, *sec*. 7. *cap*. 3.) que les latins lui donnèrent celui de *fistula*, ajoutant l'épithète d'*œnea*, airain, tirée de la matière dont il était fait. Aujourd'hui on appelle exclusivement cathéter, une sonde d'acier recourbée, portant une cannelure le long de sa convexité, pour servir de guide à quelques instrumens dont on se sert dans l'opération de la taille. On nomme *algalie*, ou sonde creuse un tuyau cylindrique d'argent, d'or, etc., qu'on emploie pour donner issue à l'urine ou à d'autres humeurs retenues

dans la vessie. Il ne sera question ici que de sondes creuses.

Ces sondes sont de deux espèces, les unes
solides et les autres flexibles. Les sondes solides
sont faites d'argent ou d'or, et dans ces derniers
temps, M. Féburier en a fabriqué en platine.
Les sondes d'or et surtout celles de platine conviennent particulièrement dans les cas où elles
doivent franchir des obstacles considérables :
alors ces métaux, plus résistans, permettent
de leur donner un plus petit diamètre, sans
être obligé d'augmenter, comme dans celles d'argent, l'épaisseur de leurs parois, et par conséquent de rétrécir leur calibre pour leur conserver de la solidité. Mais le prix élevé de ces sondes empêchera sans doute qu'elles deviennent
jamais d'un usage général.

La longueur et la grosseur des sondes doivent
être proportionnées à l'âge du malade, à la longueur et au diamètre de l'urètre. Les sondes
pour les hommes ont ordinairement dix pouces
et demi de longueur sur deux lignes et un tiers
de diamètre. Les plus petites, destinées aux enfans du premier âge, ont cinq à six pouces de
longueur, et une ligne de diamètre : entre les
sondes les plus longues et les plus courtes, il
y en a d'une longueur intermédiaire et variée
pour les différens âges de la vie, depuis la première enfance jusqu'à l'âge adulte. Pour quelques sujets dont la verge est très-longue, dont
la prostate a beaucoup de volume, et pour ceux
qui sont très-gras, il faut des sondes de douze
pouces et même plus. Les sondes de femmes
ont six pouces de longueur et deux lignes de
diamètre. Elles sont moins longues et plus minces pour les jeunes filles : cependant, comme

l'urètre dans les filles est très-dilatable, on peut les sonder avec une algalie de femme ; mais il faut avoir soin de ne pas l'enfoncer aussi profondément que dans les adultes. Chez l'homme lorsque l'urètre est libre, les grosses sondes sont en général préférables aux petites ; elles entrent plus facilement, exposent moins à faire de fausses routes ou à pénétrer dans celles qui sont faites, et causent moins de douleurs que les sondes d'un petit diamètre. Mais quand il y a des embarras avec dureté dans le canal, les petites sondes sont préférables. Nous nous servons dans ce cas, comme nous le dirons par la suite, de petites sondes coniques et presque pointues, avec lesquelles nous franchissons les duretés calleuses qui rétrécissent l'urètre et le ferment presque entièrement.

On distingue dans toutes les sondes, qui sont en général cylindriques, une extrémité antérieure qui doit plonger dans la vessie, et à laquelle on donne le nom de bec, et une autre extrémité, qui reste en dehors du canal urinaire et qui s'appelle le pavillon, parce qu'elle est un peu évasée en forme d'entonnoir. Cette extrémité est garnie de chaque côté d'un anneau pour le passage d'un cordonnet ou d'un ruban destiné à assujettir la sonde. L'extrémité antérieure, ou le bec de la sonde est complètement arrondi et présente à deux lignes en deçà, sur les côtés, deux ouvertures que l'on appelle les yeux de la sonde. Ces ouvertures dont les bords sont arrondis, ont une forme elliptique : dans les grandes sondes, leur longueur est de deux lignes et demie à trois lignes. Autrefois ces ouvertures latérales étaient en forme de fente, de cinq lignes de longueur et d'une ligne environ de largeur dans le milieu. Ces fentes avaient l'inconvénient de pincer et de déchirer la membrane interne de l'urètre, ce qui rendait leur introduction difficile, donnait lieu à de vives douleurs, et quelquefois à un saignement abondant. Pour obvier à cet inconvénient on s'est servi d'une sonde dont on a attribué mal-à-propos l'invention à J. L. Petit, puisqu'on en trouve le modèle dans Franco et dans Dalechamps. Le bec de cette sonde, au lieu d'être fermé, se termine par une ouverture circulaire dont le contour est arrondi et ne présente aucune inégalité qui puisse léser les parties ; et pour que cette ouverture n'ait pas les inconvéniens dont on vient de parler, elle est fermée par le stylet qui se termine par un petit bouton mousse, arrondi, qui fait l'office d'un bouchon, ensorte que la sonde paraît être pleine, solide et sans aucune espèce d'ouverture quand on l'introduit. Lorsqu'elle est parvenue dans la vessie, on pousse le stylet plus avant dans la sonde, ce qui éloigne le bouton et débouche l'ouverture, par où l'urine entre dans l'intérieur de l'instrument. Quand on veut la retirer de la vessie, on tire à soi le stylet et la sonde est fermée. Cette sonde, ainsi que plusieurs autres inventées dans le même but, sont tombées en désuétude, et depuis longtemps on ne se sert que de sondes dont le bec est ferme, arrondi et percé sur les côtés de deux ouvertures elliptiques.

Les sondes sont droites ou courbes. Pour les femmes, on emploie les sondes droites qui n'ont qu'une légère courbure vers leur bec. Celles dont on se sert le plus ordinairement pour les hommes n'ont qu'une seule courbure dans le tiers de leur longueur , et sont droites dans le reste de leur étendue ; la courbure s'étend jusqu'au bec inclusivement; elle est légère et égale partout, représente celle d'un cercle de six pouces de diamètre , et doit être la même dans toutes les sondes, quelle que soit leur longueur. Si la courbure des sondes était plus grande que celle que nous indiquons , on éprouverait plus de difficulté pour les introduire dans la vessie, pour évacuer toute l'urine et les glaires amassées dans le bas-fond de ce viscère.

Lorsqu'on est obligé de laisser dans la vessie une sonde d'argent qui n'a qu'une seule courbure , elle peut causer des accidens , surtout si sa courbure est très-grande : son bec appuyant constamment contre les parois de la vessie, les irrite, y cause de l'inflammation , quelfois la gangrène, une crevasse, comme J.-L. Petit dit l'avoir observé plusieurs fois. Les mêmes effets peuvent être produits par la pression que la sonde exerce sur la partie de l'urètre qui répond à la racine de la verge, au-devant des bourses. Cette pression attire en cet endroit une inflammation gangréneuse qui donne lieu à la formation d'une escarre, et ensuite à une ouverture avec perte de substance, laquelle reste quelquefois fistuleuse pendant toute la vie. Pour éviter ces inconvéniens, et rendre la présence de la sonde moins incommode, J. L. Petit en fit construire qui avaient une double courbure, et dont la forme était semblable à celle d'une S. Ces sondes réussissaient assez bien. Elles causaient moins de douleurs que les sondes ordinaires. Il était plus facile de diriger le pavillon sur le vase qui doit recevoir les urines, et elles étaient moins sujettes à se déplacer; mais elles ont, comme toutes les autres sondes solides, l'inconvénient de la pression d'un corps dur qui par sa courbure et par sa pointe irrite le col et le sommet de la vessie. Les malades qui sont sujets aux érections fréquentes ne peuvent les soutenir. Depuis l'invention des sondes de gomme élastique, la sonde en S est entièrement abandonnée.

Une remarque historique assez singulière faite par Troja et par Lassus, c'est que la sonde en S que J. L. Petit a tant préconisée, avait été imaginée deux mille ans avant lui par les Chirurgiens grecs. J'ai vu, dit Lassus, dans le muséum de Portici, près de Naples, la sonde en S des anciens, trouvée dans les ruines de la ville de Pompéia. Elle est de bronze, comme le sont les instrumens de chirurgie des Grecs; elle a la même forme, la même longueur et le même diamètre que celle de Petit : elle en diffère seulement en ce que, au lieu d'avoir deux ouvertures latérales à son extrémité, elle n'en a qu'une seule qui est à la partie concave de la sonde.

Quelle que soit la forme des sondes solides, elles deviennent incommodes et nuisibles lorsqu'elles doivent rester quelque temps à demeure dans la vessie. Les sondes flexibles n'ont pas les mêmes inconvéniens ; aussi l'industrie des Chirurgiens s'est-elle exercée pour perfectionner la construction de ces sondes. Van Helmont demandait qu'elles fussent en cuir mince ou en peau; qu'après les avoir enduites de colle pour leur donner plus de fermeté, on les garnît d'une bougie de baleine afin d'en faciliter l'introduction dans la vessie. Van Helmont qui était peu versé dans les opérations de Chirurgie n'a pas, je crois, mis cette idée à exécution. Fabrice d'Aquapendente parle de sondes de corne qui sont plus souples que celles de métal ; mais ces sondes sont encore trop roides, elles sont d'une construction très-difficile et doivent s'incruster promptement. Tolet dit qu'il a vu une sonde de corne qui avait été apportée de Marseille. Avant de s'en servir on la fait tremper dans de l'eau chaude, afin qu'étant médiocrement amollie, elle puisse se mouler sur la courbure de l'urètre. On n'a presque pas fait usage de cette espèce de sonde. On a construit ensuite des sondes flexibles avec un fil d'argent applati et tourné en spirale. Les révolutions de ce fil étaient tellement serrées et se touchaient si parfaitement que la réunion n'en pouvait être aperçue, et que la surface de la sonde paraissait entièrement lisse. Ces révolutions formaient le corps de la sonde ; les extrémités ressemblaient à celles des sondes solides ; elles étaient soudées au fil d'argent. Tolet a vu de ces sondes à Paris en 1680 ; mais il ignore quel en est l'inventeur, il trouve seulement que ces sondes sont plus difficiles à introduire que les autres, qu'elles laissent suinter continuellement l'urine, et que, s'il est nécessaire de faire des injections dans la vessie on a de la peine à y réussir. Ces inconvéniens ne sont pas les seuls qui ont fait rejeter cette espèce de sondes flexibles. On ne pouvait les introduire dans la vessie qu'en leur donnant à l'aide d'un stylet la courbure nécessaire ; or, il était impossible que cette courbure ne dérangeât pas le contact des différentes révolutions du fil d'argent, soit du côté convexe de la courbure, en écartant légèrement les fils voisins, soit du côté concave, en les rapprochant et les forçant d'empiéter légèrement l'un sur l'autre. Delà naissaient des aspérités qui se multipliaient à chaque fois qu'on introduisait la sonde, qui excoriaient l'urètre, ce qui rendait l'introduction douloureuse. De plus, l'urine en s'échappant à travers les petites fentes formées par la réunion imparfaite des fils, y déposait un sédiment qui devenait par la suite un obstacle à la réunion de ces mêmes fils; souvent quand ils se rapprochaient, parce que la sonde reprenait sa figure rectiligne, la tunique interne de l'urètre se trouvait pincée par ce rapprochement, et c'était une nouvelle cause d'excoriation qui donnait lieu à de petits ulcères. Enfin il pouvait arriver que le fil se rompît, ou que le bec de la sonde se séparât du corps de l'instrument et tombât dans la vessie ou restât dans l'urètre. Pour parer à ces inconvéniens, au lieu de laisser à nu le fil d'argent tourné en spirale, on imagina de le recouvrir de baudruche sur laquelle on étendait un enduit de cire; mais il y avait à craindre que par le séjour de la sonde dans la vessie la cire ne se fondît, ne s'altérât, et que la baudruche venant à se déchirer, ne laissât les spirales d'argent à nu, ce qui leur aurait laissé la facilité de s'écarter, de blesser la membrane interne de l'urètre, ou même de se rompre. On a enfin cherché à perfectionner ces sondes en les garnissant d'une manière si solide qu'il fût presque impossible qu'elles se dérangeassent. On commençait par couvrir les spirales de fil d'argent et une partie du bec et du pavillon de la sonde avec une languette de parchemin qui faisait un tour et demi et qui y était uni avec de la colle forte. Sur ce parchemin, on tournait en spirale de la soie non torse, par-dessus laquelle on passait un morceau de cire amollie au feu, afin de l'arrêter et d'en remplir les intervalles. La sonde ainsi préparée était tournée entre les doigts et bien égalisée ; ensuite on la trempait dans de l'emplâtre de Nuremberg fondu dont on avait rempli un moule de fer-blanc ; on la laissait égoutter, on l'égalisait avec un couteau, et la roulant entre les mains, on en rendait la surface unie. Sabatier parle d'un malade dont la vessie avait totalement perdu la faculté de se contracter , et qui fit usage de cette espèce de sonde pendant deux ans sans la renouveler. On la laissait cinq ou six jours dans la vessie ; on la retirait pour la nettoyer ; on faisait des injections dans l'urètre afin d'entraîner les mucosités qui s'y amassaient , puis on la réintroduisait. Cette sonde n'a pas éprouvé d'altération pendant ces deux années. Le malade en la portant, exécutait tous les mouvemens possibles; il changeait de place dans son lit, il se levait , il marchait, allait en carosse ; sa santé s'améliora , et il acquit l'embonpoint qu'il avait perdu en se servant de sondes solides.

Les sondes qui sont connues sous le nom de sondes de gomme élastique , inventées par Bernard , orfèvre, lorsqu'elles sont bien faites, n'ont aucun des inconvéniens de celles dont il vient d'être parlé. Ces sondes sont formées d'une tresse ou tissu de fil de lin , de soie ou de poil de chèvre très-fin et très-fort, fait sur un mandrin , de manière qu'il représente un tuyau qui est enduit tant à l'intérieur qu'à l'extérieur de plusieurs couches d'une dissolution de gomme élastique. La surface de cet enduit , quand il est sec , est très-lisse et polie , elle glisse par conséquent le long des parois de l'urètre sans

les blesser. Dans l'intérieur, rien n'arrête le
le cours de l'urine, et l'on peut en nettoyer
le canal en y injectant de l'eau sans être obligé
de déplacer la sonde. On peut diversifier à son
gré le diamètre de ces sondes, suivant le calibre du canal. Leur bec se termine en olive ;
il est formé d'un tissu un peu plus épais qui
sert de soutien à la dissolution gommeuse ; il
est fermé à son extrémité comme celui des sondes d'argent, et il a deux ouvertures latérales
qui ne sont pas placées directement vis-à-vis
l'une de l'autre, mais à peu de distance afin de
ne pas trop affaiblir cette extrémité. Ces ouvertures sont elliptiques et assez larges pour le
libre passage de l'urine, des glaires et des injections. Cette extrémité fermée sert d'appui
au stylet ou mandrin que l'on met dans la
sonde, et par le moyen duquel on la conduit
dans la vessie. Ce stylet doit être de fer, très-
lisse et assez gros pour remplir la sonde exactement. On lui donne la courbure convenable ou
relative à celle de l'urètre et du col de la vessie.

Les sondes de gomme élastique réunissent
toutes les qualités nécessaires pour rester dans
la vessie en n'incommodant le malade que le
moins possible. Elles ont toute la flexibilité nécessaire pour se mouler sur les différentes cour-
bures de l'urètre ; cette propriété fait aussi
qu'elles se prêtent à tous les mouvemens du
corps. Leur légèreté les rend aussi plus commodes à porter qu'aucune autre espèce de
sonde. Elles ne sont point amollies et altérées
par les urines ; seulement, lorsqu'elles séjournent long-temps dans la vessie, elles perdent leur
poli ; leur surface devient raboteuse, et alors
elles ne peuvent plus servir, parce qu'elles ir-

riteraient la membrane muqueuse de l'urètre
et celle de la vessie, et qu'elles s'incrusteraient
facilement. Ces sondes sont si commodes, que les
malades qui ont la vessie et l'urètre peu sensibles
peuvent en les portant, marcher, vaquer à leurs
affaires, aller même en voiture. Mais il faut convenir qu'il y a peu de personnes qui jouissent de
cet avantage. Il est même impossible à quelques
malades de marcher dans leur chambre. Les
premiers jours de l'introduction de ces sondes,
ils sont obligés d'attendre que l'irritation qu'elles produisent presque toujours dans ces premiers temps soit calmée ou dissipée, et que le
canal urinaire soit, pour ainsi dire, habitué à
leur présence.

On a des exemples de sondes de gomme élastique, qui se sont rompues dans l'urètre ou
dans la vessie, et dont la portion qui est restée
dans cet organe est devenue le noyau d'un calcul pour l'extraction duquel on a été obligé de
pratiquer l'opération de la taille. Mais ce grave
accident n'est à craindre que lorsqu'on se sert
de sondes mal confectionnées. Il n'a jamais lieu
avec les sondes de Bernard, ni avec celles de
M. Féburier, qui, depuis la mort de Bernard,
s'est livré avec le plus grand succès à la fabrica-
tion des sondes et des instrumens de chirurgie,
tant en métal qu'en gomme élastique. Les soins
et les attentions que cet habile artiste apporte
dans la construction du tissu de soie qui sert
de base aux sondes, et dans l'application de
l'enduit gommeux dont ce tissu est recouvert,
en assurent la solidité, et offrent une garantie
contre toute rupture. L'expérience m'a convaincu de la supériorité des sondes de M. Féburier sur toutes celles de la même espèce qu'on

trouve dans le commerce. Depuis plus de vingt ans, je n'en emploie point d'autres, tant à l'hôpital que dans ma pratique particulière, et je n'ai jamais vu ces sondes, je ne dis pas se rompre, mais même éprouver par un séjour de quinze ou vingt jours dans la vessie une altération qui ait pu en faire craindre la rupture. Cependant, comme les sondes les mieux fabriquées finissent par s'altérer en séjournant dans la vessie, on doit être en garde contre une rupture que pourrait favoriser cette altération, et ne pas se servir trop longtemps de la même sonde.

Autrefois, pour déterminer le volume relatif des sondes, on les nommait grosses, moyennes et petites. Tout le monde avait senti le vague et les inconvéniens de cette manière de s'exprimer; mais personne n'avait songé à y remédier. M. Fébvrier est le premier qui ait fixé le diamètre des sondes sur un *gradomètre*, depuis le n.° 1, jusqu'au n.° 12. Par ce moyen les malades et les Chirurgiens qui les dirigent, peuvent déterminer d'une manière précise et absolue la grosseur des sondes qu'ils désirent se procurer. Cette graduation du diamètre des sondes est surtout très-importante dans le traitement des rétrécissemens de l'urètre où l'on emploie des sondes successivement plus grosses.

On a garni pendant longtemps l'extrémité des sondes de gomme élastique d'un pavillon d'argent en forme d'entonnoir, qu'on bouchait avec un bouchon de liège, et qui présentait sur les côtés deux petits anneaux dans lesquels on passait les liens qui servaient à fixer la sonde. Ensuite on a substitué à ce pavillon, qui était inutile, incommode même, une espèce de virole en cire à cacheter, ayant dans sa partie moyenne une gouttière circulaire destinée à recevoir les liens qui servent à fixer la sonde. Mais, quoique les fabricans de sondes continuent de les garnir de cette virole, cependant la plupart des praticiens n'en font point usage, parce que la cire à cacheter se détachant quelquefois, les liens abandonnent la sonde qui peut alors sortir de la vessie. Ils préfèrent donc de nouer immédiatement le coton ou le petit ruban sur la sonde; l'urine qui mouille bientôt ces liens, en serre le nœud et l'empêche de glisser.

Il y a des sondes de gomme élastique, qui, sans se rompre lorsqu'on les courbe, s'aplatissent, se plient et forment un angle qui empêche le passage de l'urine. Lors donc qu'on est obligé de se servir de sondes dont on ne connaît point les bonnes qualités, on doit les courber en différens sens, afin de s'assurer qu'elles conserveront leur forme ronde, en s'accommodant à la courbure de l'urètre : on doit surtout chercher à les briser dans un point pour mieux s'assurer encore si elles sont bonnes.

Lorsqu'on se dispose à pratiquer le cathétérisme, on doit d'abord choisir la sonde qui servira à cette opération. Ce choix doit être subordonné à l'âge du sujet, à son sexe et à la nature de la maladie qui exige l'emploi de cet instrument. En traitant de la rétention d'urine considérée selon ses causes les plus ordinaires, nous indiquerons l'espèce de sonde qui convient à chaque cas particulier. Mais quelle que soit la sonde qu'on emploie, il faut examiner si sa surface est bien lisse et polie, si le stylet ou mandrin est très-libre dans sa cavité. On remplit de suif, de cérat ou de beurre, ses ouvertures latérales ; on étend même ces substancés sur toute la surface de la sonde ; enfin , on la trempe dans de l'huile d'olive ou dans du blanc d'œuf, pour qu'elle glisse très-aisément dans le canal ; si l'on se sert d'une sonde de gomme élastique, il convient de tremper le stylet dans l'huile, ou de le graisser avec une autre substance, afin de pouvoir le retirer plus facilement lorsque la sonde est parvenue dans la vessie. Quelle que soit la sonde dont on fasse usage, mais surtout si elle est d'argent, on doit , avant de la tremper dans l'huile, l'échauffer en la frottant entre ses mains, ou en la plongeant dans de l'eau tiède, et l'essuyant ensuite. Cette précaution est surtout nécessaire quand le sujet est très-irritable et l'urètre très-sensible. Une sonde froide resserrerait le canal et le rendrait spasmodiquement plus étroit.

Il y a deux manières d'introduire la sonde dans la vessie des hommes, savoir, par-dessus et par-dessous le ventre. Cette dernière manière s'appelle sonder par le *tour du maître*. Dans l'un et l'autre procédés, le malade doit être couché horizontalement sur un lit, les cuisses un peu fléchies et écartées. On pourrait aussi pratiquer le cathétérisme, le malade étant assis sur le bord d'un fauteuil, le corps penché en arrière ; mais cette dernière situation est moins favorable que la première.

Quand on veut sonder par-dessous le ventre, ou par le tour du maître , le malade doit être couché le long du bord droit du lit ; le Chirurgien, placé du même côté, soutient la verge entre le doigt annulaire et le doigt du milieu de la main gauche, tandis qu'avec le doigt indicateur, le doigt du milieu et le pouce appuyés sur les côtés du gland , il met à découvert l'ouverture de l'urètre en tirant le prépuce en arrière ; puis tenant la sonde de l'autre main , entre le doigt indicateur , le doigt du milieu et le pouce , de manière que la convexité de cet instrument soit tournée en haut et que sa partie droite soit au-dessous du ventre , dans l'intervalle des cuisses ; il en introduit le bec dans l'ouverture du gland , il l'enfonce doucement dans l'urètre , tandis qu'avec la main droite il étend et alonge la verge sur le corps de la sonde. Qnand le bec est parvenu dans le bulbe de l'urètre , à l'endroit où le canal va se recourber sous le pubis, il fait décrire à la sonde et à la verge un demi-cercle en les portant sur l'aîne gauche et de-là sur le ventre. Le bec de la sonde est le centre de ce mouvement qu'on nomme le tour de maître , et ne fait que tourner sur lui-même. On baisse ensuite la main qui tient l'instrument pour lui faire suivre la courbure de l'urètre et le conduire ainsi jusque dans la vessie. Pour sonder de cette manière, le malade peut aussi être situé en travers ou au pied du lit ; alors le Chirurgien placé entre les cuisses et tenant la sonde de la main droite la dirige et l'introduit comme il vient d'être dit. Ce procédé , qui est plus bizarre que méthodique , est généralement abandonné aujourd'hui , non seulement parce qu'il est moins simple et moins facile que l'autre , mais parce qu'en faisant avec vîtesse ce singulier tour de maître , on peut blesser l'urètre au moment où l'on baisse brusquement la main.

» La méthode de passer la sonde par-dessus le ventre me parait si naturelle, dit J. L. Petit, que je ne puis m'empêcher de croire que l'autre façon de sonder n'ait été imaginée par les anciens lithotomistes , que pour masquer la manœuvre, et faire paraître aux élèves spectateurs qui auraient envie d'entreprendre cette opération (la taille), qu'elle est bien plus difficile qu'elle ne leur paraîtrait sans doute, s'ils suivaient la méthode la plus simple et la plus naturelle. Ce que je dis paraitra vraisemblable si on se rappelle que les anciens lithotomistes faisaient cette opération en cachette, ne souffraient de spectateurs que le moins qu'il leur était possible, et que, quand ils étaient obligés d'en souffrir quelques-uns, ils cachaient toujours les manœuvres les plus simples par quelques mouvemens mystérieux. Si je suivais leur méthode, je voudrais au moins laisser une distance entre ces deux mouvemens, de sorte qu'après avoir tourné la sonde, je tenterais de la pousser avec douceur vers le col de la vessie, pour l'y faire entrer. »

Pour sonder par-dessus le ventre, on fait coucher le malade sur le bord gauche d'un lit garni d'une alèze, la tête et la poitrine légèrement fléchies, le bassin dans une situation horizontale, les cuisses écartées et les jambes un peu fléchies. Le Chirurgien se place du même côté. Il soutient la verge dans une direction perpendiculaire, avec les quatre premiers doigts de la main gauche, placés comme il a été dit précédemment; il prend la sonde de l'autre main et la tient par le pavillon avec le doigt du milieu et l'indicateur placés du côté de la cavité de l'instrument et le pouce posé sur sa convexité; de cette manière la concavité de la sonde est tournée en arrière, et sa partie droite placée devant le bas-ventre, le long de la ligne blanche ou parallèlement à l'axe du corps. La sonde ainsi tenue, le Chirurgien l'enfonce doucement dans l'urètre, tandis qu'avec la main gauche il pousse la verge sur la sonde en évitant de comprimer le canal. Il doit y avoir entre les mains de l'opérateur un accord tel, que dans le même moment la verge soit autant poussée sur la sonde que la sonde l'est sur la verge. Quand la sonde est parvenue au niveau de l'arcade du pubis, pour lui faire suivre la courbure de l'urètre, il faut éloigner la verge du ventre, abaisser le pavillon de l'instrument vers les cuisses, afin que le bec se relève et glisse pour ainsi dire de lui-même, par son propre poids et par un léger mouvement de bascule jusque dans la vessie. Jamais on ne doit employer de force ni user de violence, lors même que la sonde étant avancée jusques près du col de la vessie, on éprouve quelque difficulté à l'introduire dans la cavité de ce viscère. C'est, au contraire en faisant avancer la sonde doucement et lentement qu'on vient aisément à bout de lui faire franchir l'obstacle que présente naturellement le col de la vessie. En poussant rudement la sonde, surtout lorsqu'elle est fine, sa pointe peut crever la partie membraneuse de l'urètre et pénétrer par cette fausse route dans le tissu spongieux de ce canal, ou entre la vessie et le rectum : accident d'autant plus grave qu'il augmente le danger de la maladie pour laquelle il est nécessaire de sonder le malade. « Tout Chirurgien, dit J. L. Petit, qui portera la sonde et la conduira avec douceur, l'introduira avec facilité dans la vessie : car pour percer l'urètre et faire un chemin nouveau, il faut employer beaucoup plus de force que pour écarter ses parois, lorsqu'elles sont pressées l'une contre l'autre. Or, un Chirurgien accoutumé à sonder sait comparer les résistances, et s'il s'aperçoit que celle qui se trouve au bout de la sonde n'est pas de nature à être aisément surmontée, il ne s'obstinera point à vouloir la vaincre. Ce n'est pas une honte de ne pas réussir dans une première tentative ; ce que l'on n'obtient pas dans un moment, on l'obtient dans un autre ».

Lorsqu'il n'y a aucun embarras dans l'urètre, les Chirurgiens qui ont l'habitude de sonder pénètrent ordinairement sans peine et sans effort jusque dans la vessie ; mais cette opération si simple pour eux devient souvent difficile pour ceux qui n'ont pas la dextérité convenable pour l'exercice du cathétérisme, ou qui n'ont pas multiplié les épreuves de cette opération sur le cadavre : au lieu de diriger la sonde suivant le trajet de l'urètre, ils se créent des obstacles , soit en appuyant le bec de l'instrument contre les parois de ce canal , soit en y formant des replis. C'est ordinairement au moment où l'on baisse le pavillon de la sonde du côté des cuisses que l'on éprouve des difficultés à engager son bec dans le col de la vessie et à la faire pénétrer dans ce viscère. Cette difficulté vient presque toujours de ce que, au lieu de pousser légèrement la sonde suivant la direction d'une ligne droite qui s'étendrait du milieu de sa convexité jusqu'à son extrémité, en même temps qu'on éloigne son pavillon du ventre, on en relève le bec, en la faisant agir, pour ainsi dire, comme un levier du premier genre. Lorsque la sonde est arrêtée par quelqu'un des obstacles en quelque sorte factices dont il vient d'être parlé, au lieu de l'enfoncer avec force pour surmonter la résistance qui s'oppose à son mouvement progressif, il faut la retirer de quelques lignes, puis l'enfoncer de nouveau en changeant un peu sa direction. Si cette seconde tentative ne réussit pas mieux que la première, et que la sonde soit arrêtée au périnée, il faut porter au-dessous du scrotum la main qui soutenait la verge, pour reconnaître de quel côté est dévié le bec de l'instrument, pour le diriger convenablement et soutenir dans cette direction la courbure de la sonde, pendant qu'on enfonce l'instrument. Mais si la sonde a franchi le périnée, et si elle est arrêtée près du col de la vessie, il faut porter dans le rectum le doigt indicateur de la main gauche, graissé d'huile, pour diriger le bout de la sonde vers le col de la vessie, l'y faire entrer en la poussant doucement en devant, tandis qu'avec la main droite qui tient le pavillon on conduit la sonde dans cette direction.

Comme nous l'avons déja dit, lorsqu'il n'y a aucun embarras dans l'urètre ni au col de la vessie, les Chirurgiens qui ont l'habitude de sonder, pénètrent ordinairement sans peine et sans effort dans ce viscère. Mais il y a bien des circonstances où le cathétérisme est difficile, laborieux et très-douloureux. Pour apprécier ces diverses circonstances, il faut connaître la nature et le siège des obstacles qui empêchent l'introduction de la sonde dans la vessie. Quoique nous les ayons indiqués ci-devant, en parlant des causes qui s'opposent au passage de l'urine dans l'urètre, nous les rappellerons cependant en traitant de la rétention d'urine considérée selon les causes qui la produisent, et nous indiquerons alors les procédés qui peuvent être employés pour surmonter ces obstacles.

On est assuré que la sonde est parvenue dans la vessie, par la profondeur à laquelle elle a été enfoncée, la cessation de la résistance que l'on éprouvait sur son bec, la facilité avec laquelle on peut la faire tourner en différens sens, et le jet de l'urine. On aide la sortie de l'urine au moyen d'une pression douce et soutenue sur la région hypogastrique, si cette région n'est pas douloureuse. Lorsque la vessie est complètement vidée, s'il n'est pas nécessaire de laisser la sonde dans ce viscère, on la retire doucement et lentement en l'inclinant du côté de l'abdomen.

Quand la sonde doit être laissée dans la vessie, on la fixe. Si c'est une sonde d'argent, deux rubans sont attachés aux anneaux, conduits sous les cuisses, et assujettis, l'un à droite, l'autre à gauche, aux parties latérales d'une ceinture ou d'un bandage de corps qui doit être retenu en haut au moyen d'un scapulaire. Cette précaution est nécessaire pour empêcher que la ceinture ou le bandage de corps ne descende, que les rubans ne se relâchent, et que la sonde ne s'échappe de la vessie. Il est inutile d'employer d'autres rubans pour fixer la sonde en devant ; car ce n'est qu'en remontant dans cette direction, qu'elle peut sortir de la vessie ; mais il faut avoir soin que les rubans inférieurs ne soient pas trop courts, et ne maintiennent pas la sonde trop baissée et trop appliquée contre le scrotum ; autrement son bec relevé vers la paroi antérieure de la vessie l'irriterait et pourrait causer des accidens, tandis que la partie droite de l'instrument appuyant fortement et constamment sur la partie de l'urètre qui répond au pli de la verge du côté des bourses, y occasionnerait de l'inflammation et peut-être la gangrène. Quand la sonde est fixée, on engage de haut en bas dans ses anneaux, les extrémités du petit ruban, qu'on noue en dessous sur la sonde ; ensuite on coupe une de ces extrémités près du nœud, et l'autre à un demi-pouce de distance : ce ruban sert, pour ainsi dire, de filtre à l'urine, la conduit dans le vase destiné à la recevoir, l'empêche de couler le long de la sonde, et de se répandre sur les bourses et dans le lit, où le malade est obligé de rester pendant tout le temps qu'il porte la sonde.

La sonde de gomme élastique peut être fixée de plusieurs manières ; la suivante est celle qu'on emploie le plus ordinairement. On prend deux cordons longs d'environ deux pieds et demi, composés de la réunion de plusieurs brins de fils de coton : on noue la partie moyenne de l'un de ces cordons sur la sonde, à la distance de six à huit lignes de la verge, en faisant deux nœuds simples, l'un sur l'autre ; on conduit les deux chefs du cordon sur un des côtés de la verge, jusqu'à sa partie moyenne, on les passe l'un sur l'autre comme si on voulait faire un nœud simple ; ensuite on les tourne sur la verge jusqu'à ce qu'il n'en reste plus que la longueur nécessaire pour faire un nœud simple, et par-dessus un nœud à rosette. Lorsque ce premier cordon est placé, on applique le second du côté opposé et de la même manière. Il vaut mieux fixer ainsi la sonde, que de tourner les cordons autour du gland découvert. Cependant si les cordons sont trop serrés sur la verge, ils déterminent un gonflement œdémateux du prépuce ; s'ils ne le sont pas assez, ils glissent sur la verge et la sonde quitte la vessie ; l'impression qu'ils causent sur la peau devient quelquefois douloureuse, et produit des excoriations. Pour prévenir cet inconvénient, plusieurs praticiens entourent la verge avec une bandelette de linge ; mais cette bandelette elle-même glisse et entraîne les cordons : ajoutez à cela que la compression exercée sur la verge par les cordons, empêche la sortie du mucus, dont la sécrétion est augmentée par la présence de la sonde. On prévient tous ces inconvéniens, en fixant les cordons noués sur la sonde, à un suspensoir auquel on pratique sur chaque côté de l'ouverture qui donne passage à la verge, une bride ou un œillet dans lequel on engage les cordons.

Les malades qui portent une sonde de gomme élastique sont quelquefois tourmentés pendant la nuit par des érections que provoque et augmente la présence de l'instrument. Ces érections sont d'autant plus douloureuses que les liens dont on se sert pour fixer la sonde n'étant point susceptibles de s'alonger et de se raccourcir pour s'accommoder aux différentes dimensions de la verge, la compriment fortement lorsqu'elle est en érection, et lors même que cette compression ne rend pas la présence de la sonde insupportable, parce que les liens cèdent un peu, l'alongement de la verge pendant l'érection expose la sonde à sortir de la vessie. Comme il est impossible d'empêcher les érections, pour en prévenir les inconvéniens et les rendre supportables, j'ai imaginé de fixer la sonde avec des lanières de gomme élastique, et cela m'a parfaitement réussi. On garnit la sonde d'un pavillon d'argent de l'invention de M. Féburier : ce pavillon, qui a environ dix lignes de longueur, est presque cylindrique et se visse sur la sonde, dont par là le diamètre intérieur n'est point diminué, comme il l'était avec les anciens pavillons ; il est muni à son extrémité la plus large de trois anneaux placés à des distances égales. On engage dans chacun de ces anneaux une lanière de gomme élastique dont on replie l'extrémité que l'on arrête au moyen d'un fil qui entoure cette extrémité et la lanière elle-même ; on couche ces lanières sur la verge ; on place circulairement sur cet organe, près de sa racine, une autre lanière de gomme élastique dont on forme un anneau en joignant ensemble ses extrémités au moyen d'un fil ; ensuite on relève les bouts des lanières longitudinales, et on les fixe de la manière qui vient d'être indiquée. La sonde étant ainsi attachée, lorsque l'érection survient, les bandelettes longitudinales s'alongent, l'anneau s'élargit ; et, en raison de la grande élasticité de la matière qui les forme, lorsque l'érection cesse, les bandelettes se raccourcissent et l'anneau se resserre. Ainsi l'érection n'est nullement douloureuse, et le bandage exerce dans tous les temps une pression uniforme, tout-à-la fois assez forte et assez douce pour maintenir la sonde sans causer de douleur. Quand on emploie cette espèce de bandage élastique, si la sonde est trop longue, on doit, avant de l'introduire dans la vessie, la réduire à la longueur de celle dont le malade a déjà fait usage, et la garnir de son pavillon.

Lorsque la sonde est fixée suivant le procédé ordinaire, si elle est trop longue, on en retranche une partie en la coupant avec des ciseaux à un pouce du gland ; ensuite on la bouche avec un fausset de bois dur, ou mieux encore avec un bouchon d'ivoire semblable à ceux que M. Féburier joint ordinairement à ses sondes. Ces bouchons empêchent l'urine de suinter, avantage que n'ont pas toujours les bouchons de bois. On se sert d'un bouchon de liège pour les sondes d'argent, ou d'un fausset qu'on a soin de garnir de fil ou de filasse, afin qu'il s'applique plus exactement contre les parois de la sonde. Il y a des cas dans lesquels il faut laisser la sonde constamment débouchée : nous en parlerons par la suite.

Quand on tient la sonde bouchée, on donne issue à l'urine toutes les deux ou trois heures, plus tôt ou plus tard, selon que ce liquide est plus ou moins abondant et le besoin de le rendre plus ou moins grand. On retire la sonde tous les huit ou dix jours pour la nettoyer et empêcher le sédiment de l'urine de s'incruster autour de son extrémité qui plonge dans la vessie. Sans cette précaution on ne pourrait retirer la sonde qu'avec peine, et en déchirant le col de la vessie et l'intérieur de l'urètre, avec les aspérités du gravier qui se serait amassé autour de l'instrument. L'urine contenant une plus ou moins grande quantité de matière lithique selon les sujets, la sonde s'incruste plus tôt chez les uns, plus tard chez les autres. Il en est chez lesquels cette matière est tellement abondante que la sonde s'en charge en trois ou quatre jours, tandis que d'autres peuvent la porter quinze à vingt jours sans qu'il se forme aucune incrustation. En général, les sondes de gomme élastique, surtout lorsqu'elles ont déjà servi, ou qu'elles présentent de légères aspérités, s'incrustent plus facilement et plus promptement que celles d'argent. Lorsqu'on retire la sonde pour la remplacer par une autre, il ne faut introduire celle-

que quand la vessie est remplie d'urine ou que
le malade a envie d'uriner. Dans cet état de la
vessie, l'introduction de la sonde est moins douloureuse, parce que, plongeant dans l'urine,
elle agit moins sur les parois de ce viscère. Si
cependant la chose ne pouvait se remettre, on
pourrait, afin de suppléer à l'urine, faire une
injection d'eau tiède dans la vessie par la sonde
qui doit être remplacée immédiatement.

Le cathétérisme est en général très-facile chez
les femmes, dont l'urètre est plus droit, plus
large et plus court que celui de l'homme. On y
procède de la manière suivante : la femme
étant couchée horizontalement sur un lit, le
bassin élevé par un oreiller, les cuisses écartées, et un peu fléchies, le Chirurgien se placera du côté droit de la femme ; il écartera les
nymphes avec le pouce et l'indicateur de la
main gauche, afin de découvrir l'orifice de l'u-
rètre qui est situé au-dessous du clitoris, dans
l'espace triangulaire qui est entre les nymphes,
un peu au-dessus de l'orifice du vagin ; puis
tenant l'algalie de l'autre main entre le pouce,
l'indicateur et le doigt du milieu, de manière
que la concavité de la légère courbure du bec de
cet instrument regarde la symphise des os pubis,
il portera cette extrémité de la sonde dans l'o-
rifice de l'urètre, la poussera doucement selon
la direction de l'arcade de la symphise, et en
baissant un peu la main, jusqu'à ce que l'instrument soit introduit dans la vessie.

Dans la plupart des cas, cette opération est
très-facile : il suffit, comme il vient d'être dit,
de découvrir l'orifice de l'urètre, d'y porter la
sonde et de lui faire suivre la direction de ce
conduit. Mais cet orifice n'est pas toujours éga-

lement facile à apercevoir : il peut éprouver des changemens de position ; et si l'on ignore ces changemens, on a de la peine à le rencontrer, ou l'on n'y parvient qu'avec des tâtonnemens désagréables. Chez les filles et les jeunes femmes, il se trouve plus en devant. A mesure qu'elles avancent en âge, il se porte en arrière et n'est presque plus séparé de l'orifice du vagin. Il paraît aussi plus enfoncé et comme déplacé dans les derniers temps de la grossesse, souvent après les accouchemens laborieux, même naturels, dans les hernies de la vessie, dans les déplacemens de la matrice ; alors il faut quelquefois le chercher dans la partie antérieure et supérieure du vagin, et quelquefois derrière la symphise du pubis. Il est souvent arrivé dans ce cas, qu'on a porté la sonde dans le vagin croyant la faire pénétrer dans l'urètre, et que l'erreur n'a été reconnue qu'après des tentatives inutiles et douloureuses. Dans certaines femmes, les lacunes muqueuses situées sur les côtés du méat urinaire sont si béantes, qu'il peut aussi arriver qu'on porte la sonde dans l'une de ces lacunes dont l'ouverture semble être celle de l'urètre, et qu'on s'efforce d'y enfoncer l'instrument ; mais l'impossibilité de le faire pénétrer, et les douleurs qu'il cause font bientôt connaître qu'il n'est point dans la voie urinaire.

Quand on sonde une femme pour une rétention d'urine, après avoir vidé la vessie complètement, il est rarement nécessaire de laisser la la sonde à demeure dans ce viscère. La présence de cet instrument est si incommode, que lors-même qu'il est impossible d'enlever sur le champ la cause de la rétention d'urine, il vaut mieux le retirer et le réintroduire toutes les fois que la vessie sera remplie d'urine ou que la malade aura besoin d'uriner, surtout si cette introduction n'est ni douloureuse, ni difficile.

Quelquefois alors elle peut être faite par la malade elle-même, par son mari, par sa femme de chambre ou par une garde-malade. Lorsqu'on ne peut épargner à la malade la gêne de porter la sonde à demeure dans la vessie, on doit employer une sonde de gomme élastique et l'assujettir en attachant les cordons aux sous-cuisses d'un bandage en T double.

De la Ponction de la Vessie.

Lorsqu'il est absolument impossible d'introduire une sonde dans la vessie pour évacuer l'urine dont elle est remplie, il faut y faire une ponction afin de la vider, de faire cesser par l'évacuation prompte de ce liquide, les accidens très-graves de l'ischurie, et prévenir la gangrène et la rupture de la vessie. Cette opération peut être pratiquée en trois endroits différens ; au-dessus du pubis, au périnée et au rectum.

— La possibilité de percer la vessie au-dessus du pubis, sans intéresser le péritoine, et par conséquent sans exposer le malade à un épanchement d'urine dans l'abdomen, est fondée sur la disposition anatomique des parties. On sait que le péritoine ne couvre point la face antérieure de la vessie, et que, arrivé au sommet de cet organe, il descend sur sa face postérieure, de sorte qu'en s'élevant au-dessus des pubis, ce viscère pousse le péritoine devant lui, et que sa face antérieure est appliquée immédiatement et sans l'interposition du péritoine contre les muscles droits et transverses de l'abdomen.

Méry est un des premiers qui ait pratiqué la ponction de la vessie au-dessus des os pubis. Il dit (1) qu'un homme âgé de 60 ans , et qui ne pouvait uriner depuis vingt-quatre heures , vint à l'Hôtel-Dieu de Paris au mois d'août 1701. On tenta plusieurs fois de le sonder sans en pouvoir venir à bout. On le fit saigner ; il prit des émulsions. Ces remèdes ayant été inutiles, Méry fit au-dessus des os pubis , à côté de la partie externe et inférieure du muscle droit, une ponction au corps de la vessie avec un trois-quarts portant avec lui sa canule. Il sortit au moins trois chopines d'urine qui parut d'abord mêlée de pus et de glaires. On ne laissa la canule dans la vessie que jusqu'au lendemain , parce qu'étant d'acier , on craignit que les parties piquées en souffrissent. Ce jour-là se passa sans urine , ce qui engagea sur le soir à répéter la ponction par le même endroit , en prenant la précaution de porter dans la vessie un trois-quarts garni d'une canule d'argent. Cette canule fut laissée pendant deux jours dans la vessie , à la fin desquels l'urine commença à couler peu-à-peu par la verge, ce qui engagea à retirer la canule. Le premier jour qui suivit la ponction, la canule fut laissée ouverte pour laisser écouler l'urine librement , et par ce moyen donner occasion à la vessie de se rétablir ; le second et le troisième jours, la canule fut fermée, et l'on se contenta de l'ouvrir pendant ces deux jours, de huit heures en huit heures , afin de remettre les fibres

____

(1) Mém. de l'Académie des Sciences, ann. 1701 . p. 290, Obs. VI.

9.   10

charnues en état de se contracter pour chasser l'urine par l'urètre ou par la canule. Le malade passa la nuit du trois au quatre fort tranquillement, et le lendemain matin, il rendit par l'urètre environ deux pintes d'urine. Le dix, il fut parfaitement guéri de sa ponction sur laquelle on n'appliqua d'abord qu'une compresse trempée dans du vin rouge et ensuite un emplâtre de minium.

Méry ajoute que, quoiqu'il ait fait la ponction à côté de la partie inférieure du muscle droit pour pénétrer dans la cavité de la vessie et éviter l'artère et la veine épigastriques qui rampent sur la face postérieure de ce muscle, il croit cependant qu'elle peut se faire, sans courir aucun risque, immédiatement au-dessus de la symphyse des os pubis, entre les muscles pyramidaux, ce qu'il a éprouvé depuis avec un heureux succès.

Tous les praticiens conviennent en effet que cette opération doit être faite à la ligne blanche, environ un pouce au-dessus de la symphyse des os pubis. On s'est d'abord servi, pour la pratiquer, d'un trois-quarts droit, et sans doute le même dont on fait usage dans l'hydropisie ascite. Les inconvéniens de ce procédé ont dû s'offrir à ceux qui l'ont employé. Si le trois-quarts est court, la vessie en revenant sur elle-même à mesure qu'elle se vide, peut l'abandonner et l'urine s'infiltrer dans le tissu cellulaire du bassin ; ou si cette infiltration n'a pas lieu, la vessie se remplit de nouveau et une seconde ponction devient nécessaire. Si le trois-quarts est long, la canule va blesser la paroi postérieure de la vessie. Elle y cause une inflammation suivie d'une escarre gangréneuse, dont la chute permet à l'urine de tomber dans le ventre, ou de passer dans le rectum, comme Sharp (1) l'a observé sur un malade qui ne rendait plus d'urine par la canule et qui mourut d'une espèce de diarrhée. Quelque précaution que l'on prenne pour enfoncer le trois-quarts obliquement de haut en bas, afin que la canule soit en quelque sorte parallèle à l'axe de la vessie, on ne peut guère empêcher que l'un ou l'autre de ces évènemens n'ait lieu.

Pour les prévenir, il ne fallait que substituer au trois-quarts ordinaire, un trois-quarts courbe dont la canule se portât naturellement dans la direction qui convient. C'est ce qu'a fait le frère Côme, auteur du lithotome caché. On avait bien imaginé un trois-quarts de cette forme avant lui; mais cet instrument était très-défectueux, en ce que la mêche ou poinçon triangulaire ne pouvait se retirer qu'avec la tige qui était creuse et tenait lieu de canule pour l'évacuation de l'urine. Outre que la cavité de cette tige n'avait pas assez de diamètre pour la sortie de l'urine, surtout lorsque ce liquide était glaireux ou bourbeux, la présence continuelle du poinçon dans la vessie, lorsqu'elle était affaissée par l'évacuation de l'urine, blessait la paroi opposée de cet organe et rendait l'usage de cet instrument très-dangereux. Celui de frère Côme n'a aucun de ces inconvéniens et sa construction le rend très-propre à remplir l'objet qu'on se propose en l'employant. Le poinçon de ce trois-quarts, long de quatre pouces environ, est monté sur un manche de bois taillé à pans. Sa courbure est une portion d'un cercle de sept pouces

---

(1) Recherches critiques sur la Chirurgie, traduites de l'Anglais par Jault, D.-M., p. 158.

de diamètre : elle doit être fort exacte afin que
le poinçon puisse sortir aisément de sa canule.
Sur la convexité et tout le long de la courbure de
la tige règne une petite cannelure, depuis la base
de la pyramide jusque dans l'épaisseur de la virole du manche échancrée à cet effet. La canule d'argent dans laquelle est logée la tige présente à son extrémité, du côté convexe, un petit trou rond qui correspond à l'extrémité de la
cannelure de la tige, afin que l'urine puisse couler le long du manche, lorsque l'instrument est
dans la vessie, et annoncer qu'il y est parvenu.
L'extrémité opposée, ou le pavillon de la canule,
est garni d'une plaque qui présente de chaque
côté une expansion ou espèce d'oreilles percées
pour y passer de petits rubans de fil, afin de
retenir la canule en place après l'opération. Cette
plaque est inclinée de manière à s'appliquer exac·
tement sur le ventre.

Mais afin de fixer la canule d'une manière aussi
solide qu'invariable, frère Côme a imaginé une
espèce de platine très-ingénieuse. Cette platine est composée de deux plaques jumelles,
minces, dont l'une, qu'on peut appeler la pièce
femelle, est terminée à chaque bout par deux
charnons plats et ronds qui laissent entre eux
un petit interstice pour recevoir les deux extrémités de la plaque mâle, qui n'ont chacune
qu'un charnon conforme à cet interstice.

Ces deux plaques sont jointes ensemble par
un axe rivé, qui traverse les trois charnons et
constitue une charnière plate. A l'autre extrémité de la platine, opposée à la charnière, le
charnon de la pièce mâle s'engage de même entre
les deux charnons de la pièce femelle; mais il
n'y est fixé que par une vis de pression établie

sur le charnon supérieur de la plaque femelle.
Le charnon qui porte la vis de pression est un
peu convexe pour donner plus de profondeur
au trou qui doit être taraudé, et le charnon de
la pièce mâle doit avoir dans son milieu une
légère dépression correspondant à l'extrémité de
cette vis. Par cette construction, la platine peut
s'ouvrir et se fermer à-peu-près comme un pied-
de-roi.

Les deux plaques jumelles de la platine sont
échancrées en forme de croissant, dans le milieu
de leur longueur, intérieurement, vis-à-vis l'une
de l'autre pour former par leur réunion, quand
la platine est fermée, un trou rond qui entoure
la canule du trois-quarts.

Derrière et vis-à-vis chaque échancrure est
élevée sur chaque plaque une espèce de pont
plat, dont les ouvertures en forme de mortaise
sont destinées à recevoir les deux oreilles latérales
de la canule, pour que cette canule ne puisse
ni vaciller, ni tourner, ni changer de direction
dans la vessie.

Sur la plaque femelle s'élèvent deux crampons
le long du bord intérieur, formant de chaque
côté de l'échancrure une boucle pour y passer
des rubans de fil qui servent à attacher la platine au corps du malade. Il faut observer que
cette plaque est en conséquence un peu plus
large que la plaque mâle, pour que ces boucles
correspondent au milieu de la platine, et, pour
la même raison, que l'échancrure de cette
plaque est plus profonde et forme environ les
deux tiers du trou commun entre ces deux plaques jumelles pour le passage de la canule par le
milieu de la platine.

Quelle que soit la forme du trois-quarts dont

on se serve pour la ponction de la vessie au-dessus du pubis, voici la manière de faire cette opération. Le malade doit être couché sur le côté droit de son lit, la tête et la poitrine un peu élevées et les cuisses légèrement fléchies. Le Chirurgien placé du même côté, appuie l'indicateur et le pouce de la main gauche sur les côtés du lieu qu'il va percer, pour tendre la peau et faciliter l'entrée de l'instrument. Ensuite, après avoir trempé le trois-quarts dans l'huile, ou l'avoir enduit de beurre frais, il le prend de la main droite, ayant soin s'il est courbe, que sa concavité soit tournée du côté du pubis; il le plonge perpendiculairement à l'axe du corps, au bas et au milieu de la ligne blanche, un pouce et demi environ au-dessus de la symphise des pubis, jusque dans la vessie. Il juge que l'instrument est parvenu dans ce viscère par le défaut de résistance et par la sortie de quelques gouttes d'urine le long de la cannelure du poinçon. Alors il saisit le pavillon de la canule avec le pouce et le doigt indicateur de la main gauche et il retire le poinçon de la main droite, pour permettre à la vessie de se vider ; après quoi il bouche la canule avec un bouchon de liège, et il la fixe autour du corps avec deux rubans engagés dans les ouvertures de son pavillon. Si l'on se sert de la platine du frère Côme, on l'applique de la manière suivante : on la place ouverte à plat sur l'hypogastre, la charnière du côté du pubis, de sorte que le pavillon de la canule se trouve compris dans le milieu de l'ouverture de l'angle que forment alors entre elles les deux plaques de la platine. Ensuite on ferme celle-ci en engageant en même temps les oreilles du pavillon de la canule dans les mortaises destinées à les recevoir ; le collet de la canule se trouve en même temps saisi par les deux échancrures qui forment par leur réunion le trou commun aux deux plaques jumelles qui composent la platine, et en serrant la vis de pression la plaque se trouve solidement appliquée à la canule. Il ne s'agit plus que de fixer cette platine déja retenue par la canule sur l'hypogastre, eu passant des rubans de fil par ses boucles, autour du corps du malade, en les serrant médiocrement et les arrêtant par des nœuds à rosette.

On laisse la canule dans la vessie jusqu'à ce que le cours naturel de l'urine soit rétabli, ou jusqu'à ce qu'on puisse introduire une sonde dans ce viscère par l'urètre. On la débouche d'heure en heure pour laisser couler l'urine dont on facilite la sortie en faisant coucher le malade sur l'un ou l'autre côté. La présence de la canule détermine l'inflammation des parties qu'elle traverse, et cette inflammation est suivie de l'adhérence de ces parties entre elles. Ainsi, la paroi antérieure de la vessie s'unit à la paroi abdominale, et les parties qui forment cette paroi se lient étroitement entre elles. Il résulte de là que le trajet que parcourt la canule devient en quelque sorte fistuleux, et qu'au bout de six à huit jours, on peut sans inconvénient ôter cette canule pour la nettoyer et la replacer ensuite aisément par cette ouverture. On a vu des malades porter sans accident une canule au-dessus du pubis pendant six semaines ou deux mois; on l'ôtait et on la remettait de temps en temps sans difficulté, en la graissant avec un peu d'huile ou avec du beurre Mais lorsqu'on est obligé de laisser la canule aussi long-temps dans la vessie, il vaut mieux lui substituer une sonde de gomme élastique. dont la présence est moins gênante que celle d'une canule d'argent et dont l'introduction est plus facile. J'ai vu deux malades dont l'un a porté, sans accident, une sonde de gomme élastique au-dessus du pubis pendant trois mois, et l'autre pendant cinq mois. Le premier était un homme de soixante-huit ans. A la suite d'un dîner qui avait duré long-temps, il fut attaqué d'une rétention d'urine par paralysie de la vessie. Deux Chirurgiens appelés à son secours ne purent le sonder : la vessie étant excessivement distendue et les accidens de l'ischurie très-intenses, ils lui pratiquèrent la ponction au-dessus du pubis. Le cours de l'urine par les voies naturelles ne se rétablissant point, et de nouvelles tentatives de cathétérisme n'ayant pas été plus heureuses que les premières, au bout de douze jours on retira la canule d'argent et on la remplaça par une sonde de gomme élastique. Il y avait trois mois que le malade portait cette sonde, que l'on changeait tous les douze ou quinze jours, lorsque je fus appelé auprès de lui à la Ferté-Milon, où il résidait. Je le sondai, d'abord avec une sonde d'argent, ensuite avec une sonde de gomme élastique que je laissai dans la vessie. Dès ce moment l'urine passa entièrement par cette sonde, et il n'en sortit plus par celle qui était à l'hypogastre : celle-ci devenant inutile, je la retirai le lendemain. L'ouverture qui lui donnait passage, fut entièrement cicatrisée au bout de deux jours. La vessie de ce malade n'a point recouvré sa contractilité, et il a été obligé de faire constamment usage de la sonde de gomme élastique pendant le reste de sa vie.

Le second malade était un homme de soixante dix-huit ans. La rétention d'urine pour laquelle, n'ayant pu le sonder, on lui fit la ponction au-dessus du pubis, dépendait tout à-la-fois de la paralysie de la vessie et du rétrécissement de l'urètre. Quinze jours après la ponction, on substitua à la canule d'argent une sonde de gomme élastique. Toutes les tentatives qu'on fit ensuite pour introduire une sonde dans la vessie par l'urètre ayant été inutiles, on pensa que le malade garderait une sonde à l'hypogastre le reste de sa vie. Cependant au bout de cinq mois, ce malade qui demeurait à Douai, fit le voyage de Paris et se confia à mes soins. Je parvins, non sans peine, à le sonder, en surmontant les obstacles qui se trouvaient dans l'urètre, avec une sonde d'argent conique que je laissai dans la vessie. Au bout de vingt-quatre heures je la remplaçai par une sonde de gomme élastique, et je retirai celle de l'hypogastre. L'ouverture qui donnait passage à celle-ci ne tarda pas à se fermer ; mais la vessie ne recouvra pas la faculté de se contracter et le malade resta assujetti à l'usage habituel de la sonde.

La ponction de la vessie au-dessus du pubis présente de grands avantages. Le peu d'épaisseur des parties à traverser rend cette opération prompte et peu douloureuse : d'ailleurs il n'y a dans l'endroit où l'on enfonce le trois-quarts ni nerfs, ni vaisseaux dont la lésion soit dangereuse. On est toujours sûr de pénétrer dans la vessie, quel que soit l'embonpoint du malade, si l'on a soin de se servir d'un trois-quarts dont la longueur soit proportionnée à l'épaisseur des parties qu'il doit traverser pour arriver à la vessie. Cependant, si l'embonpoint était énorme, comme dans un cas rapporté par Frank et dont nous parlerons plus bas, il conviendrait de faire une incision à la peau et au pannicule graisseux, et de plonger le trois-quarts dans la vessie au milieu de l'incision. Dans cette opération, on n'a pas à craindre de pénétrer dans la cavité du bas-ventre, parce que, comme nous l'avons dit précédemment, la vessie distendue et appliquée immédiatement sur les muscles droits et transverses, refoule en haut et en arrière le péritoine sous lequel elle se développe, et éloigne ainsi de plus en plus de la cavité de l'abdomen, l'endroit de la face antérieure où le trois-quarts doit être plongé. Ajoutez à cela que la ponction au-dessus du pubis est applicable à tous les cas de rétention d'urine, et qu'elle n'expose pas à aggraver la maladie qui la rend nécessaire, parce qu'elle se fait dans un endroit qui est éloigné du col de la vessie où siége souvent la cause de la rétention d'urine. On a opposé à tous ces avantages de la ponction au-dessus du pubis les inconvéniens suivans : 1.° elle se pratique dans un lieu de la vessie qui n'est pas le plus déclive, de sorte que ce viscère ne se vide pas complètement; 2.° si la maladie exige que la canule séjourne pendant quelque temps dans la vessie, le trajet qu'elle parcourt s'élargit, et l'urine a beaucoup de facilité à s'infiltrer dans le tissu cellulaire du voisinage; 3.° si le trois-quarts est court, la vessie s'affaissant ou se resserrant sur elle-même, quitte peu-à-peu la canule qui devient inutile, et il faut réitérer la ponction : si le trois-quarts est long, sa canule va blesser la paroi postérieure de la vessie; elle y cause une inflammation suivie d'une escarre gangréneuse dont la chute permet à l'urine de tomber dans le ventre ou de passer dans le rectum. Mais de ces inconvéniens, le premier est sans conséquence, parce que, en supposant qu'on ne vide pas complètement la vessie, même en faisant incliner le malade sur le côté ou sur le ventre, on fait toujours sortir une assez grande quantité d'urine pour soulager le malade, faire cesser les accidens de la rétention et prévenir l'inflammation gangréneuse de la vessie. Le second inconvénient est rendu impossible par les adhérences que l'inflammation détermine bientôt entre la vessie et la paroi abdominale. Quant au troisième, on le prévient sûrement en se servant d'un trois-quarts courbe, d'une longueur proportionnée à l'épaisseur des parties qu'il doit traverser pour arriver à la vessie, en l'enfonçant profondément dans ce viscère, et en le remplaçant au bout de quelques jours par une sonde de gomme élastique.

— La ponction de la vessie par le périnée se pratique avec un trois-quarts droit, long de sept à huit pouces. Le malade couché horizontalement, les jambes et les cuisses fléchies, est fixé par des aides comme dans l'opération de la taille. Un aide comprime légèrement la vessie à la région hypogastrique avec une main, et relève les bourses avec l'autre main. Le Chirurgien, placé entre les cuisses du malade, applique le doigt indicateur de la main gauche sur le côté du raphé, entre l'urètre et la branche de l'ischion, à trois ou quatre lignes au-devant de l'anus, pour tendre le périnée et diriger plus sûrement la pointe du trois-quarts; ou bien il met ce doigt dans le rectum pour éloigner cet intestin autant que possible du lieu où se fait la ponction. Il prend le trois-quarts de la main droite et en porte la pointe sur le milieu d'une ligne qui, partant de la tubérosité de l'ischion, se terminerait au raphé, deux lignes au-devant de la marge de l'anus. Il enfonce d'abord l'instrument parallèlement à l'axe du corps; il en dirige ensuite un peu la pointe en dedans pour percer la partie du bas-fond de la vessie comprise entre la base de la prostate et l'insertion de l'uretère. La sortie de quelques gouttes d'urine qui s'échappent le long de la canule du trois-quarts et le défaut de résistance indiquent qu'il est entré dans la vessie. Alors, sans l'enfoncer plus avant, on retire le poinçon pendant qu'on tient la canule de la main gauche. L'urine s'écoule, et lorsque la vessie est complètement vidée, on bouche la canule et on la fixe aux sous-cuisses d'un bandage en double T. Les parties que le trois-quarts traverse dans cette opération sont la peau, beaucoup de tissu cellulaire graisseux, le muscle releveur de l'anus et le bas-fond de la vessie, près de son col.

La ponction de la vessie par le périnée serait peut-être plus sûre, si l'on faisait d'abord une incision profonde à cette partie, comme dans la taille latérale, et si on ne plongeait le trois-quarts dans la vessie qu'après s'être bien assuré de sa situation et avoir bien reconnu la fluctuation qu'elle présente, au moyen du doigt indicateur porté dans l'incision. Cette incision préliminaire procurerait un dégorgement sanguin et ensuite purulent, qui pourrait être salutaire pour l'affection qui a déterminé la rétention d'urine. Elle préviendrait aussi l'effet de l'infiltration de ce liquide, en lui livrant passage à mesure qu'il sortirait de la vessie.

Cette ponction étant pratiquée dans l'endroit le plus déclive de la vessie, a l'avantage de vider complètement ce viscère ; mais cet avantage est contre-balancé par de graves et nombreux inconvéniens : 1.° elle exige une main beaucoup plus exercée que pour les deux autres espèces de ponction ; 2.° on peut ouvrir les vaisseaux du périnée et blesser les nerfs qui les accompagnent ; 3.° si le trois-quarts n'est pas enfoncé dans la direction convenable, on peut manquer son but ou ne l'atteindre qu'en traversant des parties dont la blessure peut donner lieu à des accidens graves : sa pointe, dirigée en-dehors, peut glisser au côté externe de la vessie, comme Foubert, qui devait être très-exercé à cette opération, dit que cela lui est arrivé deux ou trois fois ; poussée en-devant, elle peut passer entre ce viscère et le pubis ; trop inclinée en-dedans traverser la prostate ; portée en arrière, blesser le conduits déférens, le rectum, la fin des urètères, les vésicules séminales ; 4.° tant que la canule reste en place, le malade ne peut marcher ni rester assis ; il est obligé de garder le lit. Ces inconvéniens ont fait abandonner cette opération, qui d'ailleurs peut être contre-indiquée par des tumeurs ou d'autres affections très-fréquentes dans cet endroit à la suite de la rétention d'urine.

— La possibilité de faire la ponction de la vessie par le rectum sans intéresser le péritoine est fondée sur le rapport de ces parties entre elles. On sait que le péritoine arrivé à la partie inférieure de la face postérieure de la vessie se réfléchit de devant en arrière sur la partie antérieure du rectum, et qu'au-dessous du repli de cette membrane, cet intestin est appliqué immédiatement contre le bas-fond de la vessie.

A la vérité les vésicules séminales et les conduits déférens sont interposés entre ces organes ; mais comme leur direction est oblique de derrière en-devant, et de dehors en-dedans, il reste entre le conduit déférent et la vésicule séminale d'un côté, et les mêmes parties du côté opposé, un intervalle dans lequel la vessie et le rectum se touchent immédiatement ; or, c'est dans cet endroit que le trois-quarts doit être plongé dans l'opération dont il s'agit. Nous devons cette ponction à Flurant de Lyon. Ce Chirurgien ayant remarqué en portant le doigt dans le rectum, que dans l'ischurie le bas-fond de la vessie forme une tumeur bien sensible qui comprime cet intestin jusqu'au point de s'opposer à l'évacuation des matières stercorales, imagina de percer avec un trois-quarts le rectum et la vessie pour donner issue à l'urine. Cette opération a été exécutée plusieurs fois avec succès par l'auteur lui-même et par plusieurs autres Chirurgiens. On la pratique avec un trois-quarts courbe, semblable à celui dont on se sert pour la ponction au-dessus du pubis, exepté que sa courbure est un peu plus grande. La canule et la tige doivent avoir cinq pouces de longueur. Le bec de cuiller que forme le pavillon de la canule est destiné à conduire l'urine vers le vase où l'on se propose de la recevoir ; il doit être placé du côté de la convexité de la canule et percé de deux trous dans lesquels on passe les rubans qui servent à la fixer. Voici la manière dont on se sert de cet instrument.

Le malade couché en travers sur le bord de son lit, les cuisses et les jambes fléchies, écartées et soutenues par deux aides dont l'un tient les bourses relevées, on introduit le doigt indi-

cateur de la main gauche graissé d'huile dans
le rectum, le plus avant qu'il est possible, au
delà de la prostate et jusqu'à ce qu'on touche
bien distinctement la tumeur formée par la vessie. On prend alors de la main droite le trois-
quarts également frotté d'huile, et dont on a
assez retiré le poinçon pour que sa pointe soit
entièrement cachée dans la canule, et ne puisse
blesser ni le rectum, ni le doigt du Chirurgien.
On porte le trois-quarts le long du doigt index
qui sert de conducteur et sur lequel appuie la
convexité de l'instrument. Lorsque l'extrémité
de la canule est parvenue au-delà du bout du
doigt, et qu'elle touche la paroi antérieure du
rectum, on pousse le manche du trois-quarts
pour en faire avancer la pointe, et faire entrer
la tige et la canule tout ensemble dans la vessie
de la longueur d'un pouce, au-dessus de la
prostate et entre les vésicules séminales. On ôte
alors le doigt indicateur de la main gauche de
dedans l'anus, et saisissant la canule avec ce
doigt et le pouce, on retire le poinçon du trois-
quarts avec la main droite. L'urine s'écoule aussitôt par la canule qu'il faut soutenir pendant
cette évacuation, et fixer ensuite avec des rubans de fil passés dans les ouvertures de son
pavillon, et attachés en devant et en arrière
à une ceinture placée autour du corps. Pour
affermir encore davantage la canule, on ajoute
des compresses et un bandage en T double.
Comme le malade est obligé de rester au lit,
on peut se dispenser de boucher la canule,
parce qu'il est facile de placer sous les fesses un
vase qui reçoive l'urine à mesure qu'elle s'é-
chappe de la vessie. Mais si le malade est incommodé par l'écoulement continuel de ce li-

quide, on doit boucher la canule avec un fausset, que l'on ôte chaque fois que le besoin
d'uriner se fait sentir. Lorsque le malade a besoin d'aller à la garde-robe, on ôte le bandage,
on relève un peu la canule et on la soutient pendant la sortie des matières stercorales. Quand
les urines ont repris leur cours naturel, on retire la canule, et alors l'ouverture qui lui donnait passage à travers le rectum et la vessie ne
tarde pas à se fermer.

Cette opération est peu douloureuse et facile
à exécuter; mais on n'est sûr de pénétrer dans
la vessie qu'autant que son bas-fond forme une
tumeur que l'on peut sentir avec le doigt porté
dans le rectum. Quand on ne sent point cette
tumeur, soit parce que la prostate est extrèmement volumineuse, ou parce que la vessie excessivement distendue s'élève beaucoup au-dessus du bassin, si l'on pratiquait cette ponction,
on ne serait pas toujours certain d'atteindre la
vessie, comme le prouve le fait suivant rapporté
par Frank (1) : Un avocat âgé d'environ quarante ans, d'un embonpoint si considérable
qu'il pesait après sa mort quatre cents livres,
sujet au flux hémorroïdal, ayant fait un voyage
en voiture par un chemin pierreux, fut pris
d'une rétention d'urine complète. Il éprouvait
une douleur dans les lombes, avec tension à
l'hypogastre, fièvre continue, pouls plein et vi-
brant. On avait pratiqué deux saignées, admi-
nistré des clystères, employé des onguens, des
cataplasmes, des bains, dans l'espace de trois
jours : tout avait été inutile. Frank fut appelé
en consultation. Les envies d'uriner étaient vio-

(1) *De Cur. Hom. Morb.*, *lib.* V., p. 11.

lentes, accompagnées de douleurs très-vives ; le ventre était tendu et si volumineux qu'il descendait plus bas que les genoux ; le malade était tourmenté par une fièvre intense, des nausées, des vomituritions, de la douleur avec tension. Frank n'hésita pas à reconnaître l'inflammation du col de la vessie. Il proposa de réitérer la saignée et de pratiquer sans retard la ponction au-dessus du pubis (il est probable qu'on avait tenté inutilement d'introduire une sonde dans la vessie). Le Chirurgien ordinaire et deux autres personnes expérimentées crurent que l'épaisseur des parois abdominales ne permettrait pas au trois-quarts d'atteindre la vessie : ils regardèrent l'opération comme plus sûre par le rectum. Frank leur observa amicalement que la vessie étant très-élevée au-dessus du bassin, serait inaccessible à l'instrument par le rectum, comme par le périnée ; que si l'épaisseur du pannicule graisseux faisait craindre que l'instrument ne fût pas assez long, les muscles devaient être très-minces, et qu'enfin on pourrait faire une incision profonde avec le bistouri pour diminuer le trajet que le trois-quarts avait à parcourir. Les consultans ne furent pas de son avis. Un Chirurgien très-habile introduisit dans le rectum un trois-quarts légèrement courbe, long de six pouces, et le dirigea contre la vessie. Une première, une seconde ponctions ne firent pas couler une goutte d'urine. On abandonna l'opération, la regardant comme impraticable à cause de l'obésité du sujet. Le malade mourut deux jours après. Frank procéda à l'ouverture du corps en présence du Chirurgien ordinaire. Il incisa la peau au-dessus du pubis et le pannicule graisseux, qui avait quatre pouces et demi d'épaisseur; il plongea le trois-quarts dans la vessie au milieu de l'incision. L'urine sortit en grande quantité par la canule. A l'ouverture du bas-ventre on trouva la vessie très-élevée au-dessus du bassin ; elle contenait une grande quantité de graviers; son col était bouché par une tumeur du volume d'une noisette et tendant à la suppuration. L'urètre avait été perforé dans les tentatives qu'on avait faites par le rectum. Le rein gauche contenait neuf calculs assez gros.

Quelque ingénieuse que soit l'opération de Flurant, la ponction de la vessie au-dessus du pubis méritera toujours la préférence , et l'aura sans doute , parce qu'elle est plus simple, plus facile à exécuter, plus sûre et moins incommode pour le malade. Au reste, c'est au Chirurgien à se déterminer d'après les circonstances particulières pour tel ou tel procédé. Quel que soit celui que l'on emploie, aucun n'est dangereux. Le danger n'est point dans l'opération, mais dans la timidité ou dans la fausse espérance du Chirurgien, qui croit toujours venir à bout de franchir l'obstacle par lequel la sonde est arrêtée et le cours de l'urine empêché. En différant d'opérer, on perd un temps précieux , et lorsqu'enfin on se détermine à faire la ponction, l'on n'en retire pas tout le succès qu'on doit narellement en attendre. On ne saurait donc en venir trop tôt à cette opération dès que l'impossibilité de vider la vessie par l'introduction de la sonde est bien reconnue, et que l'intensité des accidens peut faire craindre pour la vie du malade.

Avant qu'on eût imaginé de faire la ponction de la vessie avec un trois-quarts, on remédiait aux accidens de la rétention d'urine, lorsque le cathétérisme était impossible, en faisant parallèlement au raphé, une incision à l'urètre et quelquefois à ce canal et au col de la vessie. Cette opération, à laquelle les Chirurgiens français ont donné le nom de boutonnière, étant complètement tombée en désuétude, il serait inutile d'exposer les différentes manières de la pratiquer. Les progrès de la chirurgie dans le traitement des maladies des voies urinaires et l'invention des sondes de gomme élastique ont rejeté dans l'oubli plusieurs procédés fort employés autrefois, et l'opération de la boutonnière est de ce nombre.

Chez les femmes, la ponction de la vessie peut être pratiquée au-dessus du pubis ou par le vagin. Dans l'un et l'autre cas, on se sert d'un trois-quarts courbe, et l'opération s'exécute de la même manière que chez les hommes. Mais on est rarement obligé d'y avoir recours; aussi n'en trouve-t-on que très-peu d'exemples dans les observateurs.

Après avoir traité de la rétention d'urine en général, il convient de la considérer suivant les causes qui la produisent. Ces causes sont très-nombreuses, comme on l'a vu, et si nous voulions examiner toutes les espèces de rétentions d'urine qui en sont l'effet, nous serions forcés d'entrer dans des détails aussi longs qu'inutiles, eu égard à la ressemblance que la plupart de ces maladies ont entre elles. Nous nous bornerons donc à celles qui arrivent le plus fréquemment et auxquelles les autres peuvent se rapporter. Telles sont les rétentions d'urine qui dépendent de la paralysie de la vessie, de l'inflammation de son col, de la tuméfaction de la prostate, et du rétrécissement de l'urètre.

De la *Rétention d'urine* causée par la *Paralysie de la Vessie*.

La vessie se débarrasse de l'urine qui la remplit, par la contraction de ses fibres musculaires, aidée dans quelques circonstances de celle du diaphragme et des muscles abdominaux : mais l'action de ces muscles n'est pas absolument nécessaire pour l'excrétion de l'urine ; la contraction de la vessie suffit seule pour cela, comme on le voit sur les animaux vivans dont ce viscère expulse l'urine quoiqu'on ait coupé en travers la paroi abdominale. Très-grande dans les jeunes gens et les adultes, la contractilité de la vessie diminue avec l'âge, et s'éteint quelquefois chez les vieillards. La diminution de cette force contractile, soit qu'elle dépende des progrès de l'âge ou d'une cause accidentelle, se nomme faiblesse, atonie de la vessie : l'impuissance ou la perte absolue de la contractilité de la vessie est appelée paralysie. Dans l'atonie, la vessie chasse lentement l'urine et se vide incomplètement, de sorte qu'après avoir uriné, le malade en conserve encore le besoin, et est obligé de se présenter souvent pour le satisfaire. Dans la paralysie, la vessie cessant d'agir, l'urine est retenue dans sa cavité, et sa rétention, sans autre obstacle à sa sortie que la résistance naturelle du col de cet organe et de l'urètre, constate la réalité de la paralysie.

Cette paralysie, commune chez les personnes avancées en âge, peut survenir à toutes les époques de la vie, à la suite d'une affection du cerveau, d'une commotion, d'une distension violente ou de la compression de la moëlle de l'épine; de l'alongement forcé des fibres de la vessie, de l'inflammation de ce viscère ; d'une métastase rhumatismale, goutteuse, dartreuse, psorique ou autre sur ses parois ; mais ses causes les plus ordinaires sont la débauche et la vieillesse.

Les personnes frappées d'apoplexie et d'hémiplégie ont quelquefois les gros intestins et la vessie paralysés en même temps ; elles ne rendent ni excrémens, ni urine ; si elles survivent, l'urine commence à couler en petite quantité vers le quatrième ou le cinquième jour de l'accident ; les linges, les draps en sont imbibés ; on remarque même qu'elle sort de l'urètre, en remuant le corps du malade, ou en lui comprimant le ventre. Ce léger écoulement d'urine en impose quelquefois aux personnes sans expérience, et les porte à croire que la vessie est vide, pendant qu'elle contient une grande quantité d'urine qui n'en sort alors que par regorgement. On trouve dans les auteurs un grand nombre d'exemples de cette méprise. On l'évitera facilement en palpant la région hypogastrique où la vessie distendue forme une tumeur dans laquelle on sent quelquefois l'ondulation d'un liquide, et surtout en introduisant une sonde dans la vessie. La commotion du cerveau, sa compression par des esquilles enfoncées, par du sang ou du pus épanché dans le crâne à l'occasion de coups violens à la tête, ne sont presque jamais suivies de la paralysie de la vessie ; et si cette paralysie a été observée quelquefois dans des sujets tombés de haut, dont le crâne avait souffert une forte percussion, et qui avaient des contusions en différentes parties du corps, il est infiniment probable qu'alors elle n'était point l'effet de l'affection du cerveau, mais bien de la commotion, de la compression de la moëlle de l'épine, ou de la lésion des nerfs du bassin.

La commotion, la distension, la compression de la moëlle épinière par l'effet des chutes sur le dos, sur les lombes ou sur le bassin, occasionnent souvent la paralysie des membres inférieurs et celle de la vessie et du rectum. La rétention d'urine qui en résulte présente les mêmes phénomènes et les mêmes indications que celle qui est produite par les autres causes de la paralysie de la vessie.

La distension forcée et prolongée des fibres musculeuses de la vessie en amène quelquefois la paralysie. Cette distension a lieu dans deux circonstances différentes : 1.° chez les personnes qui, par honte, par paresse, par distraction ou par tout autre motif, négligent de satisfaire le besoin d'uriner ; 2.° chez celles qui se trouvent pendant quelque temps, par un embarras passager du col de la vessie ou de l'urètre, dans l'impossibilité de remplir cette fonction. Dans l'une et l'autre circonstances, l'urine n'étant pas expulsée et s'accumulant dans la vessie, les fibres musculaires de ce viscère sont alongées, distendues, s'affaiblissent, et perdent leur contractilité. La vessie, quoique saine d'ailleurs, ne peut plus se contracter avec assez de force pour revenir entièrement sur elle-même et pour expulser l'urine qu'elle contient. Si l'on diffère trop à donner issue à ce liquide, la vessie se paralyse ; ce qui suffit pour renouveler l'ischurie après la destruction de la cause primitive : l'effet de la première rétention devient donc à son tour cause des rétentions suivantes. Mais cela n'a lieu que dans le cas où la distension de la vessie a été excessive et très-prolongée ; car lorsque

cette distension n'a duré que très-peu de temps,
il suffit de débarrasser ce viscère de l'urine qui le
remplit et qu'il ne peut chasser, pour qu'il recouvre aussitôt sa faculté contractile. Paré a observé cette espèce de rétention d'urine : » Pour
avoir, dit-il, retenu trop longuement l'urine,
au moyen de quoi la vessie estant extrèmement
pleine, l'urine ne peut sortir, à cause que le
conduit est rétresci et rendu trop anguste : joinct
que la vertu expultrice ne peut comprimer la
vessie pour jetter ce qui est contenu à raison de
la grande dilatation d'icelle, et de la douleur
qui débilite et abbat incontinent toutes les vertus
de la partie assiégée ; et partant, il se fait entière suppression d'urine. Ce qu'on a vu adve-
nir à plusieurs ; et encore naguères à un jeune
serviteur qui revenait des champs, menant en
croupe une honneste demoiselle ; et étant à cheval lui print vouloir de pisser ; toutefois n'osait
descendre, et moins encore faire son urine à
cheval. Estant arrivé en cette ville, Paris, il
voulut pisser, mais il ne put nullement ; et avait
de très-grandes douleurs et espreintes, avec une
sueur universelle, et tomba presque en syncope.
Et alors l'on m'envoya quérir : et disait-on que
c'estait une pierre qui l'engardait de pisser : et
estant arrivé lui mis une sonde dedans la vessie,
et pressai le ventre : et par ce moyen pissa une
pinte d'eau ; et n'y trouvai aucune pierre, et
depuis ne s'en est senti. (1) » L'indication que
présente cette espéce de paralysie de la vessie et
la rétention d'urine qui en résulte est d'évacuer
promptement ce liquide au moyen de la sonde.
Si on négligeait cette opération, la vessie qui

____

(1) Liv. XVII. . Chap. 5o . p. 481.

dans ce cas conserve ordinairement toute sa sensibilité, pourrait être frappée d'une inflammation mortelle. Fabrice de Hildan (1) raconte, d'après Toxotius, que Tycho-Brahé étant d'un banquet à Prague, se trouva retenu plus de temps que ses forces et son genre de vie ne le permettaient. Ce célèbre mathématicien s'efforça, par scrupule, de retenir ses urines. Après les avoir gardées long-temps, il vit un lieu propre à se débarrasser; mais il ne lui fut pas possible d'uriner. Sa vessie s'enflamma et il mourut.

Lorsque le sujet est jeune, que la vessie est saine, et que sa distension n'a pas duré long-temps, il suffit ordinairement de la débarrasser de l'urine qui la remplit pour qu'elle reprenne sa contractilité et que l'urine puisse couler ensuite sans le secours de la sonde. Dans le cas contraire, on est obligé de laisser cet instrument à demeure dans la vessie pendant quelque temps. Du reste, on se conduit comme dans tous les autres cas de paralysie de la vessie.

L'inflammation de la vessie, en même temps qu'elle augmente la sensibilité de cet organe, en affaiblit la contractilité, et le met dans l'impossibilité de se débarrasser de l'urine qui afflue sans cesse par les uretères, ensorte que les fibres charnues de la vessie, distendues par l'amas de ce liquide, s'affaiblissent de plus en plus et perdent enfin leur faculté contractile. Si cet état dure long-temps il peut faire périr le malade. Ainsi l'inflammation de la vessie cause la rétention d'urine en mettant cet organe dans l'impuissance d'agir, et la distension de ses fibres ajoute encore à cette impuissance en les privant de leur

---

(1) *De Lithot*, *lib.*, *Cap. III*, *pag.* 710.

contractilité. Ce cas exige les plus prompts secours. Il est urgent d'évacuer l'urine dont la
présence est une nouvelle cause d'irritation. Mais
l'introduction de la sonde doit se faire avec beaucoup de ménagement , et on ne doit l'enfoncer
dans la vessie qu'autant qu'il est nécessaire pour
que ses ouvertures latérales débordent seulement le col de ce viscère , afin d'éviter que le
bout ne touche ses parois dont la sensibilité est
extrème alors. Après avoir donné issue à l'urine,
on ne retirera pas sur le champ la sonde , à moins
que le malade ne puisse pas la supporter. On
combattra l'inflammation par les moyens dont
nous avons parlé en traitant de la cystite.

Il arrive assez souvent que la vessie perd la
faculté de se contracter dans le cours des fièvres
adynamiques et ataxiques, et que l'urine s'amasse
en grande quantité dans ce viscère. Autrefois on
ne songeait guère à l'ischurie dans ces fièvres ,
et souvent on rapportait sans raison au météorisme une tuméfaction du bas-ventre occasionnée
par la rétention de l'urine. Comme le liquide
coulait à l'insu du malade , et que les gardes
assuraient qu'il avait beaucoup uriné , parce
que les linges étaient mouillés , on ne s'arrêtait
pas à cette idée. Aujourd'hui ce phénomène est
bien connu , et les médecins qui traitent des malades attaqués de fièvre ataxique ou adynamique,
ne manquent jamais de s'informer si leur urine
coule continuellement et involontairement , et de
s'assurer de l'état de la vessie en palpant la région hypogastrique. Dans le temps où l'on ne re-
cevait guère à l'hôpital de la Charité que des
maladies aiguës , j'ai été appelé souvent dans
les salles de médecine pour sonder des malades
attaqués de fièvre adynamique ou ataxique chez

lesquels l'urine était retenue par la paralysie de
la vessie. Cet organe était extrêmement distendu, et formait une tumeur circonscrite depuis
le pubis jusqu'auprès de l'ombilic : la main appuyée sur cette tumeur paraissait faire souffrir
le malade. Une sonde d'un gros calibre parcou-
rait librement l'urètre, pénétrait dans la vessie
et donnait issue à une grande quantité d'urine
qui exhalait une odeur ammoniacale très-forte.
Chez quelques malades, je laissais une sonde de
gomme élastique dans la vessie ; chez d'autres
que la sonde gênait beaucoup, je réitérais le
catéthérisme trois ou quatre fois en vingt-quatre
heures. Dans tous ceux qui ne succombaient
pas à la maladie principale, à mesure que les
symptômes de la fièvre diminuaient, la vessie
reprenait sa contractilité, et ils urinaient bientôt sans le secours de la sonde. Je n'en ai vu
aucun dont la vessie n'ait pas recouvré la faculté
d'expulser l'urine.

La paralysie de la vessie est quelquefois la suite
des excès dans la masturbation et même dans
les plaisirs de l'amour. On sait que rien n'épuise
aussi promptement les forces que l'émission fréquente de la liqueur séminale, surtout quand
elle est provoquée par des attouchemens. Le
spasme qui accompagne cette émission énerve
et jette le corps à la fleur de l'âge dans toutes
les infirmités de l'âge caduc. La vessie, comme
tous les autres organes, devient moins apte
à l'exercice de ses fonctions ; elle n'a plus assez
de force pour expulser la totalité de l'urine, et
sa faiblesse cause la rétention de ce liquide.
Les adultes et les vieillards qui n'ont point été
continens, ceux qui ont exercé fréquemm-
ment le coït étant debout, sont plus sujets à

cette espèce de paralysie que les jeunes gens. L'indication est la même ici que dans tous les autres cas de paralysie de la vessie. On laisse à demeure une sonde de gomme élastique dans cet organe. Cet instrument n'a pas seulement l'avantage de donner issue à l'urine, d'exciter la contractilité de la vessie et de faciliter l'action de ses fibres musculaires : sa présence continuelle dans l'urètre a encore l'avantage d'empêcher les malades d'obéir au penchant dépravé qui cause leur malheur. Ce dernier avantage est d'autant plus grand, qu'on sait par expérience que la plupart des malades, lorsqu'ils ne sont pas retenus par cet obstacle, ne peuvent résister à la force de l'habitude. quoiqu'ils en connaissent tous les dangers : d'ailleurs, l'irritation que la sonde excite dans l'urètre, se propageant dans les conduits éjaculateurs, redonne du ton à ces conduits dont la faiblesse et le relâchement causent la perte de la liqueur prolifique qui se répand au plus léger prurit, à la plus faible érection et même au moindre effort pour aller à la garde-robe. Pendant qu'au moyen de ces sondes, on remédie à l'affection locale, il faut d'ailleurs employer le traitement convenable pour réparer les forces du malade, et combattre le relâchement général et l'affaiblissement de toutes les parties. Les bains froids, les eaux ferrugineuses, le quinquina doivent faire la base de ce traitement : l'effet de ces moyens sera secondé par l'usage bien dirigé des objets de l'hygiène, tels qu'un air pur et frais, des alimens succulens et de facile digestion, un sommeil tranquille, des exercices de corps presque continuels, des évacuations modérées, des passions douces et surtout l'éloignement de celle qui a été la cause de la maladie.

La paralysie de la vessie est si commune chez les vieillards, que l'on a classé la rétention d'urine qui en résulte parmi les maladies attachées à la vieillesse. Cependant tous les vieillards n'y sont pas également exposés. Elle attaque particulièrement ceux qui sont d'un tempérament phlegmatique, les personnes replètes, sédentaires, les gens de cabinet, les joueurs, les enfans de la joie, comme le dit J. L. Petit, qui ne s'ennuient point à table ; ceux qui par paresse, par négligence ou par vivacité, ne se donnent pas le temps de verser jusqu'à la dernière goutte de leur urine ; enfin ceux qui pissent la nuit couchés sur le côté, au lieu de se lever ou de se mettre à genoux sur leur lit.

Cette maladie se forme d'une manière lente et graduée. La vessie devenue, comme les autres organes musculaires, moins contractile, n'est plus stimulée par la présence de l'urine ; elle n'est avertie du besoin de la rendre que par le sentiment douloureux qui naît de la distension de ses parois. Elle se contracte alors ; mais ses fibres alongées ont à peine assez de force pour surmonter la résistance naturelle que leur oppose le col de la vessie et le canal de l'urètre, et l'urine ne sort plus qu'à l'aide de l'action forcée des muscles abdominaux et du diaphragme ; alors l'expulsion de ce liquide n'est pas complète, et il en reste une plus ou moins grande quantité dans la vessie. Cette portion d'urine qui n'a pu être chassée constitue déjà une rétention commençante. Mais cette maladie est d'abord si peu de chose qu'on ne s'en aperçoit pas. S'il n'y a point de vice préexistant dans la vessie, ni aucune affection dans l'urètre ou dans les parties voisines capable de gêner l'issue de l'urine, elle sort à plein canal ; mais son jet, quoique toujours de la même grosseur, n'est plus poussé avec la même force, ni à la même distance qu'auparavant : l'urine, au lieu de former une arcade en sortant, tombe perpendiculairement entre les cuisses des malades, de sorte qu'ils pissent, comme on le dit vulgairement, sur leurs souliers. Ils ne sentent plus en cessant d'uriner, ce dernier coup de piston qu'on éprouve dans la jeunesse. Il reste dans l'urètre une certaine quantité d'urine qui coule ensuite involontairement et qui souille les vêtemens. Lorsque les malades se présentent pour uriner, ils sont obligés d'attendre long-temps avant que l'urine commence à couler : bientôt ils ne peuvent la chasser qu'en faisant des efforts considérables. La quantité d'urine qu'ils rendent chaque fois diminue insensiblement ; en même-temps les besoins d'uriner deviennent plus fréquens : s'ils prennent avec excès des boissons spiritueuses, s'ils dorment long-temps et passent plusieurs heures sans sentir le besoin d'uriner, ou si, sentant ce besoin, ils n'y satisfont tout de suite, l'urine cesse de couler au-dehors et se supprime tout-à-fait. Telle est la marche ordinaire de la paralysie de la vessie chez les personnes avancées en âge. Quelquefois cependant cette maladie se manifeste d'une manière subite, et la suppression de l'urine est le premier symptôme que le malade éprouve.

Soit que la paralysie de la vessie se manifeste d'une manière lente ou d'une manière soudaine, aussitôt que ce viscère a perdu entièrement la faculté de se contracter, l'urine s'y accumule et en écarte les parois. La vessie se remplit de plus en plus, se distend et s'élève au-dessus du pubis où elle forme une tumeur ovalaire, dont la grosseur et la tension sont plus ou moins considérables. Cette tumeur est presque indolente dans les commencemens; elle devient souvent douloureuse par la suite si la rétention d'urine continue à être complète. Quelques malades font alors beaucoup d'efforts pour uriner, d'autres sont plus tranquilles. Cet état dure un, deux ou trois jours; ensuite l'urine commence à couler, tantôt goutte à goutte, tantôt d'une manière continue, et souvent à la volonté des malades. Il y en a chez qui elle sort en quantité égale à la boisson qu'ils prennent, sans que la vessie se vide et qu'elle cesse de faire bosse au-dessus du pubis. On dit alors que les malades urinent par regorgement. Cette circonstance a quelquefois trompé les gens de l'art au point de leur faire méconnaître l'incommodité dont les malades étaient attaqués, et de leur faire prendre la tumeur que forme la vessie pour un abcès. François Collot dit que cela est arrivé plusieurs fois de son temps, et que ces prétendus abcès eussent été ouverts s'il n'avait fait avertir les malades de la méprise dont ils allaient être les victimes. Sabatier dit avoir été consulté pour une femme qu'on se proposait d'envoyer aux eaux, dans la vue de fondre une tumeur dure qui lui était survenue à la suite d'un accouchement laborieux, et que l'on croyait avoir son siège à la matrice. Cette tumeur n'était autre chose que la vessie gonflée par l'amas de l'urine, puisqu'elle disparut sur-le-champ par l'introduction d'une sonde; on ne s'était pas douté de sa nature, parce que, depuis cinq à six semaines qu'elle avait commencé à paraître, l'urine sortait involontairement, et dans un temps donné, à-peu-près en même quantité que dans l'état de santé. Une observation insérée dans une thèse soutenue en 1777, à Upsal, sous la présidence du docteur Murray, prouve que la tuméfaction de la vessie peut devenir assez considérable pour jeter dans des méprises même plus fortes. Une femme délicate sentit son ventre grossir sans cause appréciable, et sans éprouver d'incommodité : cependant son ventre continua à s'élever et il survint une infiltration excessive aux extrémités inférieures. Cette infiltration s'étendit bientôt aux membres supérieurs et au visage. La malade fut jugée hydropique et on fit venir un Chirurgien pour lui faire la ponction. Le flot du liquide contenu dans le ventre était évident. On prescrivit quelques diurétiques avant d'en venir à l'opération. Dans l'intervalle de ces remèdes, la malade se plaignit de suppression totale d'urine depuis trois jours, accident qu'elle n'avait pas encore éprouvé. On la sonda, et l'étonnement fut grand lorsqu'on vit sortir dix-huit livres d'urine, et la tumeur du ventre s'affaisser. Le lendemain la sonde amena douze autres livres d'urine. L'anasarque qui était purement symptômatique, se dissipa : on fit des fomentations d'eau froide qui rétablirent le ressort de la vessie ; de sorte qu'après avoir retiré trois livres d'urine par la sonde, la malade pouvait en rejeter trois ou quatre autres spontanément ou en s'aidant de quelques pressions sur la région de la vessie. Le docteur Murray fit des recherches pour savoir si cette femme était arrivée à une parfaite guérison ; elles furent sans succès.

Frank rapporte une observation qui a beaucoup d'analogie avec celle de Murray. Un jeune homme fit une chute sur les lombes qui portèrent sur une machine conique. Une douleur atroce se fit sentir pendant six mois. Il voulut essayer de marcher; mais il tomba dans un état apoplectique, sans perte des sens. Depuis cette époque le ventre prit un accroissement considérable; l'urine et les matières fécales coulaient involontairement à son insu : il se forma des escarres gangréneuses aux fesses. Frank fut consulté six semaines après. Les Médecins avaient considéré la tuméfaction de l'abdomen comme une ascite, et dirigé tous les moyens contre cette prétendue hydropisie. La fluctuation était manifeste. Cependant comme il existait une paralysie de la vessie et du sphincter de l'anus, avec des escarres gangréneuses aux fesses, Franck engagea le Chirurgien à porter deux doigts dans le rectum afin d'explorer l'état de la vessie. En comprimant cet organe, le Chirurgien fit jaillir l'urine par l'urètre : on pratiqua aussitôt le cathétérisme; il sortit douze livres d'urine. On entoura le ventre d'un bandage. Dans la crainte qu'une évacuation trop forte ne fît tomber entièrement les forces du malade, déjà épuisé, on suspendit l'écoulement pendant quelques heures, et on retira ensuite une aussi grande quantité de liquide que la prémière fois. Le ventre s'affaissa. On laissa à demeure une sonde de gomme élastique, et il s'écoula graduellement une énorme quantité d'urine. Cependant au bout de quelques semaines, le malade mourut. A l'ouverture du cadavre, on trouva les vertèbres lombaires cariées, et dans le canal vertébral, un épanchement de matière ichoreuse qui avait comprimé, altéré la moëlle. On avait enlevé la sonde plusieurs jours avant la mort : la capacité de la vessie était si grande qu'elle contenait quatre-vingt livres d'urine, refoulait le diaphragme dans la cavité thorachique et donnait au bas-ventre un volume aussi considérable qu'avant le cathétérisme.

Il est rare que la paralysie de la vessie et la rétention d'urine qui en résulte soient accompagnées d'accidens fâcheux. La vessie se vidant à mesure qu'elle s'emplit, l'inflammation de ce viscère, les crevasses, les infiltrations urineuses sont moins à craindre que dans les autres cas de rétention d'urine, où la sortie de ce liquide est entièrement supprimée. La rétention d'urine produite par la paralysie de la vessie, et la tumeur que ce viscère forme au-dessus du pubis, peuvent durer long-temps sans que les malades en soient autrement incommodés que par un sentiment de pesanteur vers la région du pubis, et par le fréquent besoin d'uriner qui accompagne cet état. Il n'est pas rare de voir des vieillards qui ont depuis long-temps de ces rétentions et qui urinent par regorgement : la plupart croient que c'est une des infirmités naturelles à leur âge, et ne demandent même pas de secours. Mais lorsque la rétention est complète, et qu'une cause quelconque s'oppose au regorgement de l'urine, la maladie a un caractère beaucoup plus grave, et si le malade n'est pas secouru à temps et convenablement, il est exposé à périr.

On peut prévenir cette espèce de paralysie et même la guérir, lorsqu'elle est commençante, ou que la vessie n'est encore qu'affaiblie. Il suffit souvent pour relever l'action de ce viscère, d'appliquer un corps froid, soit sur la région hypogastrique, soit sur les cuisses. J. L. Petit a quelquefois réussi en jettant de l'eau sur le visage, en faisant mettre les mains dans un seau d'eau de puits, à faire uriner des personnes qui en

avaient envie et qui ne pouvaient y satisfaire.
Fondé sur ce que le besoin d'uriner prend en
passant d'un lieu chaud dans un endroit frais,
il a conseillé à des malades qui avaient une rétention incomplète par paresse de la vessie, de
pisser dans un lieu frais, d'approcher le pot de
chambre de leurs cuisses et du scrotum. Ces
malades, dont la vessie ne jouissait pas d'une
contractilité suffisante pour expulser la totalité
de l'urine, croyant avoir tout uriné, ont rendu
encore plus ou moins d'urine qui, sans ces précautions, serait resté dans ce viscère. Petit dit
avoir guéri un cabaretier dans un cas semblable,
en le faisant descendre dans la cave pendant le
jour pour pisser, et en lui conseillant de se lever
pieds nus pendant la nuit et d'approcher le pot
de chambre contre les cuisses. Cet homme, en
moins de deux mois, s'aperçut que les dernières gouttes d'urine étaient plus vivement
chassées ; et il s'habitua si bien à cette manière
d'uriner qu'ill'a toujours continuée. Les malades
doivent observer avec soin de ne point uriner
étant couchés, de pisser debout ou à genoux.
et surtout de ne pas résister à la première envie d'uriner. Ceux qui ont le sommeil très-profond doivent se faire éveiller de trois en trois
heures pour uriner. Colot dit avoir donné ce
conseil à un malade qui s'en trouva si bien
qu'au bout de quelque temps sa vessie reprit
sa contractilité : ensuite ce malade s'accoutu-
ma à se réveiller aux premières envies d'uriner,
et n'éprouva par la suite aucun dérangement
dans les fonctions de la vessie.

Mais tous ces moyens sont insuffisans lorsque
la rétention est complète . et l'on n'a de ressource pour donner issue à l'urine, que dans

l'introduction de la sonde. Les boissons diurétiques dont quelques médecins gorgent les malades dans ce cas , ne servent qu'à aggraver la
maladie , en augmentant l'afflux d'une grande
quantité d'urine dans la vessie. Lorsque la maladie a duré quelque temps , et quelquefois même
dès le premier jour , il survient de la douleur à
la région de la vessie , de la fièvre , et d'autres
symptômes d'inflammation qui en imposent aux
gens sans expérience , et leur font méconnaître
le véritable caractère de la maladie. Alors , au
lieu de débarrasser promptement la vessie de
l'urine qui la distend , au moyen de la sonde ,
ils prodiguent les saignées locales et générales ,
les bains , les cataplasmes , les fomentations ,
les lavemens , les boissons délayantes , rafraîchissantes , et ne se déterminent à l'introduction de
la sonde qu'après avoir employé tous ces moyens
inutilement pendant plusieurs jours. Une pareille conduite n'a pas seulement l'inconvénient
de prolonger les souffrances des malades ; elle
contribue encore à rendre la maladie incurable
en exposant les parois de la vessie à une distension excessive. On sait que cette distension est
capable seule de produire la paralysie de cet
organe ; à plus forte raison elle doit l'augmenter lorsque la paralysie existe déjà. Aussi combien n'a-t-on pas vu de malades dont la vessie
n'est restée privée pour toujours de sa faculté
contractile , que parce qu'on ne s'est déterminé
à les sonder qu'après avoir employé inutilement
les autres moyens pendant plusieurs jours.

On ne saurait donc avoir recours trop tôt à la
sonde dans la rétention d'urine causée par la
paralysie de la vessie. Cet instrument pénètre
d'autant plus facilement , que pour l'ordinaire

l'urètre est alors fort large ; mais comme chez les vieillards les parois de ce canal sont dans une espèce de flaccidité, une grosse sonde entre plus facilement et cause moins de douleur qu'une sonde d'un petit diamètre. On peut se servir d'une algalie d'argent ou d'une sonde de gomme élastique : cette dernière est préférable, parce qu'il faut la laisser dans la vessie, pour empêcher que l'urine s'y amasse de nouveau, ce qui ne manquerait pas d'arriver si l'on discontinuait l'usage de la sonde. Quelques-uns croient qu'il vaut mieux la passer chaque fois que le malade a besoin d'uriner ; mais ce besoin se renouvelle si souvent qu'il serait à craindre que l'urètre se fatiguât, ou que le Chirurgien ne pût donner au malade les soins assidus que son état exige.

Il est rare qu'on ne puisse pas introduire la sonde dans la vessie ; mais si cela arrivait, il ne faudrait pas hésiter à pratiquer la ponction au-dessus du pubis pour faire cesser les accidens et pour prévenir une trop forte et trop longue distension de la vessie. Dans le cours d'une longue pratique, je n'ai eu occasion de pratiquer cette opération qu'une fois : c'était pour une rétention d'urine par paralysie de la vessie. Le malade était âgé de 72 ans. Deux Chirurgiens avaient fait de longues et inutiles tentatives pendant deux jours pour le sonder. Je fus appelé en consultation le troisième jour. La vessie extrêmement distendue, formait au-dessus du pubis une tumeur qui montait jusqu'auprès de l'ombilic, et dont la pression était très-douloureuse. Le malade éprouvait des envies fréquentes d'uriner, avait de la fièvre et se plaignait de douleur au col de la vessie, au périnée et dans le rectum. Le doigt indicateur introduit dans cet intestin et appuyé contre la prostate augmentait considérablement la douleur. Je pensai que les tentatives réitérées de cathétérisme avaient déterminé l'inflammation du col de la vessie, et que cette inflammation opposerait un obstacle invincible à l'introduction d'une sonde même très-fine : cependant je tentai cette introduction ; mais la sonde étant arrêtée au col de la vessie, et la moindre pression de son bec contre cette partie causant de vives souffrances, je renonçai à cette tentative, et je pratiquai sur-le-champ la ponction au-dessus du pubis. Je laissai la canule du trois-quarts dans la vessie, des sangsues furent appliquées au périnée et à l'anus et les autres moyens antiphlogistiques mis en usage. Le huitième jour, je pus introduire dans la vessie par l'urètre une sonde de gomme élastique d'un gros calibre et je retirai la canule du trois-quarts. Il ne survint aucun accident ; mais la vessie ne reprit point sa contractilité et le malade resta assujetti à l'usage de la sonde pendant le reste de sa vie.

Lorsque la sonde est placée dans la vessie et fixée comme nous l'avons dit précédemment, si la région de ce viscère est douloureuse, s'il y a de la fièvre, on fait une saignée du bras ; dans tous les cas on prescrit des boissons délayantes, rafraîchissantes et légèrement diurétiques ; on débarrasse les gros intestins au moyen des lavemens, et on règle le régime du malade d'une manière relative à la situation dans laquelle il se trouve. On donne issue aux urines en débouchant la sonde toutes les deux ou trois heures, selon qu'elles sont plus ou moins abondantes et que le besoin de les rendre est plus ou moins pressant.

Il ne faut pas cependant attendre toujours cet avertissement, parce que la vessie étant en général moins sensible alors que dans l'état naturel, se laisse quelquefois distendre outre mesure avant de faire naître l'envie d'uriner, et sa distension forcée l'empêche de reprendre sa contractilité. On retire la sonde tous les dix, douze ou quinze jours pour la nettoyer et prévenir son incrustation. Lorsqu'on s'aperçoit que sa surface eommence à perdre son poli et à devenir raboteuse, on lui en subsistue une autre.

Le temps où la vessie recouvre la faculté de se contracter varie beaucoup. Chez quelques sujets sa force contractile se rétablit dans l'espace de six semaines; chez d'autres la guérison est plus tardive, et plusieurs ne peuvent l'obtenir. Sabatier a vu des malades qui ont porté la sonde pendant quatre-vingt-dix jours et qui se sont bien rétablis. J'ai vu un homme âgé de près de soixante ans, dont la vessie n'a repris sa faculté contractile qu'au bout de neuf mois; mais en général, lorsqu'il se passe plus de cent jours sans que l'urine reprenne son cours ordinaire, on peut assurer que la contractilité de la vessie est perdue pour toujours.

On a aussi conseillé, pour combattre cette espèce de paralysie, divers autres moyens, tels que des injections dans la vessie, soit avec l'eau de Balaruc ou l'eau de Barège, soit avec la décoction de quinquina ou de plantes toniques et vulnéraires; les diurétiques chauds, les balsamiques, les bains froids, les frictions sur les cuisses, sur le ventre et sur la région du sacrum avec la teinture de mouches cantharides. Mais dans la vieillesse, ees remèdes nuisent souvent et sont rarement utiles. Les vieillards doivent se contenter de boissons légèrement diurétiques et faire usage de la sonde ; ce secours, lorsqu'il est bien dirigé, suffit souvent pour rendre à la vessie sa contractilité, et quand il est insuffisant, on n'obtient pas plus de succès des autres moyens.

On juge que la vessie reprend son action et qu'elle peut même se vider sans secours étranger, lorsque l'urine sort de la sonde par un jet rapide, et qu'il en passe une grande quantité entre cet instrument et l'urètre. On peut alors, au bout de quelques jours, ôter la sonde ; mais on aura soin d'observer l'état du malade. S'il est lent à uriner, s'il est obligé d'y revenir souvent, s'il éprouve un sentiment de pesanteur vers le col de la vessie, et surtout si en le sondant lorsqu'il vient d'uriner, il sort par la sonde une quantité d'urine égale ou supérieure à celle qu'il vient de rendre, la vessie n'a pas repris toute son action et la sonde est encore nécessaire.

Lorsqu'il ne reste presque aucun espoir de guérison, et que le malade paraît condamné à se servir de la sonde pendant le reste de sa vie, on doit lui apprendre à se sonder lui-même : quand il en a acquis l'habitude, au lieu de porter la sonde constamment, il ne l'introduit que lorsqu'il veut uriner. Il n'est pas rare de voir des vieillards qui portent une sonde renfermée dans son étui, pour s'en servir chaque fois qu'ils ont besoin de pisser. On en voit d'autres qui urinent passablement bien pendant le jour sans cet instrument, mais qui sont obligés de s'en servir pendant la nuit. Lorsque le malade peut uriner sans le secours de la sonde, il doit s'assurer de temps en temps, avec cet instrument, si la vessie se vide complètement ; s'il reste de l'urine, l'usage de la sonde doit être repris. Sans cette précaution, la rétention serait bientôt parvenue au même degré où elle était avant qu'on eût recours à la sonde.

Le catarrhe de la vessie vient se joindre quelquefois à la paralysie de ce viscère. Cette complication est d'autant plus fâcheuse, que la sonde absolument nécessaire pour l'évacuation de l'urine, entretient et augmente l'irritation de la membrane muqueuse de la vessie. On a lieu de craindre cette complication, lorsque la présence de la sonde cause de la douleur, que le malade a des envies fréquentes d'uriner, et que l'urine dépose une matière muqueuse. A quelque époque de la paralysie que ces phénomènes se manifestent, on doit aussitôt retirer la sonde de la vessie, sonder le malade chaque fois qu'il aura envie d'uriner; ou plutôt, comme le besoin d'uriner se renouvelle très-fréquemment, apprendre au malade à se sonder lui-même. Du reste on emploiera les moyens dont nous avons parlé en traitant du catarrhe de la vessie.

De la Rétention d'urine causée par l'inflammation du col de la Vessie.

L'inflammation du col de la vessie est beaucoup plus fréquente que celle du corps de ce viscère. Cette inflammation du col, quelle qu'en soit la cause, en gonflant les parois de cette partie ainsi que la prostate qui l'embrasse, en diminue le diamètre et le rend moins susceptible de s'élargir ou de se dilater. Dans cet état du col de la vessie, l'urine coule en petite quantité; elle est brûlante et sort goutte à goutte avec beaucoup de douleur, d'efforts, de ténesme; et si l'inflammation et le rétrécissement du col de la vessie

augmentent, la rétention d'urine devient complète. Alors les symptômes les plus pressans se déclarent. Au besoin d'uriner et aux efforts que ce
besoin nécessite, se joignent la tuméfaction de
la vessie au-dessus du pubis, la douleur vive et
profonde de ce viscère et de toutes les parties
qui l'avoisinent, la fièvre, les dégoûts, les nausées, les vomissemens, l'odeur urineuse de la
bouche et de la sueur, les anxiétés, l'assoupissement, la difficulté de respirer, le délire, les
mouvemens convulsifs et la mort.

On combat cette inflammation et la rétention
d'urine qui en est l'effet, par les saignées du bras,
l'application d'un grand nombre de sangsues au
périnée et à l'anus, les boissons délayantes et relâ-
chantes, les cataplasmes émolliens sur le périnée,
les bains, les fumigations, les injections dans
l'urètre avec du lait ou de la décoction de racine
de guimauve et de têtes de pavots ; et lorsque ces
moyens, qui doivent être administrés avec célérité, ne suffisent pas pour rétablir le cours de
l'urine, en donnant issue à ce liquide au moyen
du cathétérisme. L'expérience a appris que l'introduction de la sonde dans la vessie est alors
difficile et très-douloureuse. La sonde dont il
convient de se servir doit être mince afin qu'elle
franchisse plus aisément le col de la vessie, et on
doit l'enfoncer avec précaution pour ne pas faire
de fausse route. Si elle cause la rupture ou le déchirement de quelques vaisseaux de la membrane
muqueuse de l'urètre, le saignement qui en résulte est avantageux et peut diminuer l'inflammation. Si on ne peut la faire pénétrer et que les
accidens augmentent, comme on ne peut espérer
que l'urine sorte par regorgement, ou qu'elle se
fasse jour de quelqu'autre manière, il ne reste

d'autre ressource pour en procurer la sortie,
que la ponction. On pratiquera cette opération
au-dessus du pubis, si la vessie forme une tumeur dans la région hypogastrique. Dans le cas
contraire, on fera la ponction par le rectum,
pourvu que le doigt indicateur porté dans cet
intestin, distingue la tumeur formée par le bas-
fond de la vessie.

De la Rétention d'urine causée par la tuméfaction de la Prostate.

La prostate, embrassant le col de la vessie et
le commencement de l'urètre, ne peut se tumé-
fier sans gêner le cours de l'urine, et même sans
l'empêcher entièrement, lorsque sa tuméfaction
est considérable. Cette tuméfaction peut dépendre de l'inflammation, des pierres qui quelquefois se forment dans la substance de cette
glande, de son engorgement et de son induration squirrheuse.

L'inflammation de la prostate peut survenir chez
des sujets dont cette glande est déja affectée d'engorgement chronique, ou avoir lieu chez des
individus qui l'ont parfaitement saine. Dans le
premier cas, sa marche est lente et précédée par
des symptômes dont nous parlerons à l'occasion
de l'engorgement squirrheux de la prostate. Dans
le second, elle se déclare brusquement et marche
avec rapidité. Le malade éprouve d'abord un
sentiment de chaleur et de pesanteur vers le périnée et l'anus ; bientôt il se plaint d'une douleur
continuelle et pulsative qu'il rapporte au col de la
vessie. Cette douleur augmente lorsqu'il va à la selle ou qu'il fait des efforts pour satisfaire à ce besoin ;
il est tourmenté par des ténesmes et des envies fré-

quentes d'uriner; il lui semble toujours avoir un gros tampon de matières fécales prêt à sortir du rectum. S'il se présente pour uriner, il est long-temps à attendre la première goutte d'urine ; s'il fait des efforts pour en accélérer la sortie, il y met obstacle de plus en plus en poussant la prostate contre le col de la vessie dont elle bouche alors totalement l'ouverture, et il ne parvient à uriner qu'en cessant ces efforts. Le jet que forme l'urine est d'autant plus fin, et les douleurs que cause son passage sont d'autant plus vives que l'inflammation de la prostate est plus intense. Si l'on essaie d'introduire une sonde dans la vessie, elle pénètre facilement et sans rencontrer aucun obstacle, jusqu'à la prostate où elle est arrêtée, et où le contact de l'instrument est très doulou-reux. Lorsque l'inflammation est portée au plus haut degré, le cours de l'urine se supprime entiè-rement; la vessie se distend, s'élève au-dessus du pubis, où elle forme une tumeur douloureuse au toucher; le malade a le pouls dur, fréquent; il éprouve tous les symptômes généraux de la rétention d'urine complète et de l'inflammation.

Le gonflement inflammatoire de la prostate peut se terminer par résolution ou par suppu-ration. La première de ces terminaisons étant la plus heureuse, on ne doit négliger aucun des moyens qui peuvent la favoriser ; tels sont les sai-gnées du bras, les sangsues à la marge de l'anus et au périnée, les bains, les lavemens émolliens, les cataplasmes émolliens sur le périnée. Les boissons rafraichissantes et adoucissantes, quoi-que indiquées par la nature de la maladie, ne doivent être données qu'en très-petite quantité, parce que, en augmentant la sécrétion de l'urine, elles ajouteraient à l'intensité des accidens produits par la rétention de ce liquide. Si le cours de l'urine ne se rétablit pas par l'effet de ces moyens promptement employés, il faut avoir recours au cathétérisme. Mais le rétrécissement de la portion de l'urètre qui traverse la prostate, et le changement de direction que l'engorgement de cette glande fait éprouver au canal, rendent l'introduction de la sonde très-difficile et quelquefois même absolument impossible, de quelque manière qu'on s'y prenne, quelle que soit la grosseur de la sonde dont on se serve. Dans ce dernier cas, si les accidens sont graves, et font craindre pour la vie du malade, il ne faut pas hésiter à pratiquer la ponction au-dessus du pubis.

Le gonflement inflammatoire de la prostate se termine quelquefois par suppuration. Cette suppuration a son siège, tantôt dans le tissu cellulaire qui environne la prostate, tantôt dans l'épaisseur même de cette glande. Dans ce dernier cas, le pus se forme dans le tissu cellulaire qui unit les lobes dont elle est composée. Aussi remarque-t-on que, quoiqu'il y ait des dépôts très-étendus dans la prostate, on ne la trouve jamais fondue et détruite par la suppuration : elle reste entière et souvent plus grosse que dans l'état naturel. On voit souvent son tissu cellulaire abreuvé d'une matière purulente ; quelquefois encore on y rencontre plusieurs petits sacs et follicules remplis de pus et placés entre ses lobes ; et lorsqu'on y remarque des dépôts un peu considérables, ils sont presque toujours situés à l'extérieur de cette glande, soit entre elle et la vessie, soit du côté du rectum.

On reconnaît que la rétention d'urine est entretenue par le gonflement de la prostate en suppuration, lorsque les symptômes de l'inflammation se sont continués au-delà du huitième jour de son invasion; qu'après avoir toujours été en croissant, ils ont ensuite paru diminuer pour augmenter de nouveau; que la fièvre a eu des redoublemens, surtout vers le soir, et a été souvent précédée de frissons; enfin, lorsqu'en portant le doigt dans le rectum, on sent que la prostate forme une tumeur dans laquelle on remarque de la fluctuation; circonstance qui annonce en même temps, que le pus, au lieu d'être infiltré dans cette glande, y forme un dépôt.

Les suites de la suppuration de la prostate sont différentes suivant la manière d'être du pus. Lorsqu'il est infiltré dans le tissu cellulaire de la glande, ou contenu dans plusieurs foyers séparés, il est très-rare que les malades guérissent. Le pus étant, pour ainsi dire, disséminé dans tous les points de la prostate, ne peut se frayer une route au-dehors; et, en supposant que quelqu'un des foyers qui le renferment s'ouvre dans l'urètre ou dans la vessie, ce foyer est le seul qui se dégorge et qui puisse se déterger et se cicatriser; les autres, ou ne se vident pas, ou ne se vident qu'incomplètement; la suppuration ne se tarit point, la fièvre lente survient, le malade tombe dans le marasme et périt. Quand le pus est renfermé dans un seul foyer, l'abcès peut s'ouvrir de lui-même dans l'urètre, dans la vessie ou dans le rectum, suivant qu'il est placé plus près de l'une ou de l'autre de ces parties; ou bien, lorsqu'il est situé entre la prostate et le col de la vessie, et que ses parois sont très-minces, il peut être ouvert par le bec d'une sonde introduite dans ce viscère.

Alors le pus s'écoule librement dans la cavité où l'abcès s'est ouvert, le foyer se vide complètement, ses parois se rapprochent, se réunissent et le malade guérit. Aussitôt que l'abcès est ouvert, le passage de l'urine devient plus libre, et la vessie peut se débarrasser de ce liquide sans le secours d'une sonde, ou, si cet instrument est encore nécessaire, on l'introduit avec facilité. Quand l'abcès s'est ouvert dans l'urètre, le pus coule seul continuellement; quand il s'est ouvert dans la vessie, le pus sort, tantôt seul, tantôt mêlé avec l'urine, et sa sortie est déterminée par l'action de cet organe; enfin, lorsque l'abcès est ouvert par le bec d'une sonde, qu'on cherche à introduire dans la vessie ou qui y est déja parvenue, le pus sort par cet instrument. Un cas beaucoup plus rare est celui où l'abcès crève, en partie dans la vessie, et en partie dans le rectum, ensorte que le pus coule, tout-à-la-fois, par la verge et par l'anus. On trouve dans les auteurs plusieurs exemples d'abcès de la prostate qui se sont ouverts d'eux-mêmes, ou qui ont été ouverts par la sonde, et dont les malades sont guéris. Nous ne rapporterons que les deux suivans. Un Médecin, se traitant lui-même d'une rétention d'urine, s'était procuré la facilité d'uriner par l'usage de ses remèdes, auxquels il avait grande confiance, parce qu'ils avaient réussi dans plus de trente attaques qu'il avait eues de ce mal, pendant l'espace de trois années. Mais il éprouva qu'ils n'étaient point infaillibles. Il avait une si grande répugnance pour les opérations chirurgicales, que, non seulement il ne s'était pas fait sonder; mais, ce qu'on aura de la peine à croire, c'est que, malgré la fâcheuse situation où il s'était trouvé dans plusieurs de ses accès de rétention, il ne s'était jamais déterminé à se faire saigner. Cependant, comme il est de ces répugnances auxquelles on est forcé de céder, il envoya prier J.-L. Petit de passer chez lui. Il le trouva mourant de douleur, le ventre tendu, avec une soif ardente et des yeux égarés; à peine pût-il lui faire le récit, non pas de toute la maladie, mais seulement du commencement de l'accès dans lequel il était, ce qui suffit à Petit pour lui faire juger que la prostate gonflée avait été la cause de tous ces accès; que jusqu'à celui-ci il avait obtenu, par l'usage de ses remèdes, une espèce de résolution, laquelle ayant dégonflé la prostate, lui avait redonné chaque fois la facilité d'uriner; et que cette fois-ci, la tumeur de la prostate n'ayant pu se terminer par résolution, s'était enflammée et avait suppuré. Comme il ne paraissait rien au-dehors, Petit introduisit un doigt dans l'anus et il toucha la prostate, ou, pour mieux dire, une tumeur plus grosse que le poing, qui n'était pas dure, et dans laquelle il sentit une espèce de fluctuation qu'il aurait pu prendre pour la fluctuation de l'urine, si ce qui se trouvait entre le fluide et son doigt eût été plus épais.

Il y avait plus de trois jours que le malade n'avait uriné; Petit le sonda sans lui causer de douleur; il lui tira beaucoup d'urine assez puante et boueuse, et, quand il crut tout retiré, il tourna sa sonde à droite et à gauche, comme on fait lorsqu'on cherche une pierre. En faisant ces mouvemens, il sentit un corps qui lui résistait, et dans lequel, ayant un peu appuyé, la sonde s'enfonça. Dans l'instant, la vessie qui était vide fournit, par la sonde, environ une chopine de pus très fluide et extrêmement fétide :

c'était l'abcès de la prostate que la sonde avait percé. L'ulcère fut guéri en laissant la sonde en S dans la vessie, et en y faisant des injections convenables. Le malade contribua beaucoup à sa guérison, en se prescrivant lui-même un régime qu'il observa exactement; car, outre l'intérêt personnel, il était un des plus habiles en son art (1).

Un jeune homme venait de prendre une gonorrhée (blennorrhagie); impatient de s'en délivrer pour jouir de la vie licencieuse qu'il menait ordinairement, il se fit des injections avec lesquelles il avait déja supprimé plusieurs écoulemens qu'il avait eus auparavant; mais cette fois-ci, le virus répercuté se fixa sur la prostate, et l'enflamma. La rétention d'urine se déclara en même temps avec la fièvre et des douleurs cruelles. Les saignées, les bains, une diète sévère, n'arrétèrent point les progrès du mal. On ne pouvait pas introduire la sonde dans la vessie; le malade fut ainsi plusieurs jours entre la vie et la mort. Enfin, un matin qu'il eut une envie pressante d'uriner, il rendit beaucoup d'urine mêlée avec du pus ; c'était l'abcès de la prostate qui avait crevé du côté de la vessie. Après cette évacuation, les accidens se calmèrent, la fièvre s'appaisa, et l'on se flatta d'une guérison prochaine.

Cependant le malade rendait encore un peu de pus mêlé avec l'urine; on fit des injections détersives dans la vessie; on y laissa même la sonde ; mais les frissons se renouvelèrent, ainsi que les douleurs qui devinrent presque aussi vives que dans le commencement. C'est à cette époque que Fabre fut appelé en consulta-

____

(1) Traité des Maladies Chir., tome III, p. 33.

tion. Après avoir entendu l'histoire de la maladie, il examina l'état des choses ; il introduisit son doigt dans le fondement, et il sentit que la prostate faisait une saillie considérable du côté du rectum ; comme il y remarqua une fluctuation très-sensible, il annonça qu'il y avait encore un abcès qui percerait bientôt de ce côté-là. En effet, le lendemain le malade rendit une grande quantité de pus par le fondement, ce qui le soulagea beaucoup ; mais sa convalescence fut longue parce que les ravages que l'inflammation et la suppuration avaient causés dans le tissu cellulaire de ces parties, avaient rendu la cuisse droite fort enflée, avec un empâtement très-profond, ce qui pouvait faire soupçonner une infiltration de pus dont les suites auraient été fâcheuses. Cependant cet empâtement se dissipa peu-à-peu ; mais, plusieurs mois après, le malade ne pouvait marcher un peu long-temps sans que sa cuisse et sa jambe ne devinssent fort enflées et œdémateuses, ce qui détermina à le laisser profiter d'une occasion qu'il avait d'aller à Aix-la-Chapelle, où il prit les eaux qui améliorèrent encore sa santé. Enfin, après son retour, on lui administra les frictions, qui achevèrent de le mettre en état de faire les exercices les plus fatigans (1).

La tuméfaction de la prostate, qui donne lieu à la rétention d'urine, est quelquefois fongueuse ; mais le plus souvent elle est squirrheuse. Dans le premier cas, elle est molle et ne paraît être produite que par un accroissement plus ou moins considérable du volume de ce corps glan-

____

(1) Fabre. Nouv. Obs. sur les Maladies vénériennes Obs- XI , p. 27.

duleux. Dans le second, elle est dure et présente
un changement marqué dans son organisation.
Cet engorgement squirrheux de la prostate est
une maladie très-commune chez les vieillards ,
particulièrement chez ceux qui ont abusé des
plaisirs de l'amour, et qui ont eu plusieurs blennorrhagies. Cependant, on l'a observé sur des
personnes qui n'avaient jamais été affectées de
cette dernière maladie. Tantôt on n'a trouvé
qu'une portion de la glande squirrheuse ; tantôt tout son corps était atteint de la même induration. La grosseur et la dureté de la prostate varient beaucoup, selon la durée de l'engorgement. Souvent on l'a trouvée presque aussi
dure qu'un cartilage; plus fréquemment son
tissu avait un aspect couenneux, et paraissait
rempli d'une sorte de lymphe épaisse ; quelquefois elle a présenté un volume double et triple
de son volume naturel. J.-L. Petit dit même
l'avoir vue aussi grosse que le poing. A l'ouverture du corps d'un homme âgé de plus de soixante ans, mort d'une rétention d'urine, Morgagni a trouvé la prostate tuméfiée et d'une telle
dureté que, quand on la coupait, il semblait
qu'elle était composée d'une sorte de substance
mixte entre le cartilage et le ligament. Elle était
blanche, si ce n'est qu'en certains endroits,
mais surtout à ses deux faces, elle se trouvait
noirâtre par le sang qui était en stagnation dans
les vaisseaux, et cela d'une manière plus remarquable à droite.

Il s'élève quelquefois de la substance de la
prostate même, dans l'intérieur de la vessie, des
excroissances ou espèces de polypes, qui en ré-
trécissant, ou en couvrant l'orifice de la vessie,
gênent le cours de l'urine ou l'empêchent même

entièrement. La situation de ces excroissances n'est pas toujours la même : le plus ordinairement elles naissent de la partie de cette glande à laquelle correspond l'angle antérieur du trigone vésical auquel Lieutaud a donné le nom de *luette vésicale*, ce qui vraisemblablement les a fait prendre alors pour le gonflement de cette *luette*. La grosseur de ces excroissances varie beaucoup : Valsalva en a trouvé une qui avait la figure d'une poire et qui laissait à peine quelque passage pour l'urine, dans la vessie d'un homme de 70 ans, affecté depuis long-temps d'une difficulté d'uriner, et qui ne rendait l'urine qu'au moyen d'une sonde. Bartholin dit avoir trouvé à Padoue, dans la vessie d'un homme de 49 ans, mort d'une rétention d'urine, deux tubercules placés sur les côtés de l'orifice de cet organe, et qui étaient de la grosseur et de la forme des testicules. Leur substance était glanduleuse et blanche : ils étaient mobiles et tombaient sur l'orifice du col de la vessie ; ils cédaient à l'introduction d'une sonde ; mais ils retombaient à leur première place aussitôt qu'on retirait la sonde. La plupart de ces excroissances tiennent à la prostate par un pédicule plus ou moins gros qui leur permet de changer de place. Fendant ces excroissances en même temps que la prostate, Morgagni a reconnu qu'elles étaient de même nature que cette glande, et qu'elles se continuaient manifestement avec elle.

On connaît l'engorgement squirrheux de la prostate, aux signes de la tuméfaction de cette glande dont nous avons parlé précédemment, joints aux signes commémoratifs des causes éloignées et prochaines de son engorgement. Le doigt introduit dans l'anus fait aussi connaître si la prostate est tuméfiée, si elle est molle ou squirrheuse ; mais aucun signe n'indique d'une manière positive les excroissances qui s'élèvent de cette glande dans l'intérieur de la vessie. Aux signes de l'engorgement de la prostate dont il vient d'être parlé, J. L. Petit en ajoute un autre que voici : Si les malades rendent des excrémens durs, on trouve la partie antérieure du boudin formé par les matières fécales, creusée en gouttière, comme ayant passé sur la saillie que fait la prostate du côté du rectum. Mais, en supposant que cette gouttière ne disparaisse pas par le changement de forme que les matières éprouvent en sortant par l'anus, elle n'est point une preuve du gonflement de la prostate, parce qu'une tumeur hémorroïdale ou autre située à la partie antérieure du rectum peut être assez dure pour produire le même effet. On peut juger la chose en portant le doigt dans l'anus, comme nous venons de le dire.

Lorsque l'engorgement squirrheux de la prostate est récent, peu considérable, que sa cause est vénérienne, et que le malade est jeune, on peut espérer de le résoudre par un traitement antisyphilitique complet, auquel on joint des frictions mercurielles au périnée et à l'intérieur des cuisses. Mais quand la maladie est ancienne et le malade fort âgé, que la prostate a acquis un volume très-considérable et une dureté squirrheuse et presque cartilagineuse, le mal est incurable et généralement fatal. Il en est de même des excroissances qui s'élèvent de la prostate dans l'intérieur de la vessie et en couvrent l'orifice.

La rétention d'urine à laquelle la tuméfaction de la prostate donne lieu, commence par des difficultés d'uriner semblables à celles qui sont causées par la paresse de la vessie, ou par le rétrécissement de l'urètre, dont il sera bientôt question, et auxquelles on remédie aisément par l'usage des bougies et des boissons légèrement diurétiques. Mais pour peu que l'on cesse l'usage des bougies, la difficulté d'uriner se renouvelle, parce que la prostate n'étant plus comprimée revient dans son premier état de tuméfaction. On prévient cet inconvénient en substituant aux bougies une sonde de gomme élastique, dont la pression continuelle empêche la portion de l'urètre qui est embrassée par la prostate de se rétrécir. Cependant malgré la présence de la sonde, la tuméfaction de cette glande ne cesse de faire des progrès, et à mesure que son volume augmente, l'introduction de la sonde devient de plus en plus difficile ; il arrive même quelquefois qu'elle est impossible : alors l'urine ne sort qu'avec la plus grande difficulté et goutte à goutte : quelquefois même elle ne sort point du tout, et les symptômes de la rétention complète se manifestent et deviennent de plus en plus pressans. Dans ce cas, si toutes les tentatives de cathétérisme, faites avec la circonspection convenable, sont inutiles, il ne reste plus d'autre ressource que la ponction de la vessie au-dessus du pubis et non ailleurs, de peur que l'épaisseur des parties à traverser ne s'oppose à son succès, si on la pratiquait au périnée ou au travers du rectum. Mais cette ressource n'est que momentanée, à moins que la prostate ne se dégorge un peu, et qu'on puisse introduire une sonde par les voies ordinaires. Si cela n'arrive point, il faut laisser la canule du trois-quarts à demeure. Lorsqu'on est assez heureux pour porter une sonde dans la vessie, on doit se conduire comme nous le dirons en parlant de la rétention d'urine causée par le rétrécissement de l'urètre : mais la sonde n'est qu'un moyen palliatif qui prolonge les jours du malade et ne l'empêche pas de périr, à moins qu'on ne parvienne à résoudre l'engorgement de la prostate, par les remèdes fondans appropriés à la cause connue de la maladie, ce qui arrive bien rarement.

De la Rétention d'urine produite par le rétrécissement de l'Urètre.

Le rétrécissement de l'urètre est une des causes les plus fréquentes de la rétention d'urine. Ce rétrécissement est si souvent la suite de la blennorrhagie vénérienne qu'on pourrait croire qu'il est toujours produit par cette maladie. Cependant je l'ai vu survenir à la suite d'une contusion du périnée chez des personnes qui n'avaient jamais eu de blennorrhagie. Ces cas sont rares pourtant. Une seule blennorrhagie bien ou mal traitée peut être suivie du rétrécissement de l'urètre. Mais le plus souvent ce rétrécissement est la suite de plusieurs écoulemens vénériens traités peu méthodiquement et pour lesquels on a employé indiscrètement des astringens et surtout des injections âcres, stimulantes, etc., faites dans l'urètre. C'est probablement à l'abus que font beaucoup de praticiens modernes des injections, que l'on doit attribuer le grand nombre de rétentions d'urine causées par le rétrécissement de l'urètre, que nous voyons aujourd'hui.

Le rétrécissement de l'urètre a lieu le plus communément dans un seul endroit de ce canal; mais quelquefois c'est dans deux et même trois endroits différens que l'urètre est rétréci. Le plus souvent ce rétrécissement a lieu à la partie membraneuse ou au commencement du bulbe de l'urètre: il est rare qu'il occupe la partie de ce canal qui est située au-dessous de la verge, et lorsqu'il existe dans cette partie, la guérison en est beaucoup plus difficile, ou du moins, lorsqu'on est parvenu à rétablir l'urètre dans son diamètre naturel par le moyen des bougies et des sondes, il conserve une plus grande tendance à se rétrécir de nouveau que quand le rétrécissement est situé partout ailleurs.

Les auteurs ne sont pas d'accord sur les causes prochaines ou immédiates du rétrécissement de l'urètre à la suite de la blennorrhagie. On l'a attribué à des excroissances charnues ou carnosités, au gonflement variqueux d'une portion du tissu spongieux de l'urètre, à des cicatrices dures, épaisses, à des brides, au gonflement squirrheux du vérumontanum, à des ulcères devenus calleux, et surtout à l'épaississement des parois de ce canal, et à sa constriction ou coarctation dans un point de son étendue. Mais tous les auteurs n'admettent pas l'existence de toutes ces causes ou du moins ils pensent que les unes sont beaucoup plus fréquentes que les autres. Nous n'entrerons pas dans le détail des discussions auxquelles ce point de théorie a donné lieu. Nous nous contenterons de dire : 1.° que les causes dont l'existence suppose que l'humeur de la chaude-pisse est fournie par des ulcères formés au-dedans de l'urètre, comme on le croyait autrefois, ou n'existent point ou n'existent que très-rarement : telles sont les carnosités, les cicatrices, les brides, le gonflement variqueux d'une partie du tissu spongieux de l'urètre; 2.° que les causes les plus ordinaires du rétrécissement de ce canal sont l'épaississement et l'endurcissement de ses parois, et sa constriction ou resserrement dans un point de son étendue. Ces deux affections sont quelquefois réunies sur le même individu.

Les parois de l'urètre ne peuvent s'épaissir et s'endurcir sans que la largeur de ce canal n'éprouve une diminution proportionnée au degré de l'épaississement, et cet épaississement qui occupe une plus ou moins grande étendue de la longueur de l'urètre n'a pas toujours lieu dans toute la circonférence du canal ; il est borné quelquefois à un point de cette circonférence, et alors tantôt il est aplati et tantôt il forme une tumeur ou nodosité plus ou moins considérable. Il y a quelquefois plusieurs de ces nodosités disséminées dans les tuniques du canal. Elles sont rarement assez considérables pour qu'on puisse les sentir avec le doigt, surtout lorsqu'elles occupent la partie membraneuse de l'urètre qui est leur siège le plus ordinaire. Lorsque l'engorgement des tuniques de l'urètre est borné à un seul point de sa circonférence, ce conduit est repoussé du côté opposé, et ce changement de direction de l'urètre, joint à la diminution de son diamètre, doit augmenter beaucoup la difficulté d'introduire les bougies et les sondes.

Le rétrécissement de l'urètre par resserrement ou constriction est beaucoup plus rare que le précédent. Il a lieu presque toujours à la partie membraneuse du canal, ou à la réunion de cette partie avec le bulbe. Dans cette espèce de rétrécissement, l'urètre est froncé ou resserré, comme s'il avait été lié avec une corde, sans que l'on y aperçoive aucune autre maladie. Ce rétrécissement a rarement plus d'une ligne et demie d'étendue ; mais il peut exister en même temps dans différens endroits de l'urètre.

On ne doit pas confondre le resserrement chronique et permanent dont il vient d'être parlé
avec la constriction spasmodique de l'urètre.
Dans certains sujets, les parois de ce canal sont
si sensibles et si irritables qu'en y introduisant
une sonde ou une bougie, elles se resserrent au
point de n'en permettre que très-difficilement le
passage. Cette affection spasmodique s'observe
principalement chez les calculeux, chez ceux
qui ont fréquemment la verge en érection, le
canal irrité, enflammé, ou la vessie et les reins
en suppuration. L'irritation causée par la blennorrhagie est quelquefois si vive qu'elle excite
dans l'urètre un resserrement spasmodique assez
considérable pour supprimer entièrement le cours
de l'urine. Il n'y a pas de portion de l'urètre dans
laquelle ce spasme ne puisse avoir lieu; on l'observe néanmoins le plus ordinairement derrière
le scrotum ou près de la prostate, dans la partie
membraneuse du canal. Il est rare que la constriction spasmodique de l'urètre soit l'effet consécutif de la blennorrhagie, lorsque les parois de
ce canal sont saines d'ailleurs : mais il peut accompagner le rétrécissement habituel et permanent
de l'urètre par quelqu'une des causes dont nous
avons parlé. On juge que l'embarras est dû tout-
à-la-fois au rétrécissement permanent et au
spasme quand il est dans certains instans très-
fort, et que peu après, peut-être au bout de
quelques heures, il paraît considérablement diminué ou presque totalement dissipé. Si cette
complication du rétrécissement permanent de
l'urètre avec le spasme échappait à la sagacité
du Chirurgien, et qu'il se persuadât que la difficulté ou l'impossibilité de l'excrétion de l'urine
dépend uniquement de la première de ces causes,

il ne manquerait pas de faire des tentatives pour passer une bougie ou une sonde, et ces tentatives seraient non-seulement inutiles, mais encore nuisibles, en augmentant l'irritation et le spasme. Ce spasme cède aisément aux bains, aux antispasmodiques, aux embrocations sur le périnée avec un liniment opiacé et camphré, aux lavemens émolliens et anodins, et surtout à l'opium par la bouche, ou mieux encore en injection par l'anus.

Comme nous l'avons dit précédemment, la blennorrhagie est la cause la plus ordinaire du rétrécissement chronique et permanent de l'urètre ; mais rarement il survient immédiatement après la blennorrhagie dont il est la suite. Souvent cette dernière maladie étant guérie en apparence, le rétrécissement se déclare un an, trois ans, six ans après ; quelquefois vingt années et plus se sont écoulées depuis que l'écoulement vénérien a disparu. Cet écoulement ne cesse pas toujours avant que le rétrécissement se manifeste ; il arrive au contraire quelquefois qu'il persiste sans interruption ou avec des intervalles plus ou moins longs.

Le rétrécissement de l'urètre a pour l'ordinaire une marche fort lente ; le malade ne s'aperçoit qu'il existe que quand il subsiste depuis long-temps. Il n'est presque jamais accompagné de douleur, à moins que l'écoulement de l'urine ne soit fort gêné ; c'est pourquoi le malade y fait peu d'attention et néglige les moyens propres à arrêter les progrès de la maladie et à la guérir.

Cette maladie à laquelle on a donné le nom de strangurie vénérienne, présente les symptômes suivans : les malades s'aperçoivent d'abord que l'urine, au lieu de couler à plein canal et d'un jet égal et uniforme, ne sort que par un petit filet. Cette diminution du jet de l'urine oblige à des efforts, et le plus souvent l'urine s'échappe en deux branches séparées, ou en formant deux spirales entrelacées. Lorsque le rétrécissement de l'urètre est très-considérable, les plus grands efforts ne peuvent faire jaillir l'urine qui tombe alors perpendiculairement, par un filet continu ou seulement goutte à goutte. C'est ce qu'on appelle vulgairement *pisser sur ses souliers*. On voit des malades chez lesquels l'embarras de l'urètre est si fort, qu'ils ne peuvent uriner qu'en plongeant l'extrémité de la verge dans de l'eau froide et en faisant les plus grands efforts. On en voit d'autres qui sont obligés de comprimer et de tirailler le pénis. On observe dans plusieurs malades qui ont l'urètre rétréci, que l'éjaculation de la semence se fait entièrement et librement, mais que dans d'autres il y a un obstacle qui retient cette matière au moment qu'elle est poussée par les muscles éjaculateurs, et qu'elle ne sort du canal que par son propre poids, peu de temps après que l'orgasme vénérien a cessé. Comme la vessie ne se vide presque jamais complètement chez les personnes attaquées de strangurie, les besoins d'uriner sont fréquens ; l'urine, en séjournant dans la vessie, s'altère, se trouble et prend de l'odeur ; elle dépose un sédiment muqueux, glaireux, de couleur blanche tirant un peu sur le gris ; phénomènes qui peuvent faire croire à un catarrhe de la vessie ; mais qui se dissipent avec l'idée de cette maladie lorsqu'on a réhabilité l'urètre dans son diamètre naturel et rendu le cours de l'urine libre. Il arrive souvent que la strangurie vénérienne est accompagnée d'incontinence d'urine. Dès le commencement de l'incontinence, le malade, après avoir uriné, ne peut pas faire agir cette espèce de ressort de la vessie, qui expulse, comme par éjaculation, les dernières gouttes d'urine, de sorte que ces gouttes coulent involontairement le long du canal, et sortent quelques momens après. Ce phénomène est causé le plus souvent par le gonflement squirrheux de la prostate qui gêne la contraction du sphincter de la vessie, et l'empêche de se fermer exactement. Mais il peut dépendre aussi de la pluralité des obstacles du canal ; lorsqu'il y en a deux ou trois à quelque distance les uns des autres, l'urine qui occupe les intervalles de ces obstacles, après que la vessie s'est déchargée, doit sortir plus tard involontairement, parce que la force qui l'a expulsée de la vessie a cessé d'agir.

Les symptômes qui viennent d'être rapportés, joints aux circonstances commémoratives, ne laissent aucun doute sur l'existence de la stranguric vénérienne. Cependant avant de porter un jugement sur la nature de la maladie, il convient d'explorer l'urètre en y portant une bougie, ou mieux encore une sonde qui n'est point arrêtée par les plis de la membrane interne de l'urètre, ou par la courbure de ce canal, comme peut l'être une bougie. A la vérité, la sonde ou la bougie ne fait point connaître la nature de l'obstacle ; mais elle indique l'endroit de l'urètre où cet obstacle réside.

Chez les hommes qui sont attaqués d'un rétrécissement de l'urètre, le jet de l'urine diminue peu-à-peu, comme je l'ai dit. Cet état subsiste plus ou moins de temps ; ensuite dans une occasion où le malade s'est écarté d'un régime régulier, ou s'il a usé d'un remède irritant, il se déclare une rétention d'urine qui dure plusieurs jours et qui oblige d'employer des remèdes relâchans; après quoi le cours de l'urine se rétablit le plus souvent, comme il était auparavant, jusqu'à ce que les mêmes causes renouvellent la rétention.

Le rétrécissement de l'urètre donne souvent lieu à une crevasse plus ou moins grande des parois de ce canal, entre l'obstacle et le col de la vessie. L'urine qui s'échappe par cette ouverture s'infiltre dans le tissu cellulaire voisin, et donne lieu à la formation d'un dépôt dont l'ouverture dégénère en une fistule, lorsque la maladie est abandonnée à elle-même.

Pour exposer avec méthode le pronostic et le traitement de la strangurie par vice organique de l'urètre, il convient de la considérer dans ses différens degrés et sous ses divers aspects : 1.º lorsquelle ne consiste encore que dans une difficulté d'uriner plus ou moins grande ; 2.º lorsque le cours de l'urine est entièrement supprimé ; 3.º lorsqu'il s'est formé une crevasse à l'urètre et que l'urine s'est infiltrée dans le tissu cellulaire voisin ; 4.º enfin, lorsque l'abcès où les abcès qui résultent de cette infiltration ont dégénéré en fistules.

Dans son principe, le rétrécissement de l'urètre est une maladie très-simple dont on obtiendrait facilement et en peu temps la guérison par l'usage des bougies ; mais le plus souvent les malades, ou ne s'en aperçoivent point, ou, s'ils s'en aperçoivent, comme ils n'éprouvent ordinairement aucune douleur, s'en inquiètent peu, et ne réclament pas les secours de l'art. Cependant le rétrécissement augmente peu-à-peu, l'excrétion de l'urine devient de plus en plus difficile ; ce liquide ne sort que par un filet très-mince ou même goutte à goutte, et la moindre cause peut en arrêter le cours. Dans cet état, la maladie est beaucoup plus fâcheuse ; elle expose le malade aux accidens les plus graves, et on ne peut la guérir qu'en faisant usage des bougies ou des sondes avec la plus grande exactitude pendant fort long-temps. Le rétrécissement de l'urètre est une maladie purement locale, qu'on ne peut guérir que par des moyens locaux : ces moyens sont les bougies et les sondes.

Lorsqu'une sonde de gomme élastique du plus petit calibre, poussée avec toute la force que la prudence permet d'employer, ne peut pas franchir le rétrécissement et pénétrer jusque dans la vessie, il faut avoir recours aux bougies. Celles dont les Chirurgiens du dix-septième siècle et du commencement du dix-huitième, faisaient généralement usage étaient de plomb. Les uns les employaient sur la fin de la cure du rétrécissement, pour cicatriser l'ulcère qui résultait des consomptifs dont on faisait usage dans la vue de détruire les embarras de ce conduit, et de faciliter la libre émission de l'urine. D'autres se servaient de ces bougies dès le commencement du traitement, afin de dilater le canal et de le tenir en forme. Mais les bougies de plomb ont plusieurs inconvéniens : passées à la filière elles ont une forme exactement cylindrique, ce qui les empêche de s'insinuer dans le rétrécissement à moins qu'elles ne soient extrêmement fines, et alors elles sont si faibles qu'elle cèdent ou plient au moindre effort ; quand elles ont une certaine grosseur, leur dureté et leur peu de flexibilité les rendent peu faciles à supporter. Pour leur

donner un peu de flexibilité et peut-être aussi
dans l'intention de leur procurer une vertu ap-
propriée à la cause première de la maladie, la
plupart des Chirurgiens les frottaient avec du
mercure, qui s'amalgamant avec le plomb, lui
ôtait une partie de sa ténacité. En effet lorsqu'elles
ont été préparées de cette manière, elles deviennent cassantes, ce qui expose les malades aux
dangers d'une opération plus pénible et plus
grave qu'on ne pense, si la portion de bougie
rompue est encore dans l'urètre, ou à la nécessité de se faire tailler, si cette portion de bougie
se glisse dans la vessie, et s'incruste de matières lithiques. Ces divers inconvéniens ont
fait abandonner depuis long-temps les bougies de plomb. Anciennement on faisait aussi
des bougies avec de la baleine, de la corde à
boyau, ou avec de la cire dans laquelle on avait
trempé des mèches de coton. Les bougies de baleine ne sont pas cassantes; mais elles sont très-
dures, et l'effort qu'elles font pour se redresser
augmente la pression incommode qu'elles exercent sur l'urètre. Les bougies de corde à boyau
ont l'avantage de se gonfler par l'humidité qui
transsude du canal; c'est sans doute ce qui les a
fait adopter par des praticiens distingués; mais
lorsqu'elles sont fines, on les introduit très-difficilement, parce qu'elles n'ont pas de consistance,
et quand elles sont assez grosses et assez fermes
pour résister, elles peuvent déchirer la membrane interne de l'urètre et creuser une fausse
route, surtout si l'on a aminci leur extrémité pour
en faciliter l'introduction. D'ailleurs, comme
elles se gonflent inégalement en séjournant dans
le canal, on ne peut les retirer sans s'exposer à
déchirer sa membrane interne, et sans faire souf-

frir le malade. Les bougies de cire étendue sur une mèche, sont sujettes à s'amollir ou à casser; et dans ce dernier cas il est possible qu'une portion de cire quitte la mèche, reste engagée dans l'urètre, ou aille se perdre dans la vessie et y devienne le noyau d'une pierre.

Aujourd'hui l'on ne se sert que de bougies emplastiques et de celles de gomme élastique.

Les bougies emplastiques sont composées avec des bandelettes de vieux linge, d'un tissu fin et serré, enduites sur leurs deux faces, aussi également que possible, d'un emplâtre quelconque, roulées d'abord soigneusement avec les doigts suivant leur longueur, et ensuite sur un marbre bien poli avec un plateau de bois très-lisse aussi. Ces bandelettes doivent avoir de neuf à onze pouces de long : l'épaisseur de la toile et celle de l'emplâtre qui la couvre doivent déterminer la largeur de la bandelette. En général, lorsque la toile a la finesse convenable et qu'on y a étendu l'emplâtre avec soin, une bandelette de sept à huit lignes de largeur doit former une bougie de grosseur médiocre. Mais comme les bougies doivent être plus grosses à une extrémité qu'à l'autre, on rétrécit la bandelette, en enlevant une languette triangulaire, longue d'environ deux pouces, à l'extrémité qui doit former la pointe de la bougie. Toutefois il ne doit point y avoir une trop grande différence entre la grosseur de cette pointe et celle de l'extrémité opposée, sans quoi, cette dernière qui correspond au gland causerait de l'irritation dans cette partie, et rendrait la présence de la bougie douloureuse. On a varié les formules de la substance emplastique dont on enduit le linge qui sert à fabriquer les bougies, suivant les opinions qu'on avait de la nature des obstacles qui s'opposaient au passage de l'urine. Comme le plus grand nombre des praticiens pensaient que ces obstacles consistent dans une excroissance fongueuse qui bouche le canal, on ajoutait à la composition des bougies des cathérétiques pour détruire ces excroissances. Les uns mettaient les cathérétiques avec toute la composition, et les autres, après avoir formé les bougies avec un emplâtre simple, plaçaient un onguent corrosif à leur extrémité, afin qu'il n'y eût que l'endroit occupé par l'excroissance qui subît l'action de ce remède. Mais de quelque manière qu'on s'y prît pour porter les corrosifs dans l'urètre, ces remèdes causaient souvent des désordres considébles; ils irritaient les parois du canal, et en occasionnaient le gonflement et l'inflammation. Saviard (Obs. 74) et plusieurs autres observateurs en ont rapporté de pernicieux effets, qui ont obligé à recourir promptement à des opérations auxquelles les malades ont succombé. Aussi ces remèdes ont-ils été bannis de la pratique chirurgicale.

De quelque matière que soit faite une bougie qui a séjourné un certain temps dans l'urètre, on ne la retire jamais sans qu'elle soit couverte d'une matière muqueuse. Cette matière dont la sécrétion est déterminée par l'irritation mécanique que la bougie excite sur la membrane muqueuse du canal, a été regardée par un grand nombre de praticiens comme du pus dont la formation est nécessaire à la guérison de la maladie. En conséquence, on s'est attaché à donner aux bougies des qualités propres à faire naître la suppuration; mais l'expérience ayant appris que cette prétendue suppuration est excitée par

les sondes métalliques et par les sondes et les
bougies de gomme élastique qui n'ont aucune
propriété médicamenteuse, comme par les bougies emplastiques, dès-lors on n'a plus cherché
à rendre les bougies suppuratives ni fondantes,
et on a regardé toute composition d'emplâtre
bonne, pourvu qu'elle ne soit point irritante,
et que les bougies qu'on prépare avec cette composition soient tout à-la-fois assez solides pour
soutenir et comprimer la partie de l'urètre que
l'on se propose de dilater, et assez flexibles pour
causer le moins de malaise possible lorsqu'on
les introduit et qu'on les laisse séjourner dans
ce canal. Les bougies composées avec un mélange d'une demi-livre de diachylon simple, de
trois onces de cire et de six gros de bonne huile
d'olive réunissent ces deux avantages lorsqu'elles
sont bien faites. Comme il importe que les bougies soient parfaitement fabriquées, et que l'on
ne peut y parvenir que par une grande habitude, il vaut mieux s'en procurer des personnes
qui en font uniquement leur état, que d'essayer
de les faire soi-même : c'est pourquoi nous n'en
dirons pas davantage sur la manière de les préparer.

Les bougies de gomme élastique sont ou pleines
ou creuses. Les premières sont formées d'une
espèce de cordonnet de soie enduit de gomme
élastique. Ce cordonnet doit être moins gros à
l'une de ses extrémités qu'à l'autre, afin que la
bougie ayant une forme conique traverse plus
facilement la partie rétrécie de l'urètre. Les bougies creuses ne diffèrent des sondes qu'en ce
qu'elles n'ont pas d'yeux à leur extrémité. On
les garnit ordinairement d'un mandrin métallique flexible, qui, conservant la courbure qu'on

lui donne, en facilite l'introduction, et que l'on retire lorsque la bougie a pénétré assez avant. Ces bougies étant cylindriques, comme les sondes, franchissent difficilement le rétrécissement; ainsi elles ne peuvent convenir que quand l'urètre a déja été dilaté avec des bougies pleines; mais alors elles conviennent mieux que celles-ci parce que, étant plus flexibles, elles s'accommodent mieux à la direction du canal et fatiguent moins les malades. En général les bougies de gomme élastique sont préférables à celles que l'on fait avec des emplâtres; non seulement elles sont plus durables, mais on peut, en les introduisant, user de plus de force, et lorsqu'elles restent long-temps dans l'urètre, elles ne sont pas sujettes à se corrompre, ni à se fendre; il résulte moins d'inconvéniens de leur usage que de toutes les autres espèces de bougies.

Lorsqu'on veut entreprendre la cure du rétré-cissement de l'urètre par l'usage des bougies, il faut s'en procurer un nombre suffisant de dif-férentes grosseurs, de manière à pouvoir en trou-ver toujours une convenable, quel que soit le cas qui se présente. On doit avoir soin, lors-qu'on introduit pour la première fois une bou-gie, d'en choisir une d'un volume tel qu'on puisse la faire passer sans causer beaucoup de douleur: il vaut mieux commencer par une trop petite que de se voir obligé de la retirer après l'avoir portée jusqu'à l'obstacle. On ne peut guère se déterminer sur cet objet d'après la grosseur du jet que forme l'urine en sortant, parce qu'on voit des personnes qui semblent uriner presque à plein canal, quoiqu'elles aient l'urètre fort ré-tréci; pendant que d'autres, chez lesquelles le rétrécissement est moindre, urinent par un jet très-fin et souvent bifurqué, ce qui vient de la force plus ou moins grande avec laquelle la vessie pousse l'urine.

Lorsqu'on a fait choix de la bougie dont on veut se servir et qu'on l'a bien enduite d'huile, on procède à son introduction de la manière suivante : le malade doit être couché sur le bord droit de son lit, ou se tenir debout, le dos appuyé contre un mur, contre la cheminée ou contre un meuble, le corps légèrement penché en devant et les cuisses écartées. Dans le premier cas, le Chirurgien se place à la droite du malade et se tient debout; dans le second, il s'assied devant lui et un peu à sa droite. Il saisit la verge de la main gauche, comme dans l'opération du cathétérisme, et la tire en même temps doucement en avant pour tendre l'urètre et empêcher qu'il ne forme des plis qui pourraient arrêter la pointe de la bougie. Le Chirurgien prend la bougie avec les trois premiers doigts de la main droite, en porte l'extrémité dans l'orifice de l'urètre et l'enfonce doucement dans ce canal jusqu'au rétrécissement. Si elle le franchit, il continue de la pousser jusqu'à ce qu'elle soit parvenue dans la vessie, ce que l'on reconnaît par le défaut de résistance et par la facilité avec laquelle on peut la faire pénétrer plus avant en appuyant légèrement le doigt sur son extrémité. Si la bougie est arrêtée par le rétrécissement, on ne doit ni continuer de la pousser, ni la retirer sur-le-champ, pour en introduire de suite une plus fine. En continuant de l'enfoncer, si c'est une bougie emplastique d'un petit calibre, elle se plie sur elle-même en forme de zig-zag, ce qui peut faire croire qu'elle a franchi l'obstacle et pénétré au-delà ; mais lorsqu'on la retire, ce qui ne

se fait point ordinairement sans quelque douleur, on s'aperçoit qu'au lieu d'avancer dans le
canal, elle s'est repliée, et que les plis qu'elle
forme sont d'autant plus nombreux et plus
grands qu'on l'a poussée avec plus de force. Il
est facile de s'assurer si la bougie a dépassé le
rétrécissement et gagné du terrain, ou si elle
s'est repliée. Pour cela, il suffit de la lâcher et
d'appuyer avec le doigt sur son extrémité; car
si elle a franchi l'obstacle, la moindre pression
suffira pour la faire pénétrer plus avant; au lieu
que, si elle est repliée, on ne pourra l'enfoncer
qu'en exerçant une forte pression, et lorsqu'on
cessera cette pression, son élasticité la fera ré-
trograder. Ce mouvement rétrograde est beaucoup plus remarquable lorsque c'est une bougie
de gomme élastique; non-seulement parce que
ces sortes de bougies ont plus d'élasticité, mais
encore parce qu'elles ne se replient point comme
les bougies emplastiques. Dans certains sujets,
l'urètre est si sensible que le moindre contact
de la bougie contre l'endroit obstrué, suffit pour
produire de l'irritation et du spasme dans le rétrécissement même. Alors, si on continuait à
pousser la bougie, on augmenterait de plus en
plus l'irritation, et l'obstacle ne pourrait être
franchi. J'ai remarqué que dans ce cas, après
avoir suspendu les tentatives pendant deux ou
trois minutes, en laissant la bougie dans l'urètre, on la faisait ensuite pénétrer facilement,
en y employant un certain degré de force. Mais
l'expérience seule peut faire juger du degré de
force convenable pour faire passer sans danger
une bougie. En général, moins on fait de violence à la partie de l'urètre rétrécie, mieux cela
vaut. Il n'est quelquefois pas possible d'éviter

un peu de douleur; mais il faut bien prendre garde d'employer un degré de force capable de faire saigner l'urètre, et quand cela arrive, retirer à l'instant la bougie, crainte de faire une fausse route si on continuait de l'enfoncer avec force. Lorsque la bougie est arrêtée par le rétrécissement, il arrive quelquefois qu'en la retirant un peu à soi, et l'enfonçant ensuite avec le degré de force que la prudence permet d'employer, on lui fait franchir ce rétrécissement; mais si après différentes tentatives, on ne peut pas la faire passer, il faut la retirer et employer une bougie plus fine pour une autre tentative que l'on ne fera que le lendemain, afin de ne pas courir le risque de causer de inflammation dans le canal.

Lorsque la bougie est introduite à la profondeur convenable, si elle est trop longue, on en retranche une partie en la coupant avec des ciseaux, à un pouce environ de l'extrémité de la verge; ensuite on la fixe de la même manière qu'une sonde de gomme élastique, afin qu'elle ne puisse ni sortir ni pénétrer plus avant. La bougie peut être introduite à toutes les heures du jour; cependant il importe que le malade garde le plus parfait repos tant qu'elle séjourne dans l'urètre. Plusieurs Chirurgiens veulent qu'on ne l'introduise qu'au moment où le malade est sur le point de se mettre au lit, ou lorsqu'il est déjà couché, et qu'on la laisse la nuit dans le canal. Cette méthode peut convenir pour ceux qui ne sont pas sujets à avoir des érections en dormant; mais on ne doit, dans le cas contraire, l'adopter jamais, parce qu'il en résulte ordinairement des douleurs qui obligent les malades à retirer la bougie.

Il n'est guère possible de déterminer au juste le temps que la bougie doit rester dans l'urètre : cela dépend du degré de sensibilité de ce canal. On voit des malades dont l'urètre est si sensible qu'ils ne peuvent garder la bougie pendant quelques minutes sans éprouver beaucoup de douleur, et à qui il faut plusieurs jours et même des semaines avant qu'ils puissent la supporter un quart d'heure ou une demi-heure. En général, dans les premiers jours on ne doit laisser la bougie dans l'urètre que peu de temps, une demi-heure, par exemple, afin que le canal s'y habitue peu-à-peu. Dans la suite, on la laisse séjourner davantage et on ne la retire que lorsque le besoin d'uriner se fait sentir. Communément alors on ne réintroduit la bougie que le lendemain ; mais dans le temps qui s'écoule entre une introduction et la suivante, la partie du canal qui est obstruée revient sur elle-même et l'on perd en quelque sorte ce qu'on avait gagné la veille. Il est donc plus avantageux de réintroduire la bougie immédiatement après que le malade a uriné. J'ai remarqué que de cette manière la bougie pénètre plus facilement et que l'on arrive plus promptement au résultat qu'on se propose. Lorsqu'on est parvenu à introduire une bougie un peu plus grosse que celle dont on s'est d'abord servi, et qu'on peut la faire pénétrer jusque dans la vessie, si le malade peut uriner sans douleur malgré sa présence, on doit la laisser pendant vingt-quatre heures, la retirer ensuite et la remplacer immédiatement par une autre, après avoir fait uriner le malade, s'il en sent le besoin. Les bougies emplastiques ne peuvent guères servir qu'une fois ou deux ; c'est pourquoi les malades doivent en avoir une bonne pro-

vision. Il n'en est pas de même de celles de
gomme élastique ; la même bougie peut servir
pendant long-temps sans être altérée. On emploie
des bougies successivement plus grosses à mesure que le canal se dilate ; mais il ne faut pas
passer trop tôt des bougies d'un calibre déterminé à celles qui sont plus grosses ; ce n'est
qu'après avoir employé pendant plusieurs jours
des bougies d'une certaine grosseur qu'on doit en
passer d'une grosseur immédiatement au-dessus.
En continuant l'usage des bougies pendant un
temps convenable, avec l'attention de se servir
de bougies successivement plus grosses, en proportion de la facilité qu'on a de les introduire,
on parvient à rétablir l'urètre dans son diamètre
naturel et même à le dilater au-delà de ce diamètre. Mais l'on atteint plus sûrement et plus
promptement ce but, si, après avoir opéré un
certain degré de dilatation, on substitue aux
bougies des sondes de gomme élastique. Le moment de faire cette substitution est celui où l'on
juge qu'une sonde n.° 3 ou 4 pourra franchir la
partie de l'urètre qui est rétrécie et pénétrer dans
la vessie. Quand cette sonde sera introduite, on
la laissera en place pendant cinq à six jours ;
ensuite on la remplacera par une autre sonde d'un
numéro immédiatement au-dessus, qui, après
avoir séjourné pendant cinq ou six jours dans la
vessie sera remplacée par une sonde plus grosse;
et l'on continuera ainsi jusqu'à ce qu'on puisse
passer une sonde n.° 8 ou 9. La présence continuelle de la sonde dans l'urètre, outre qu'elle
cause moins d'irritation dans ce canal que l'introduction journalière des bougies, a l'avantage
d'exercer sur les parois de l'urètre une compression permanente propre à effacer l'obstacle,

quel qu'il soit, qui le rétrécit, et par conséquent
de procurer une guérison qui se soutient plus
long-temps que celle qu'on obtient par le moyen
des bougies. Aussi je n'emploie celles-ci que dans
le cas où il est impossible d'introduire la sonde
la plus fine, et aussitôt qu'elles ont préparé la
voie, je les remplace par les sondes de gomme
élastique. Cependant il est un cas où il y aurait
de l'inconvénient à suivre cette méthode : c'est
lorsque la vessie est si sensible que la présence
de la sonde cause beaucoup de douleur et des
envies fréquentes d'uriner. Dans ce cas, la présence de cet instrument, si le malade avait le
courage de le supporter, ne manquerait pas de
causer l'inflammation de la membrane muqueuse
de ce viscère. Alors on doit renoncer aux sondes
et se servir des bougies, dont il faut même suspendre l'usage pendant quelque temps si elles
causent trop de douleurs. Les boissons relâ-
chantes et adoucissantes, les lavemens émolliens,
les demi-bains ou bains de fauteuil, un régime
tempérant et adoucissant, si utile dans tous les
cas, conviennent particulièrement dans celui-ci.

On ne peut dire d'une manière précise combien
de temps il faut continuer l'usage des sondes ou
des bougies. Cela dépend de plusieurs circonstances auxquelles le Chirurgien doit faire beaucoup d'attention.

Si le rétrécissement de l'urètre n'est ni fort
ancien, ni très-considérable, si l'introduction
des bougies a été facile, si l'on a pu leur substituer promptement les sondes de gomme élastique,
si le malade a pu porter celles-ci constamment
sans en être incommodé ; enfin si l'urine recom-
mence promptement à couler avec liberté et
par un gros jet, il est moins nécessaire d'insister

sur leur usage. Dans les circonstances contraires,
et surtout lorsqu'on n'a pas pu se servir des sondes
de gomme élastique à raison de la grande sensibilité de la vessie, on doit employer les bougies
fort long-temps. La guérison est rare avant
le troisième ou le quatrième mois, et souvent elle
est beaucoup plus longue.

L'urètre, comme tous les autres conduits ex-
créteurs, conserve, lorsqu'une fois il a été rétréci, une tendance si grande à se rétrécir de
nouveau, qu'on ne peut presque jamais regarder
comme complète la guérison de ce rétrécissement. En effet, tous les jours l'expérience prouve
que les personnes qui ont eu ce genre d'incommodité sont sujettes à y retomber si elles n'ont
pas la précaution de passer de temps en temps
une sonde ou une bougie pour conserver les bons
effets qu'elles en ont obtenu et empêcher la coarctation de l'urètre. La récidive de cette maladie
est surtout à craindre chez les hommes qui se
livrent aux excès de la table, pour ceux qui sont
obligés de voyager, et particulièrement chez ceux
qui s'adonnent aux plaisirs de l'amour.

Lorsque le rétrécissement est si considérable
que les bougies les plus minces poussées avec
toute la force que la prudence permet d'employer
ne peuvent le franchir, on peut tenter la cure de
la maladie en déterminant l'ulcération du rétrécissement au moyen des bougies, en le détruisant avec des caustiques, ou en le forçant avec
une sonde métallique.

Quand les bougies ou les sondes peuvent
passer à travers le rétrécissement, l'objet qu'on
se propose dans leur usage, est de dilater la portion de l'urètre qui est rétrécie, et de la rétablir
dans son diamètre naturel. Cet effet est produit

par la pression que la bougie exerce sur le rétrécissement, et peut-être aussi par une espèce
d'ulcération que sa présence produit sur les parties qu'elle comprime. Mais lorsque la plus petite bougie que l'on puisse avoir, assez ferme
cependant pour franchir l'obstacle, ne peut pas
passer, la dilatation devenant impraticable, on
emploie les bougies dans l'intention de produire
l'irritation et l'ulcération du rétrécissement.
Quand on n'a en vue que de produire cette ulcération, il n'est pas nécessaire de se servir de
bougies très-fines, puisqu'on ne peut pas les
faire passer dans la partie rétrécie du canal ;
elles doivent être fermes et d'une grosseur ordinaire, afin qu'elles agissent plus sûrement et
plus puissamment sur l'obstacle. On les introduira donc jusqu'au rétrécissement, et on les
fixera en cet endroit, de manière qu'elles ne puissent sortir du canal. Comme on ne se propose
que de produire une simple ulcération, la seule
présence de la bougie peut l'opérer par la pression qu'elle exerce et l'irritation qu'elle cause ;
mais on ne doit pas pousser la bougie avec trop
de force pour vaincre le rétrécissement qui est
la partie la plus dure de l'urètre ; car une pression trop forte et souvent répétée pourrait être
nuisible et déterminer la crevasse du canal à côté
du rétrécissement, avant que l'ulcération de
celui-ci ait eu le temps de se former. Cet accident arrive plus facilement si le rétrécissement
se trouve à la courbure de l'urètre, parce que la
bougie n'ayant pas la même direction, son extrémité ne peut être appliquée exactement sur le
rétrécissement ; elle se porte sur le côté et exerce
son action sur la membrane interne de l'urètre
dont elle peut déterminer l'ulcération. Alors,

si l'on continue encore plus long-temps la même pression, la bougie se frayera une autre route au delà du rétrécissement, dans le tissu spongieux du canal, ou bien elle glissera devant le rectum et pourra même pénétrer dans cet intestin, comme je l'ai vu sur un malade qui s'introduisait lui-même des bougies, et qui ne s'aperçut qu'il avait fait une fausse route et percé le rectum que lorsqu'il retira la bougie couverte de matières fécales. Cette manière d'employer les bougies est longue et incertaine. Il s'écoule souvent plusieurs mois avant que la partie que l'on se propose d'ulcérer, le soit au point d'admettre une bougie par le moyen de laquelle on puisse tenter la dilatation comme dans le cas où les bougies passent par la partie rétrécie. Quelquefois il est impossible d'ulcérer le rétrécissement comme je l'ai vu plusieurs fois, surtout chez des personnes qui avaient été traitées précédemment par la pierre infernale. Il arrive aussi quelquefois que l'usage prolongé des bougies dans l'intention d'ulcérer le rétrécissement cause une irritation si considérable dans l'urètre, qu'il en résulte un spasme violent ou une inflammation qui augmente la difficulté d'uriner, peut même produire la rétention d'urine, et que les malades fatigués de douleurs ne peuvent supporter les bougies ou ne veulent pas en continuer l'usage. Ces évènemens se manifestent plus rarement à la vérité, ou sont moins fâcheux quand le canal est moins irritable ou qu'on a commencé par l'accoutumer à la présence des bougies avant de tenter le procédé de l'ulcération, ou la pression nécessaire du bout de la bougie pour la produire. Au reste, la crainte de faire une fausse route ou de faire naître l'inflammation, la longueur du traitement et l'incertitude du succès doivent éloigner de recourir à ce procédé.

La destruction des obstacles qui produisent la strangurie à la suite de la blennorragie peut aussi être produite par les médicamens cathérétiques et escarrotiques. Les anciens qui ne reconnaissaient guères d'autres obstacles dans l'urètre que les caroncules ou carnosités, travaillaient uniquement à les consumer par les corrosifs qu'ils introduisaient au moyen des bougies, et à consolider ensuite, par des cicatrisans, les petits ulcères qui restaient à la racine de ces excroissances. On voit dans les écrits des Médecins et des Chirurgiens du 17.ᵉ siècle, quantité de machines inventées à ce dessein, et grand nombre de formules d'onguens corrosifs ou desséchans. Mais, comme nous l'avons dit précédemment, les vives douleurs, l'inflammation que ces remèdes occasionnaient dans le canal et dans les parties voisines, en ont fait proscrire l'usage. On a renoncé aussi à des remèdes moins actifs; tels que la poudre de sabine incorporée dans du beurre frais dont Guillaume Loyseau s'est servi pour guérir Henri IV, roi de France, d'un rétrécissement de l'urètre qui provenait de blennorrhagies, et qui lui causait des difficultés d'uriner. Il n'est guères possible que les cathérétiques, même les plus légers, agissent sans occasionner une irritation plus ou moins vive dans le canal; et si l'inflammation fait des progrès, malgré l'usage des injections et des émolliens appliqués à l'extérieur, il peut s'ensuivre des accidens graves et même la mort, comme Saviard l'a observé. Ajoutez à cela que ces remèdes ne bornent pas leur action à la partie rétrécie, ils l'étendent sur les parties saines, ce qui est une nouvelle source de dangers.

Les cathérétiques n'ont pas toujours été employés sous forme d'onguent pour détruire les rétrécissemens de l'urètre. On s'est servi de la pierre infernale dans la même intention. La manière d'employer ce caustique a été particulièrement décrite par François Roncalli, dans un ouvrage imprimé en 1720 (1). L'instrument dont ce Médecin faisait usage pour porter la pierre infernale dans l'urètre, ne diffère pas de celui de Hunter dont nous allons parler.

Il y avait déjà long-temps que cette pratique était abandonnée, lorsque Jean Hunter a tenté de la faire revivre. Ce célèbre Chirurgien dit en avoir obtenu des succès qui ont surpassé ses espérances. L'appareil dont il se servait pour appliquer le caustique immédiatement sur la partie rétrécie, consiste en une canule d'argent ouverte par les deux bouts, à peu-près de la grosseur d'une algalie ordinaire, et d'un porte-crayon un peu plus long que la canule, dans lequel est fixée la pierre infernale. La canule est garnie d'un stylet d'argent de la même longueur, portant un anneau à une de ses extrémités et à l'autre un bouton de même grosseur que la canule, formant une espèce de bouchon qui doit s'avancer au-delà du bout de la canule qui entre dans l'urètre, de manière que ce bout se trouve arrondi. Ce stylet à bouton, qui ferme la canule, empêche qu'elle ne blesse le canal pendant son introduction, et qu'elle ne se rem-

___

(1) *Exercitatio agens novam methodum extirpandi carunculas et curandi fistulas urethrœ. Brixiœ,* 1720, *in-8.*

plisse de mucus, qui, s'amassant à son extrémité, pourrait dissoudre trop tôt le caustique
et en empêcher l'application au rétrécissement :
au moyen de la canule le caustique ne peut agir
que sur la partie du canal où cet instrument est
arrêté. Lorsque la canule garnie de son stylet
est introduite dans l'urètre jusqu'au rétrécissement, l'on retire le stylet et l'on y substitue le
porte-crayon chargé du caustique qu'on laisse
une minute environ sur le rétrécissement ; on
le retire ensuite et l'on injecte aussitôt de l'eau
par la même canule, pour entraîner au-dehors
toutes les parties du caustique qui pourraient
être dissoutes dans le canal et l'irriter. On réitère
cette application tous les deux ou trois jours,
selon que l'escarre est plus ou moins long-temps
à se détacher, et l'on continue jusqu'à ce que
la canule puisse passer à travers le rétrécissement ; enfin, on termine la cure avec les bougies. Cette opération est très-ingénieuse, et
l'exécution en paraît simple et aisée ; mais elle
présente de grands inconvéniens qui empêche-
ront toujours un Chirurgien prudent de l'entreprendre : 1.º comme on ne peut introduire de
cette manière qu'une très-petite quantité de nitrate d'argent, il est toujours à craindre qu'il
ne s'échappe ou ne se brise, et si cela arrivait
il en résulterait des tourmens affreux ; on ne
pourrait ni le retirer, ni l'affaiblir par les injections ; 2.º on n'est pas sûr que le caustique agira
toujours dans la direction du canal, et qu'il ne
produira pas une escarre de toute l'épaisseur
de ce conduit, et par conséquent qu'il ne fasse
une fausse route. Hunter a senti cet inconvénient et n'en augure rien de fâcheux, pourvu
qu'on rentre dans l'urètre et qu'on parvienne

avec les bougies jusque dans la vessie. Il regarde
ce nouveau conduit comme aussi propre à donner passage aux urines que le canal naturel. On
conçoit en effet, que si l'on continue long-temps
les bougies, cette portion factice du canal restera pendant leur usage assez dilatée pour que
l'urine y passe librement; mais il paraît fort
douteux que cette nouvelle route se conserve
toujours dans le même état et qu'il ne s'y forme
dans la suite un rétrécissement plus difficile à
vaincre que le premier. D'ailleurs n'est-il pas à
craindre que, quand le caustique sera une fois
sorti de la voie naturelle, on ne puisse pas le
ramener dans la direction du canal, surtout si
le rétrécissement se trouve à la courbure de l'u-
rétre, sous le pubis? Alors plus on avancera,
plus on aggravera la maladie; 3.° le nitrate d'argent, en se dissolvant, étend toujours son action
au-delà de l'endroit sur lequel il est appliqué :
ainsi, en supposant qu'on puisse le porter sur
le rétrécissement avec exactitude, il est encore
à craindre que son action ne s'étende sur les parties voisines et n'y produise une impression dont
les suites peuvent être fâcheuses; 4.° la plupart
des rétrécissemens de l'urètre se trouvant au-delà
de la courbure de ce canal, il n'est pas possible
de porter jusque-là une canule droite aussi étroite
que doit l'être un tube destiné à servir de conducteur à un autre corps. Hunter, pour remédier à cet inconvénient, propose à la vérité de
de rendre flexible l'extrémité de la canule qui
doit entrer dans l'urètre et de lui donner la
forme de l'algalie d'argent ordinaire. Mais cette
correction, qui semble en apparence rendre l'invention plus ingénieuse, en augmente évidemment le danger. Le petit bout de pierre infer-

nale retenu dans le porte-crayon, peut, en traversant ainsi un tube courbe, se rompre ou sé détacher plus facilement que si le tube était droit; il n'est pas possible d'ailleurs de le fixer sur un point déterminé avec autant de fermeté et de précision; 5.° en admettant même que l'on puisse porter le nitrate d'argent jusque sur l'endroit rétréci de l'urètre, l'obstruction est en général si étendue dans les cas qui ne permettent pas l'introduction de la bougie ou de la sonde, qu'il faudrait pour la détruire une très-grande quantité de pierre infernale; et quelque soin, quelque précaution que l'on prît en appliquant ce caustique, il serait presque impossible de ne pas endommager extrêmement les parties saines de l'urètre contiguës; 6.° lorsque le rétrécissement est assez considérable pour résister aux bougies ou aux sondes introduites avec un degré de force suffisant, on doit peu compter, ou même on ne doit point compter du tout sur le caustique pour la guérison. En effet, on sait combien il est difficile de détruire, même dans les autres endroits du corps les bords calleux d'un ulcère avec la pierre infernale; souvent même il semble s'engendrer de nouvelles parties avant la chute de l'escarre. Il résulte de ce que nous venons de dire sur les inconvéniens de la pierre infernale, que dans plusieurs cas ce caustique ne peut nullement remplir l'objet qu'on se propose, et que dans tous il expose le malade à des accidens plus ou moins graves qui doivent déterminer à ne recourir à ce moyen qu'à la dernière extrémité, et qu'après s'être convaincu par des essais multipliés que l'introduction des bougies et même celle de la sonde est impossible; ce

qui doit être infiniment rare pour une main habile et exercée à cette opération.

Malgré ses inconvéniens, la méthode de Hunter a trouvé un zélé partisan dans M. Everard
Home , Chirurgien de l'hôpital Saint-Georges ,
à Londres. Selon ce Chirurgien , il n'y a point
ordinairement d'altération organique dans le
tissu de l'urètre , lors du rétrécissement de ce
canal , mais bien une contraction spasmodique
permanente des fibres transversales de sa membrane muqueuse , d'où résulte une obstruction
qu'on peut facilement détruire au moyen du
caustique. Mais tout porte à croire que, si l'obstruction de l'urètre dépendait uniquement du
spasme de ses parois , les bougies seules suffi-
raient pour surmonter cet obstacle , et dès-lors
le caustique serait tout-à-fait inutile. Au reste ,
M. Home a apporté à la méthode de Hunter
une modification qui , loin d'être un perfectionnement , nous semble ajouter aux inconvéniens
de cette méthode. Son procédé consiste à introduire dans l'urètre une bougie de moyenne
grosseur pour frayer le chemin , et s'assurer de
la profondeur à laquelle se trouve le rétrécissement. On marque cette distance sur une bougie
dans la petite extrémité de laquelle se trouve
enchâssé un morceau de pierre infernale qui ne
la dépasse que d'une ligne environ, et dont le
bout est arrondi. On introduit avec célérité ,
jusqu'à l'obstacle , cette dernière bougie, et on
l'y maintient fixement pendant une minute, ou
un peu plus longtemps, en raison de la sensibilité du malade, exerçant d'abord une forte pression qu'on diminue par degrés pour ne point
fausser la bougie qui se ramollit par la chaleur.
M. Home prétend que la guérison du rétrécisse-

ment de l'urètre, produite par ce procédé , est complète et radicale , c'est-à-dire , que le malade peut se dispenser de faire usage des bougies de temps en temps , sans être exposé à la récidive de la maladie ; mais l'expérience démontre le contraire. J'ai vu plusieurs malades qui avaient été traités par ce procédé , en Angleterre et ailleurs , et chez lesquels l'urètre s'est rétréci de nouveau , parce qu'ils avaient négligé d'introduire une bougie de temps à autre. J'ai remarqué que ce rétrécissement était d'autant plus considérable et plus difficile à surmonter , que l'application du caustique avait été plus souvent répétée ; au point que sur un malade qui avait subi quinze ou vingt fois l'action de la pierre infernale , je n'ai jamais pu franchir le rétrécissement avec une sonde d'argent conique presque pointue , poussée avec toute la force possible. Au reste , le procédé de M. Home a un inconvénient qui lui est particulier , c'est d'exposer la membrane interne de l'urètre à l'action de la pierre infernale. En effet , avec quelque promptitude qu'on enfonce la bougie jusqu'à l'obstacle, il n'est guères possible qu'en parcourant l'urètre , le caustique n'agisse pas sur la membrane muqueuse de ce canal. Dans ce procédé , l'orifice de l'urètre est surtout exposé à la cautérisation. J'ai vu un malade chez lequel, à la suite de plusieurs applications de la bougie chargée du caustique, cet orifice s'était rétréci au point que par la suite , le rétrécissement de l'urètre s'étant renouvelé , et l'usage de la sonde étant devenu nécessaire , je fus obligé , pour l'introduire , d'agrandir l'orifice de ce canal avec le bistouri.

Lorsque toutes les tentatives pour faire passer

les bougies les plus fines à travers le rétrécissement de l'urètre ont été inutiles, nous pensons
que, au lieu d'employer les caustiques dont
nous avons signalé les dangers, il vaut mieux
percer selon la direction de l'urètre, les parties
rétrécies de ce canal, avec une sonde métallique. Mais les sondes d'argent ordinaires ne sont
pas propres à remplir cet objet. Ces sondes
ayant une forme cylindrique, et leur extrémité
étant arrondie, leur passage à travers le rétrécissement est très-difficile et presque toujours
impossible. Aussi on a lieu d'être surpris des
succès que Desault a obtenus en se servant
d'une sonde ordinaire très-solide et de la grosseur des algalies d'enfant. Les rédacteurs des
ouvrages publiés sous le nom de cet homme
célèbre, attribuent la facilité avec laquelle il sondait des malades, que d'autres Chirurgiens n'a-
vaient pas pu sonder, aux mouvemens en tour
de vrille qu'il faisait exécuter à la sonde, et ils
entendent par-là un mouvement de cet instrument sur son axe. Mais la sonde étant courbée,
on ne comprend pas comment on pourrait la
faire tourner sur son axe dans l'urètre. Si l'on
cherchait à lui faire exécuter ce mouvement,
son bec décrirait un arc de cercle qui le porterait contre les parois de l'urètre qui pourraient
être déchirées. Il est plus probable que Desault
franchissait le rétrécissement en poussant avec
force contre l'obstacle suivant la direction du
canal. Quoi qu'il en soit, il est certain que Desault avait acquis une telle habileté pour le cathétérisme, que, pendant tout le temps qu'il a
exercé la Chirurgie à l'Hôtel-Dieu de Paris, il
n'a trouvé qu'un seul cas où il ait été obligé de
pratiquer la ponction de la vessie pour la réten-

tion d'urine causée par le rétrécissement de l'u-
rètre.

Ambroise Paré est , je crois, le premier qui ait
proposé de se servir de sondes différentes des
algalies ordinaires, pour sonder les personnes qui
ont l'urètre rétréci ou presque oblitéré. Ce célèbre Chirurgien, l'un des premiers auteurs qui
aient écrit sur les affections de ce canal, et qui
aient admis les carnosités, se servait pour les
détruire d'une sonde dont le bec avait des aspérités semblables à celles d'une lime ; ou bien il
employait une sonde dans laquelle il y avait un
stylet terminé par un bouton aigu. Quoique Paré
dise avoir fait de belles cures avec ces instrumens, il paraît qu'ils n'ont point été admis dans
la pratique, puisqu'on n'en trouve aucune mention dans les écrits postérieurs aux siens.

La Faye s'est servi avec succès d'une sonde à
dard, non pour perforer et traverser un rétrécissement de l'urètre, mais bien une tumeur
sarcomateuse de la vessie qui causait la rétention
de l'urine, et qui s'opposait à l'introduction des
algalies ordinaires dans la vessie. Voici le fait important qu'il a communiqué à Chopart, et que
celui-ci rapporte dans son Traité des maladies
des voies urinaires.

« Astruc, après avoir éprouvé long-temps
des difficultés d'uriner, eut une rétention complète d'urine. Il fit prier La Faye de venir le
sonder. Ce Chirurgien, après des tentatives infructueuses avec des sondes de différens diamètres, jugea par l'introduction du doigt dans le
rectum, et par la résistance que les sondes éprouvaient vers le col de la vessie, que l'obstacle provenait d'une tumeur située dans cette partie. Il
se décida pour lors à le franchir par le procédé

suivant. Il prit une algalie légèrement courbe,
ouverte seulement par les deux extrémités, et
qui contenait un stylet fort ou mandrin d'argent,
terminé d'un côté par un anneau, et de l'autre
par un dard ou poinçon triangulaire, qui excédait d'environ quatre lignes l'ouverture de l'algalie. Avant d'introduire la sonde dans l'urètre,
il tint le mandrin retiré à-peu-près d'un pouce
de l'extremité de cet instrument, et il eut soin
de ne point agir sur l'anneau du stylet pendant
l'introduction de l'algalie dans le canal. La sonde
étant parvenue à l'obstacle, La Faye introduisit
le doigt index profondément dans le rectum,
pour la diriger vers la vessie et éviter de la porter
entre la prostate et cet intestin ; puis il poussa
le mandrin jusqu'à cet obstacle, et voyant que
l'anneau du stylet n'excédait plus le niveau de
l'ouverture externe de la sonde, qu'à-peu-près
de la longueur du dard, ou de quatre lignes, il
l'enfonça avec force, et portant en même temps
la sonde dans la direction du col de la vessie, il
traversa les parties rénitentes, et parvint dans la
cavité de ce viscère : ce qu'il reconnut par le défaut de résistance que la sonde éprouva, et par
une espèce de liberté dont jouit alors le bout interne de cet instrument. Le mandrin étant retiré, il s'écoula par la sonde beaucoup d'urine.
On assujettit cet instrument, et on ne le retira
qu'au bout de quinze jours. La Faye en substitua
un autre d'un plus gros diamètre, et lorsque les
urines commencèrent à s'écouler entre la sonde
et l'urètre, il ne l'introduisit plus que le matin
et le soir, pour vider entièrement la vessie. Enfin
Astruc put s'abstenir pendant quelque temps de
l'usage de l'algalie. De nouvelles rétentions sur-
vinrent ; il n'y avait que la Faye qui pût y remé-

dier. Il se servait d'une sonde ordinaire; quand il était parvenu au col de la vessie, il la dirigeait du côté gauche, seule route que l'on pouvait suivre pour pénétrer dans ce viscère. Astruc vécut encore dix années, sujet à des difficultés d'uriner, et obligé d'avoir souvent recours à la sonde. Après sa mort, sa vessie fut ouverte. La Faye y trouva un fongus sarcomateux, dur, rénitent, de la grosseur du poing, dont les deux tiers se voyaient dans la cavité de ce viscère, et l'autre tiers s'étendait dans le col vers le vérumontanum. Il vit la route qu'il avait faite avec la sonde sur la partie latérale gauche de cette tumeur et par laquelle les urines s'écoulaient. »

Le succès que la Faye a obtenu en faisant usage d'une sonde à dard dans le cas qui vient d'être rapporté, porterait à croire qu'on pourrait se servir du même instrument pour surmonter les rétrécissemens de l'urètre qui s'opposent à l'introduction des bougies et à celle des algalies ordinaires ; mais les inconvéniens de cette sonde sont si évidens et si grands que personne n'a osé s'en servir et que probablement on ne s'en servira jamais.

Depuis plus de vingt ans j'emploie avec le plus grand succès des sondes coniques presque pointues, pour sonder les hommes dont l'urètre est tellement rétréci qu'il ne peut admettre ni les bougies, ni les sondes ordinaires les plus fines. Les sondes coniques doivent être d'un calibre moyen, et avoir des parois très-épaisses, afin qu'elles ne plient pas contre les obstacles qu'elles doivent surmonter. Leur grosseur doit aller en diminuant insensiblement, depuis le pavillon jusqu'à l'extrémité opposée qui se termine en pointe mousse. Les yeux ou ouvertures latérales

doivent être placées à deux lignes de distance
l'une de l'autre, pour que la partie de l'instrument à laquelle elles répondent ne soit pas trop
affaiblie. La partie de la sonde comprise entre
la dernière ouverture et l'extrémité de l'instrument doit être pleine et avoir quatre à cinq lignes
de longueur : cette partie qui est proprement le
bec de la sonde doit être plus ou moins pointue
suivant la dureté et la résistance de l'obstacle
que l'on veut surmonter. Le stylet que l'on met
dans les sondes coniques, doit être assez gros
pour les remplir exactement, afin qu'il ajoute à
leur force et les rende moins susceptibles de
plier contre l'obstacle.

Il y a bien peu de rétrécissemens de l'urètre,
quelles que soient leur situation et leur ancienneté, que l'on ne puisse franchir avec une sonde
conique. Cependant j'ai rencontré des cas dans
lesquels il m'a été impossible de surmonter les
obstacles, même avec les sondes les plus pointues ; et ç'a été presque toujours sur des malades
qui avaient subi plusieurs fois l'application de
la pierre infernale.

Avec les sondes coniques, on se fraye comme
une route artificielle dans la route même de la
nature, ou, en d'autres termes, une sorte de
ponction dans l'urètre même. Mais pour se servir avantageusement de ces sondes, il faut une
grande expérience et une longue habitude de
sonder ; il faut aussi être éclairé par les lumières
de l'anatomie pour suivre la direction du canal
urinaire, laquelle varie souvent par l'état pathologique des parties. Au reste, voici de quelle
manière on doit se servir de la sonde conique.
En parlant du cathétérisme, nous avons dit que
pour pratiquer cette opération il fallait saisir le

moment où la vessie contient une certaine quantité d'urine, afin de juger plus sûrement que la sonde est parvenue dans ce viscère, par le défaut de résistance qu'elle éprouve, et pour que son bec ne heurte pas les parois de la vessie. Cette précaution est surtout nécessaire ici, parce que la sonde étant conique, ce n'est point par le défaut de résistance, mais bien par la sortie de l'urine que l'on juge qu'elle est parvenue dans la vessie : d'ailleurs, comme la sonde est terminée en pointe émoussée, si on l'introduisait dans une vessie vide, il serait à craindre qu'elle n'en blessât les parois. Le malade étant couché sur le bord gauche du lit, le Chirurgien enfonce la sonde, bien graissée d'huile, doucement dans l'urètre jusqu'au rétrécissement ; lorsqu'elle y est parvenue, il porte profondément dans l'intestin rectum le doigt indicateur de la main gauche enduit de cérat ; ensuite il pousse en arrière la verge sur la sonde qu'il tient entre le pouce et le côté radial du doigt indicateur à demi fléchi, et comme les doigts peuvent glisser sur la sonde, et que par-là une partie de la force qu'on est obligé d'employer pour la faire avancer serait perdue, on doit placer entre elle et les doigts un morceau de linge. Les choses étant dans cet état, le Chirurgien enfonce la sonde suivant la direction de l'urètre, sans l'incliner ni d'un côté, ni de l'autre, avec une force proportionnée à la résistance qu'il éprouve. Le doigt indicateur de la main gauche qui sert, pour ainsi dire, de conducteur à la sonde, fait connaître si en avançant elle conserve la direction de l'urètre ou si elle s'en écarte, et dans ce dernier cas, de quel côté il faut la porter pour la ramener à cette direction. La profondeur à laquelle la sonde a pénétré, sa direction et la facilité d'en abaisser le pavillon font présumer qu'elle est parvenue dans la vessie : alors on retire le stylet, et si l'urine s'écoule, la présomption se convertit en certitude : l'opération est terminée ; mais comme l'urine commence à sortir aussitôt que l'ouverture latérale de la sonde qui est la plus voisine de son bec a dépassé le col de la vessie et que l'instrument n'excède ce col que d'environ quatre ou cinq lignes, il convient de l'enfoncer un peu plus dans la vessie, en prenant garde toutefois de la pousser trop avant, crainte de blesser les parois de ce viscère.

On n'est pas toujours assez heureux pour faire pénétrer la sonde jusque dans la vessie, à la première tentative. Il arrive quelquefois que dans cette tentative on ne peut surmonter la résistance opposée par le rétrécissement, ou que si on parvient à la vaincre, on ne peut faire avancer la sonde que de quelques lignes. Dans ce cas, à moins qu'il n'y ait rétention complète d'urine, on doit retirer la sonde et lui substituer une bougie, si le malade ne souffre pas ou ne souffre que très-peu, afin de conserver le terrain qu'on a gagné. On prescrit au malade une boisson tempérante et adoucissante, on lui fait prendre des demi-bains, des lavemens émolliens et anodins : s'il est très-irritable, on joint à ces moyens une potion antispasmodique dans laquelle on fait entrer vingt-cinq ou trente gouttes de teinture d'opium, et dont on donne une cuillerée toutes les deux ou trois heures. Lorsque l'irritation et la douleur causées par la première tentative sont dissipées, on en fait une seconde, une troisième, etc. Les efforts qu'on fait ne sont pas perdus, quand on ne pratique pas

de fausses routes ; on avance peu-à-peu vers la
vessie et on finit par y pénétrer. J'ai vu des malades chez lesquels la sonde n'est parvenue jusque dans cet organe qu'au bout d'un mois, par
des essais méthodiques et souvent répétés.

Lorsque la sonde est arrivée dans la vessie,
et qu'on l'a enfoncée assez avant, on la fixe de la
manière que nous avons indiquée en parlant du
cathétérisme. La sonde doit rester en place pendant deux, trois ou quatre jours, plus ou moins,
selon la difficulté qu'on a éprouvée à la faire pénétrer et le degré de mobilité dont elle jouit dans
l'urètre. Dans les premières vingt-quatre heures,
la sonde est tellement serrée par le rétrécissement à travers lequel elle s'est frayé une route,
qu'on ne peut lui imprimer aucun mouvement
dans le sens de sa longueur ; ensuite cette route
s'élargit ; la sonde devient mobile, et on peut la
mouvoir aisément en la retirant un peu et en
l'enfonçant alternativement. Alors on l'ôte et
on lui substitue aussitôt une sonde de gomme
élastique un peu moins grosse. Si l'on retirait trop
tôt l'algalie d'argent, il serait à craindre que la
sonde de gomme élastique ne pût pas être introduite ; si elle restait trop long temps en place, sa
présence pourrait causer des accidens, et notamment l'inflammation et même la gangrène de
la partie inférieure de l'urètre, dans l'endroit
où ce canal correspond à la partie antérieure
du scrotum. Ce dernier accident est surtout à
craindre lorsqu'on baisse trop le pavillon de la
sonde, parce qu'alors l'instrument exerce une
forte pression sur cette partie de l'urètre. C'est
pourquoi on ne doit baisser le pavillon de la
sonde, qu'autant qu'il est nécessaire pour que

son bec n'abandonne pas la vessie et que l'urine puisse s'écouler librement.

La sonde de gomme élastique est remplacée au bout de six à huit jours par une autre un peu plus grosse. Ensuite on renouvelle la sonde tous les huit ou dix jours, en ayant l'attention d'employer des sondes progressivement plus grosses, jusqu'à ce qu'on soit arrivé au numéro 8 ou 9. Il est rare qu'on soit obligé d'employer des sondes d'un plus grand diamètre, à moins que le malade n'ait la verge et l'urètre naturellement très-grands. L'usage de la sonde doit être continué pendant un temps plus ou moins long, suivant l'ancienneté de la maladie et le degré de force qu'il a fallu employer pour vaincre le rétrécissement. Dans le cas dont il s'agit la tendance de l'urètre à se rétrécir de nouveau lorsqu'on cesse d'en tenir les parois écartées est bien plus grande que dans celui où l'on a pu franchir l'obstacle avec les bougies : c'est pourquoi on doit insister plus long-temps sur l'usage des sondes dans le premier cas que dans le second. J'ai remarqué que la plupart des malades pour lesquels je m'étais servi d'une sonde conique, ne pouvaient guères renoncer à la sonde de gomme élastique avant trois ou quatre mois, sans s'exposer à un prompt retour de la maladie; et qu'alors même qu'ils cessaient de la porter constamment la nuit et le jour, ils étaient obligés de s'en servir la nuit pendant fort long-temps, sous peine de retomber dans un état semblable et peut-être même plus fâcheux encore que celui où ils étaient d'abord. Cette tendance du rétrécissement de l'urètre à revenir est une vérité de fait sur laquelle on ne saurait trop insister auprès des malades, afin de les engager à faire usage des moyens propres à prévenir le retour de la maladie. Malheureusement la crainte d'un danger éloigné ne l'emporte pas ordinairement dans l'esprit des malades, sur l'assujettissement que leur cause l'emploi de ces moyens. Aussi remarque-t-on que la plupart des personnes qui ont été traitées d'un rétrécissement de l'urètre, finissent par en être attaquées de nouveau au bout d'un temps plus ou moins long.

Le rétrécissement de l'urètre peut subsister pendant long-temps sans produire aucun accident grave; et c'est vraisemblablement la raison pour laquelle la plupart des personnes qui en sont atteintes s'en inquiètent peu et ne réclament point les secours de l'art à une époque de la maladie où il serait facile de la guérir. Cependant l'affection de l'urètre augmente insensiblement; l'excrétion de l'urine devient de plus en plus difficile, et le malade est exposé à des accidens graves, tels que la rétention complète de l'urine, les dépôts et les fistules urineux.

La moindre cause suffit pour donner lieu à la rétention complète de l'urine chez les personnes dont l'urètre est considérablement rétréci. Ainsi, on voit cet accident survenir à la suite d'un excès de table, de l'acte vénérien, d'un exercice violent, d'une passion vive, de la suppression de la transpiration, etc. Les symptômes de la rétention d'urine qui provient d'un rétrécissement de l'urètre, sont les mêmes que ceux de la rétention d'urine produite par tout autre cause. Et comme nous avons exposé ces symptômes précédemment, il serait inutile d'y revenir ici : nous nous bornerons à dire qu'en général, les symptômes ont plus d'intensité et que leur marche est plus rapide dans la rétention d'urine causée par le rétrécissement de l'urètre, que dans la plupart des autres espèces de cette maladie. Cette différence vient sans doute de ce que, chez les personnes qui ont un rétrécissement de l'urètre ancien et considérable, la vessie est presque toujours resserrée sur elle-même, plus sensible et par conséquent plus susceptible d'inflammation. Le diagnostic de la rétention d'urine causée par le rétrécissement de l'urètre se tire des symptômes généraux, des circonstances commémoratives et de la difficulté qu'on éprouve à introduire une bougie ou une sonde bien avant dans l'urètre.

Cette espèce de rétention d'urine est très-dangereuse et demande des secours prompts et efficaces. Lorsque la vessie n'est pas très-distendue, et que parconséquent l'évacuation immédiate de l'urine n'est pas trop pressante, on a recours à la saignée, à l'application des sangsues au périnée et aux environs de l'anus, aux bains de fauteuil, aux lavemens émolliens et anodins, aux fomentations et aux cataplasmes sur le périnée et l'hypogastre, et à l'introduction d'une bougie que l'on fixe contre l'obstacle et qui doit être laissée dans l'urètre pendant quelques heures. La bougie a procuré quelquefois la sortie de l'urine, quoiqu'elle n'eût pas franchi l'obstacle. Mais si tous ces moyens sont sans effet, si la vessie est très-distendue et les symptômes pressans, il faut recourir promptement à la sonde ; et si une algalie très-fine ou une sonde élastique garnie de son stylet ne peut pas pénétrer dans la vessie, se servir d'une sonde conique. Il est rare que cette dernière, conduite avec force et dextérité, ne surmonte pas les obstacles et ne parvienne pas dans la vessie ; et lors même qu'elle n'y pénètre pas, les efforts que l'on a faits pour

la faire avancer ne sont pas perdus; ils déterminent souvent l'écoulement d'une certaine quantité d'urine; en procurant par ce moyen la sortie
de ce liquide, on prévient ou l'on modère les
accidens dépendans de la rétention, et l'on gagne
un temps précieux durant lequel on peut, par des
tentatives réiterées, faire pénétrer la sonde dans
la vessie. Il est des Chirurgiens qui, découragés
par les obstacles et prenant le défaut momentané
de succès pour l'impossibilité absolue d'introduire la sonde, ne balancent pas à faire la ponction de la vessie. Mais on ne doit se déterminer
à cette opération que quand les accidens de la
rétention sont très-urgens et que le cathétérisme
est absolument impossible : ce cas est extrêmement rare; il ne s'est jamais présenté à moi. La
ponction de la vessie fait cesser les accidens de la
rétention, mais elle est en pure perte pour la
guérison de la maladie de l'urètre : il faudra toujours en venir à l'introduction de la sonde, et
les difficultés qu'on a rencontrées dans les premiers essais ne diminueront pas par la ponction.
Quand on a pénétré jusque dans la vessie avec
l'algalie, on laisse celle-ci en place pendant quatre
à cinq jours, au bout desquels on lui substitue
une sonde de gomme élastique, que l'on remplace ensuite par d'autres successivement plus
grosses, comme nous l'avons dit précédemment.

Lorsque la vessie est saine, il est rare que
l'usage prolongé des sondes de gomme élastique
donne lieu à des accidens graves. Cependant il
arrive quelquefois que l'irritation de la membrane muqueuse de la vessie, causée par la présence continuelle de la sonde donne lieu à une
espèce de catarrhe vésical accidentel ou symptômatique, qui pourrait devenir très-grave et peut-

être même incurable, si l'on s'obstinait à laisser
cet instrument dans la vessie. Pour prévenir cet
accident, on doit cesser l'usage des sondes et les
remplacer par les bougies aussitôt que le malade
commence à éprouver des envies fréquentes d'u-
riner, accompagnées de douleurs plus ou moins
vives, et que l'urine dépose une matière glaireuse. Un accident beaucoup plus grave, produit
quelquefois par le trop long séjour des sondes,
est l'inflammation, l'ulcération et la perforation
de la partie de la vessie contre laquelle le bout
de la sonde est constamment appliqué; mais cet
accident est extrêmement rare. En voici cependant un exemple : un homme contracta à l'âge
de quarante-huit ans une blennorrhagie qu'il fit
disparaître subitement en prenant une grande
quantité d'huile essentielle de térébenthine. Deux
ans après il commença à éprouver des difficultés
d'uriner auxquelles il ne fit aucune attention,
et qui augmentèrent insensiblement. Il y avait
déjà cinq à six ans que cet homme urinait par
un jet très-fin et avec beaucoup d'efforts, lorsqu'il
lui survint une crevasse à l'urètre, par laquelle
l'urine s'infiltra dans le tissu cellulaire du périnée, des bourses et de la verge. Dans cet état,
le malade fut reçu à l'hôpital de la Charité, le 17
juin 1821. Le même jour, je pratiquai sur la
partie moyenne du périnée qui était très-tumé-
fiée, une incision longitudinale, et je pénétrai
dans un foyer situé à plus d'un pouce de profondeur, et duquel il sortit une grande quantité
de liquide purulent et urineux très-fétide. Au
bout de cinq à six jours, les parties étant considérablement dégorgées, j'introduisis, non sans
peine, jusque dans la vessie, une sonde de gomme
élastique d'un très-petit calibre. Six jours plus

tard, cette sonde fut remplacée par une autre un peu plus grosse ; ensuite la sonde fut renouvelée tous les huit jours, avec l'attention d'en employer dont le volume allait en augmentant jusqu'au n.° 8, auquel je crus devoir m'arrêter. Le 10 juillet, toutes les parties infiltrées étaient complètement dégorgées ; la plaie du périnée était entièrement cicatrisée et le malade pouvait être regardé comme guéri. Cependant pour assurer de plus en plus la guérison, et pour rétablir tout-à-fait l'urètre dans son état naturel, je pensai qu'il convenait de continuer encore l'usage de la sonde qui ne causait aucune incommodité. Mais le 18 juillet, il se fit un changement considérable : le malade éprouvait dans l'abdomen, et particulièrement dans la région hypogastrique, une douleur vive que la pression augmentait ; il avait de la fièvre, le visage rouge, animé, la langue très-sèche et une soif ardente. Je retirai la sonde dont la présence pouvait être regardée, sinon comme la cause des accidens, au moins comme propre à les entretenir. Je fis appliquer un grand nombre de sangsues sur l'abdomen, et lorsqu'elles furent détachées, on couvrit cette partie d'un cataplasme de farine de graine de lin et d'eau de guimauve, auquel on substitua le lendemain et les jours suivans des embrocations et des fomentations émollientes et anodines. Le malade fut mis à la diète la plus sévère et il prit pour boisson du petit-lait clarifié. Tous ces moyens furent sans effet ; les accidens persistèrent ; ils allèrent même en augmentant, et le malade mourut le 3 août, quinze jours après leur invasion.

A l'ouverture du corps, on trouva dans l'abdomen un épanchement considérable d'un liquide séreux jaunâtre, qui exhalait une odeur urineuse. La surface des intestins était rougeâtre ; le péritoine offrait des traces manifestes d'inflammation. Après avoir ouvert la vessie, dont les parois étaient considérablement épaissies, on aperçut, à la partie moyenne de sa face postérieure, une ouverture dont la circonférence était noirâtre, et qui avait été produite sans doute par l'extrémité de la sonde. C'est par cette ouverture que l'urine avait coulé dans l'abdomen ; mais comme elle était très-petite, l'épanchement s'était fait lentement, ce qui explique la marche lente des accidens. On conçoit en effet que si la crevasse produite par la sonde était considérable, il s'épancherait en peu de temps dans le ventre une grande quantité d'urine qui donnerait lieu à une inflammation promptement mortelle. Si cette crevasse correspondait à la partie de la vessie qui est adossée à l'intestin rectum, l'accident pourrait n'être pas mortel ; mais il en résulterait une fistule vésico-rectale incurable.

Des Dépôts urineux.

Les tumeurs urinaires qui se forment au périnée ou dans d'autres régions voisines des conduits urinaires, et qui sont produites par l'effusion de l'urine, reçoivent le nom générique de dépôts urineux. Il ne sera question ici que des dépôts urineux du périnée.

Ces sortes de dépôts supposent toujours une solution de continuité ou crevasse dans l'urètre. Cette solution de continuité peut être faite par un instrument piquant ou tranchant qui pénètre par le périnée dans l'urètre ; par un corps obtus qui, en contondant violemment cette région, déchire en même temps le canal ; par des corps étrangers aigus qui s'y sont introduits et en traversent les parois ; par des sondes ou des bougies qui, mal dirigées, le percent et font une fausse route. Elle peut aussi dépendre d'abcès phlegmoneux, formés dans les tuniques de l'urètre ou le long de son trajet, et qui s'ouvrent dans sa cavité ; mais elle résulte le plus souvent de l'ulcération des parois de l'urètre chez les personnes qui ont une rétention d'urine causée par le rétrécissement de ce canal.

Les dépôts urineux du périnée sont de trois sortes. Lorsque l'urine s'amasse lentement dans une poche particulière formée par la tunique externe et celluleuse de l'urètre, sans se répandre dans les parties voisines, c'est un dépôt par épanchement d'urine. Lorsque ce liquide est infiltré, disséminé dans le tissu cellulaire, la tumeur s'appelle dépôt par infiltration. Si l'urine, extravasée en petite quantité aux environs de l'urètre, produit l'inflammation et la suppuration du tissu cellulaire, la tumeur se présente sous la forme d'un abcès qui contient du pus et de l'urine, et prend le nom de dépôt urineux et purulent ou d'abcès urineux.

Les dépôts par épanchement d'urine dans une poche particulière, formée par la tunique extérieure de l'urètre et par le tissu cellulaire voisin, sont quelquefois la suite d'une forte contusion sur le périnée, qui a causé la rupture d'une partie des tuniques de l'urètre ou la perte de leur ressort, au point que l'urine n'éprouvant plus en cet endroit une réaction suffisante des parois du canal, y ralentit son cours, dilate par son poids la partie affaiblie, et s'y forme une poche particulière. Mais ces dépôts

16.

dépendent le plus ordinairement d'une crevasse de la tunique interne de l'urètre qui s'y est faite lentement, à raison d'un rétrécissement de ce canal, ou qui a été produite par des bougies dures ou peu souples introduites avec trop de force.

Les dépôts par épanchement d'urine dans une poche particulière et extérieure occupent le périnée, s'étendent quelquefois jusque dans le scrotum, et se présentent sous la forme d'une tumeur du volume et de la forme d'un œuf, circonscrite, indolente, immobile sur ses côtés, sans changement de couleur aux tégumens qui paraissent quelquefois calleux et durs au toucher. Cette tumeur augmente de volume et devient tendue, rénitente, quand le malade urine, ce qui l'oblige quelquefois à y porter la main pour se procurer du soulagement et faciliter l'expulsion de l'urine. Après que le malade a satisfait au besoin d'uriner, s'il continue à comprimer la tumeur, l'urine qui y est restée, au lieu de refluer vers la vessie, s'échappe par l'urètre, la tumeur diminue considérablement de volume, et quelquefois même se dissipe tout-à-fait. Pendant l'éjaculation de la matière prolifique, dans l'acte vénérien, le malade éprouve la même sensation de plaisir qu'à l'ordinaire, mais la semence ne sort, pour ainsi dire, qu'en bavant, et quelquefois il faut presser le périnée pour la faire sortir.

Ces sortes de dépôts ne sont pas accompagnés d'accidens graves, quand l'urètre n'est pas fermé par quelque obstacle, et qu'au moyen de la pression des doigts l'urine peut être évacuée de la poche où elle s'est portée. Mais ces circonstances favorables ne se rencontrent pas fréquemment.

et les embarras du canal précèdent et accompa-gnent ordinairement ces dépôts par épanche-ment. L'urine séjournant dans la poche membra-neuse, s'y altère; elle cause de l'inflammation; il s'y établit une suppuration putride; les tégumens participent bientôt à cette affection; il y a dou-leur, chaleur, tension, puis œdématie; le dépôt s'ouvre quelquefois spontanément; il en sort une matière urineuse et purulente, et l'ouverture reste fistuleuse: d'autres fois, si on tarde à le percer, la gangrène se manifeste à la partie la plus tendue et la plus saillante de la tumeur, et s'y borne ordinairement ; lorsque l'escarre commence à se détacher, il s'écoule une sanie putride d'une odeur urineuse.

Pour prévenir ces accidens et pour guérir le dépôt, il faut d'abord dilater l'urètre lorqu'il est rétréci, ensuite empêcher l'urine de s'amasser et de séjourner dans la poche formée par la tuni-que extérieure de l'urètre. On remplit ce double but au moyen des bougies et des sondes de gomme élastique. On a immédiatement recours à celles-ci lorsqu'il n'y a point d'embarras dans l'u-rètre, ou que, s'il en existe, ils peuvent être sur-montés par une sonde d'un petit diamètre. Dans le cas contraire, on se sert de bougies, et aussitôt qu'elles ont préparé la voie, on les remplace par les sondes qui ont l'avantage de s'opposer à l'en-trée de l'urine dans la poche du périnée, et de favoriser le retour des parois de cette poche sur elles-mêmes. L'usage de la sonde doit être con-tinué jusqu'à la disparition entière de la tumeur, et même plus long-temps encore. On a remarqué que lorsqu'on cesse trop tôt de se servir des sondes, la tumeur ne s'efface pas complètement, et même qu'elle reprend une partie du volume qu'elle avait perdu. Après la disparition de la tumeur, s'il reste des duretés dans l'endroit qu'elle occupait, elles cèdent ordinairement à des frictions mercurielles locales. Les malades qui renoncent à l'usage de la sonde avant d'être entièrement guéris, sont obligés de comprimer la tumeur lorsqu'ils urinent, pour expulser l'urine qui s'y arrête et dont la présence pourrait donner lieu aux accidens dont nous venons de parler.

La marche et les phénomènes des dépôts urineux par infiltration sont relatifs à la grandeur de la crevasse de l'urètre, à la résistance que l'urine éprouve dans son passage par le canal, et à la force avec laquelle ce liquide est expulsé de la vessie. Si la crevasse est très-étroite et n'intéresse qu'une partie des tuniques de l'urètre, et si le cours de l'urine est peu gêné, elle s'infiltre lentement dans les parois du canal et dans le tissu cellulaire qui les entoure; elle y forme une ou plusieurs petites tumeurs dures, indolentes, sans changement de couleur à la peau, et qui peuvent rester long-temps dans cet état. Cependant si elles sont abandonnées à elles-mêmes, elles s'amollissent, deviennent plus ou moins sensibles, et finissent par abcéder et par s'ouvrir; l'urine qui continue à s'échapper de l'urètre, passant par l'ouverture qui s'y est faite, la rend fistuleuse. On ne peut prévenir cette terminaison, et procurer la résolution de la tumeur qu'en rendant à l'urètre les dimensions qu'il a perdues, et en rétablissant la liberté du cours de l'urine, par le moyen des bougies et des sondes de gomme élastique : on favorise la résolution en faisant des frictions sur le périnée avec de l'onguent mercuriel et en y appliquant des cataplasmes émolliens. Mais il faut pour cela que le mal ne soit pas fort avancé, et que les bougies ou les sondes puissent être introduites avec facilité. S'il dure depuis long-temps et que le rétrécissement de l'urètre s'oppose au passage des bougies et des sondes, la suppuration et l'ouverture de la tumeur sont inévitables, et le malade aura une ou plusieurs fistules urinaires.

Lorsque la crevasse de l'urètre est un peu plus grande et que ce canal est considérablement rétréci, l'urine se répand dans le tissu cellulaire environnant et y détermine un abcès. Cet abcès commence ordinairement au-dessous de la racine de la verge et s'étend delà avec plus ou moins de rapidité vers le périnée où il se manifeste sous la forme d'une tumeur oblongue, indolente ou peu douloureuse, sans changement de couleur à la peau. Le volume de cette tumeur n'est jamais en rapport avec l'étendue et la gravité du mal : presque toujours l'urine s'est creusé un foyer considérable vers l'intérieur, avant de produire au-dehors une saillie bien remarquable. Cette circonstance, jointe à la situation profonde de l'abcès et au défaut de fluctuation, en impose souvent sur la nature de la maladie aux gens de l'art qui ont peu d'expérience, et leur fait perdre un temps précieux pour l'ouverture de l'abcès. On doit faire cette ouverture aussitôt qu'on a le moindre indice de l'existence du dépôt. Si l'on tardait à la faire, et surtout si l'on attendait pour s'y déterminer que la fluctuation se fit sentir, le liquide urineux et purulent pourrait franchir les limites du foyer qui le contient, se répandre au loin et produire la gangrène du tissu cellulaire dans lequel il s'infiltrerait. On fait sur la partie moyenne de la tumeur du périnée, une incision longitudinale qui doit pénétrer jusqu'au foyer du mal. Ce foyer est quelquefois si profond qu'on n'y arrive qu'après avoir coupé des parties qui ont plus d'un pouce et demi d'épaisseur à cause de l'infiltration du tissu cellulaire sous-cutané. Cette circonstance pourrait faire croire qu'on s'est trompé, et qu'il n'y a point d'abcès; mais la tuméfaction qui a lieu à la racine de la verge, et dont on apprécie l'étendue en saisissant cette partie avec les doigts, ne laisse aucun doute sur l'existence d'un foyer purulent et urineux; et en continuant à couper le tissu cellulaire infiltré et duquel, au lieu de sang, il s'écoule un liquide séreux et urineux, ou en déchirant le tissu cellulaire avec le doigt, on arrive à ce foyer, et aussitôt il en sort une grande quantité de matière purulente et urineuse qui a une odeur très-fétide. L'étendue de l'incision doit être proportionnée à celle de l'abcès, et il faut la prolonger suffisamment par en bas, pour que la matière puisse s'écouler librement. On remplit la plaie avec de la charpie mollette, et on se conduit dans le reste du traitement de la manière que nous indiquerons bientôt.

Lorsque la crevasse de l'urètre est plus grande que dans le cas précédent, et que ce canal est tellement rétréci, que l'urine ne sort qu'avec la plus grande difficulté, ou même qu'elle est complètement retenue, ce liquide s'épanche promptement dans le tissu cellulaire du périnée, se dissémine dans le scrotum et forme un dépôt par infiltration. Ce dépôt s'étend à la verge et à la partie supérieure des cuisses; il se propage même quelquefois sous la peau du bas-ventre, jusque dans les hypocondres et sur les côtés de la poitrine. J'ai vu un cas dans lequel l'infiltration de l'urine s'étendait aux lombes et au dos jusqu'aux omoplates. Quand la rétention d'urine est complète et la crevasse de l'urètre très-grande, l'infiltration de ce liquide se fait avec une promptitude étonnante, et s'étend d'autant plus loin que la vessie, malgré sa distension, a conservé toute sa force contractile. Mais quand cette force est détruite, quoique la crevasse de l'urètre soit très-grande, l'infiltration de l'urine est plus lente et s'étend moins, parce qu'alors ce liquide au lieu d'être expulsé de la vessie par la contraction de ce viscère, n'en sort que par regorgement. Dans ce cas les accidens de la rétention d'urine cessent aussitôt que l'urètre est percé, mais la vessie reste distendue et continue à former une tumeur à la partie inférieure de l'abdomen. Ce cas est rare; je ne l'ai rencontré qu'une fois. De tous les liquides de l'économie animale, l'urine étant celui dont l'épanchement est le plus funeste, si l'on n'en procure promptement l'évacuation, elle excite bientôt une suppuration putride dans le tissu cellulaire qui la contient, et le fait tomber en pourriture; elle attire sur la peau une inflammation gangréneuse, et frappe enfin presque toujours de mort les parties qu'elle abreuve.

Le diagnostic de ces dépôts par infiltration présente rarement de la difficulté. La rétention d'urine qui a précédé le développement subit de la tumeur, les progrès rapides de celle-ci, l'espèce de crépitation ou de frémissement que l'on y sent quand on la comprime, et qui est semblable à celui que produit l'emphysème, la tension de la peau œdématiée et luisante, comme dans la leucophlegmatie, la diminution des accidens dépendans de la rétention; tels sont les premiers symptômes qui se manifestent lorsque l'infiltration est considérable. Si le malade n'est promptement secouru et que l'urine continue de s'épancher et de s'infiltrer, la tumeur s'étend de plus en plus, la peau prend une couleur rouge ou violette ; il s'y forme des escarres gangréneuses dont la chute ouvre une issue à une sanie fétide dans laquelle se distingue facilement l'odeur urineuse. Cette sanie entraîne bientôt des lambeaux de tissu cellulaire putréfié ; l'ulcère s'agrandit et l'appareil est continuellement mouillé par l'urine.

Dans la cure de ces dépôts, la première chose à faire est de pratiquer le plus tôt possible une incision au périnée pour donner issue à l'urine épanchée ou infiltrée, prévenir l'infiltration ultérieure de ce liquide et les ravages que sa présence pourrait occasionner. Cette incision doit pénétrer jusqu'au siège du dépôt, qui, pour l'ordinaire est situé profondément, et avoir une étendue proportionnée à celle de ce dépôt. Lorsque le dépôt est unique, et que l'infiltration des bourses, de la verge et des parties environnantes est médiocre, une seule incision suffit pour le vider et pour favoriser le dégorgement des parties infiltrées. S'il y a plusieurs abcès, il faut les ouvrir chacun en particulier. Et alors même qu'il n'y en a qu'un, si l'infiltration des bourses, de la verge, de l'hypogastre, etc., est considérable, et surtout si la peau de ces parties est d'un rouge violet, il faut multiplier les incisions et en proportionner le nombre et l'étendue au degré de l'infiltration. En vain voudrait-on ménager quelques-unes de ces parties ; celles qui ont une fois été abreuvées d'urine, n'échappent presque jamais à la gangrène. Les incisions les en préservent rarement ;

mais en hâtant l'évacuation de la sanie putride
et urineuse retenue dans ces parties, elles pré-
viennent les accidens qui naîtraient de son séjour. L'incision qui pénètre dans le foyer du
dépôt donne issue à une quantité plus ou moins
grande de liquide ou de sanie urineuse ; mais
les incisions que l'on fait sur les parties infiltrées d'urine ne laissent couler que très-peu
d'humeur, et point de sang ; on trouve les feuil-
lets de leur tissu cellulaire écartés ou distendus
par de l'air et par de la sérosité, et ce tissu paraît couenneux, sans changement dans sa couleur naturelle, ou bien il est légèrement enflammé et quelquefois livide.

Quand on a pratiqué toutes les incisions qui
paraissent nécessaires, on les remplit mollement
de charpie, et on applique sur toutes les parties
affectées des compresses trempées dans l'eau
végéto-minérale animée avec un peu d'eau-de-
vie, ou dans une décoction de quinquina. Les
jours suivans, il s'établit une fonte putride. Si
les tégumens qui ont été incisés ne sont pas
frappés de mort, ils s'enflamment, deviennent
tendus et douloureux ; s'ils sont gangrénés, ils
restent flasques, insensibles, prennent une couleur livide, brunâtre, et forment une plaque
noire ; les parties vives qui entourent cette plaque
se gonflent, rougissent, s'enflamment, et il
s'établit une suppuration au moyen de laquelle
toutes les parties gangrénées se détachent. Pendant ce temps, il sort de l'ulcère différens lambeaux de tissu cellulaire putréfié dont la chute
laisse à découvert l'urètre et les parties qui l'a-
voisinent. L'ulcère qui succède aux escarres a
quelque chose d'effrayant pour les Chirurgiens
qui n'ont pas l'habitude de voir ces sortes de

maladies. Quelquefois le scrotum en entier, la peau de la verge, celle des aines et de la partie supérieure des cuisses tombent en gangrène, et les testicules, à nu, restent suspendus au cordon des vaisseaux spermatiques, et flottent, pour ainsi dire, au milieu de cet ulcère énorme. On conçoit à peine comment la cicatrice pourra se faire sur les testicules ainsi dénudés; mais la nature a des ressources sans bornes. Elle collera les testicules et leur cordon aux parties subjacentes; et attirant la peau de la circonférence vers le centre, elle recouvrira ces organes et leur fournira une nouvelle enveloppe en forme de scrotum. La cicatrisation de cet ulcère est même beaucoup plus prompte que ne semble l'annoncer son étendue.

L'art seconde le travail de la nature par différens moyens. Le troisième ou le quatrième jour, lorsque le dégorgement de l'urine infiltrée est fait et que le gonflement inflammatoire se manifeste, on applique des cataplasmes émolliens que l'on continue jusqu'à la chute des escarres. Alors on panse l'ulcère avec des plumasseaux chargés d'un digestif animé, et ensuite avec de la charpie sèche que l'on emploie jusqu'à la fin du traitement. On soutient les forces du malade au moyen d'un régime analeptique et de l'usage du quinquina ou de quelqu'autre cordial antiseptique. Mais dans tous les cas la sonde est le moyen essentiel de guérison; elle doit être employée de bonne heure après le dégorgement des parties et la détersion complète des plaies dont elle favorise singulièrement la cicatrisation. Avant cette époque de la maladie, l'introduction de la sonde présenterait les plus grandes difficultés; outre le rétrécissement de l'urètre, on aurait de plus à surmonter les obstacles qu'apporteraient au passage de l'algalie et les tumeurs urinaires placées sur le trajet du canal et quelquefois la crevasse de ses parois dans laquelle le bec de la sonde pourrait s'insinuer. Le cathétérisme présente beaucoup moins de difficulté lorsque le dégorgement des parties est opéré, et il est rare alors qu'avec un peu d'adresse, de patience et surtout d'habitude de sonder, on ne parvienne à faire pénétrer la sonde dans la vessie. La sonde est si nécessaire que sans elle la cure est presque toujours imparfaite ; l'ulcère ne se cicatrise qu'en laissant une ou plusieurs fistules urinaires. Il faut même engager les malades à persévérer long-temps dans l'usage de la sonde après que les plaies sont cicatrisées, afin de rétablir l'urètre dans son diamètre naturel : en un mot, il faut se conduire comme dans la cure du rétrécissement de ce canal.

Des Fistules urinaires Urétrales.

On appelle fistules urinaires urétrales celles qui sont causées par la perforation de l'urètre et entretenues par le passage continuel de l'urine. On a distingué ces fistules en incomplètes et en complètes. On a admis deux espèces de fistules incomplètes ; l'une, externe, qui n'a d'ouverture qu'à l'extérieur, et l'autre, interne, qui n'est ouverte que dans le canal. Mais une fistule dans les environs de l'urètre qui ne communique point dans ce canal n'est pas une fistule urinaire. Elle est entretenue par les mêmes causes qui peuvent produire des fistules dans les autres parties du corps, et ses indications n'ont rien de commun avec les fistules urinaires. Il n'y a donc de fistules urinaires incomplètes que celles qui communiquent dans le canal, et qui, suivant la remarque de Louis, pourraient être appelées borgnes internes, en se servant de la dénomination usitée pour les fistules de l'anus qui ont une ouverture dans le rectum sans issue extérieure. Nous parlerons de ces fistules en traitant des pierres urinaires hors des voies de l'urine. Il ne sera question ici que des fistules complètes qui sont les suites de rétentions d'urine ou de difficultés d'uriner causées par des embarras ou des rétrécissemens de l'urètre.

Ces fistules, qui sont très-fréquentes, ont leur origine dans l'urètre, et s'ouvrent en dehors au périnée, dans les bourses, le long de la verge, au pli des aînes, sur les fesses, au dedans des cuisses, et quelquefois même à l'un des côtés du sacrum. Ces fistules n'ont ordinairement qu'une ouverture dans l'urètre, tandis qu'il en existe souvent plusieurs à l'extérieur, plus ou moins éloignées les unes des autres. Elles diffèrent non seulement en nombre, mais aussi en dureté et en complications. Quelquefois leur trajet est marqué par une corde qui s'étend de l'urétre à leur orifice extérieur. Lorsqu'elles sont anciennes et multipliées, il se forme dans leur voisinage des callosités qui offrent beaucoup de résistance, et qui quelquefois confondent en une masse informe les parties qu'elles occupent. Cela a lieu surtout quand elles sont situées au périnée et aux bourses.

Le diagnostic de ces fistules est très-facile, lorsqu'elles ont leur siège au corps de la verge, au scrotum et à la partie antérieure du périnée. L'écoulement de l'urine par leur orifice externe

en est le signe le plus positif ; il marque si bien
la communication du trajet fistuleux avec ce
canal , que l'urine ne sort par la fistule que
quand elle parcourt l'urètre, et peu de momens
après qu'elle y a été portée par l'action de la
vessie. Ce liquide s'écoule ordinairement goutte
à goutte de la fistule , en plus ou moins grande
quantité , selon l'étroitesse ou la grandeur de
l'orifice interne de la fistule, son trajet, la liberté de l'urètre, les embarras qui l'obstruent ou le
rétrécissent. Il n'est pas rare de voir des malades
qui rendent presque toute leur urine par les ouvertures qui se sont établies au périnée et aux
bourses, et chez qui le canal destiné à leur éjection en verse très-peu. J'ai vu un malade qui
depuis quarante ans ne rendait pas une goutte
d'urine par le gland ; la totalité de ce liquide
s'échappait par une large fistule placée au-devant des bourses. La portion de l'urètre située
entre la fistule et le gland était presque entièrement effacée. Le gland avait perdu de sa consistance, de sa rougeur ; il était pâle, flétri , et
son orifice était très-étroit. Ces fistules ne fournissent souvent que du pus séreux, qui tache
peu le linge et ne lui donne qu'une légère couleur jaune ; mais ce liquide a une odeur urineuse
qui ne laisse aucun doute sur la nature de la
maladie. L'ouverture de ces fistules présente
ordinairement une fongosité rougeâtre, ferme,
une espèce de cul-de-poule. On sent dans leur
trajet, à travers les tégumens, des callosités,
une corde assez dure qui se dirige vers l'urètre ;
lorsque le malade rend ses urines, il éprouve
dans l'urètre un sentiment de chaleur et d'irritation qui l'avertit qu'une partie de ce liquide se
détourne de ce canal pour passer dans le trajet

de la fistule, et l'orifice de celle-ci se trouve plus humecté qu'à l'ordinaire; enfin, un stylet porté dans le trajet fistuleux pénètre quelquefois dans l'urètre, et les injections poussées dans ce canal ou dans la fistule sortent par l'une ou l'autre voie.

Lorsque ces signes se trouvent réunis, il est impossible de se méprendre sur la nature de ces fistules; mais il en manque souvent plusieurs, et quelquefois même ceux qui sont les plus propres à caractériser la maladie n'existent point. Quand ces fistules s'ouvrent au périnée, près de l'anus, aux aînes, aux cuisses, ou à la région des fesses, qu'elles sont très-étroites, que l'urètre est libre ou peu obstrué, il arrive souvent que l'urine suit plutôt cette dernière route que de passer par la fistule, ou que, si elle y passe, c'est en si petite quantité qu'il est impossible de la reconnaître dans le peu de sérosité qui sort par l'orifice fistuleux. Dans ce cas, où le signe le plus positif des fistules urinaires manque, on pourrait, faute d'attention, prendre une fistule de cette espèce pour une fistule à l'anus, ou pour une fistule entretenue par la carie d'un os voisin, et réciproquement. On ne peut éviter cette méprise qu'en réunissant les signes commémoratifs à ceux qui caractérisent, en général, les fistules urinaires. Ainsi, on prendra des informations sur l'origine de la maladie, sur ses causes et sur les accidens qui l'ont précédée. On considérera attentivement les divers symptômes qu'elle présente, et on les comparera à ceux qui accompagnent les fistules à l'anus, celles qui sont entretenues par une carie, etc.

Le pronostic des fistules urinaires complètes est différent selon leur siège, leurs causes, leur simplicité ou leur complication. En général, elles sont d'autant plus difficiles à guérir que leur trajet est plus direct, ou, ce qui revient au même, que les parties qui recouvrent l'urètre ont moins d'épaisseur. Voilà pourquoi on ne peut quelquefois obtenir la guérison de celles qui sont situées au corps ou à la racine de la verge. Quelle que soit la situation de ces fistules, lorsqu'elles résultent d'une grande perte de substance des parois de l'urètre, la guérison en est toujours très-difficile et souvent même impossible. Les callosités qui accompagnent ces fistules, étant purement accidentelles et le résultat du passage de l'urine dans les sinuosités fistuleuses, se fondent et se dissipent ordinairement lorsque la cause qui les a produites et qui les entretient cesse d'agir, et n'empêchent point la guérison des fistules. Cependant lorsqu'elles sont anciennes et très-dures, elles subsistent quelquefois long-temps après que l'urine a cessé de passer par les trajets fistuleux, et alors, si elles n'empêchent pas la guérison, elles peuvent la rendre plus longue et plus difficile. L'âge avancé des malades, leur maigreur extrême, la foiblesse de leur constitution, les vices dartreux, scorbutique; la purulence de l'urine, l'ulcération des reins, les affections de la prostate et de la vessie peuvent rendre la guérison très-difficile et même l'empêcher.

Pour guérir les fistules urinaires, il faut les attaquer dans leur source et procurer un cours libre à l'urine par une seule issue en levant l'obstacle que les embarras de l'urètre apportent au passage de ce liquide, et en redonnant à ce canal son calibre naturel. Le rétablissement du cours de l'urine peut s'obtenir par l'usage méthodique des bougies ; mais elles ne sont nécessaires que lorsqu'on ne peut introduire ni les sondes de gomme élastique, ni l'algalie, et ce cas est rare, surtout si l'on se sert d'une sonde d'argent conique. Les sondes sont préférables pour franchir les embarras de l'urètre et pour dilater ce canal rétréci. Lorsqu'il est dilaté, elles écartent et soutiennent ses parois, et transmettent l'urine au-dehors ; elles empêchent qu'il ne s'en introduise quelques gouttes dans l'ouverture interne de la fistule : effets que ne produisent pas ordinairement les bougies. A mesure que le cours naturel de l'urine se rétablit, les callosités de la fistule s'amollissent, se fondent et se détruisent ; les parois du trajet fistuleux qui n'était entretenu que par le passage de l'urine, se rapprochent et se collent ; et quand il y aurait plusieurs trajets ou sinus fistuleux, dès que le cours de l'urine est déterminé par une seule voie, dès que ce liquide cesse de passer par ces canaux contre nature, ils s'oblitèrent presque toujours sans aucun autre soin ; l'effet cesse avec la cause. Il arrive cependant quelquefois que malgré la dilatation de l'urètre et l'usage méthodique de la sonde la fistule ne guérit point. Cela vient ordinairement de ce que l'urine, poussée par la contraction de la vessie, ne passe pas entièrement par la sonde, qu'il s'en glisse une certaine quantité entre l'instrument et les parois de l'urètre, et que cette quantité, quelque petite qu'elle soit, en s'introduisant dans la fistule suffit pour l'entretenir. On prévient cette déviation de l'urine en tenant la sonde constamment débouchée. Alors l'urine s'échappe par cet instrument à mesure qu'elle arrive dans la vessie, et n'étant plus poussée par la contraction de ce viscère, cesse de passer

entre la sonde et l'urètre, et de s'introduire dans le
sinus fistuleux dont les parois ne tardent pas à
se réunir. Si l'urine continue à couler entre la
sonde et les parois de l'urètre, quoiqu'on tienne
cet instrument constamment débouché, il faut
en cesser l'usage et le remplacer par une grosse
bougie que le malade retirera chaque fois qu'il
voudra uriner. J'ai observé souvent l'heureux
résultat de cette pratique, entre autres sur un
jeune homme d'Abbeville, qui portait une fistule urinaire vers la partie moyenne du périnée.
Il faisait usage de la sonde de gomme élastique
depuis onze mois pour la guérison de cette maladie. On avait d'abord tenu la sonde bouchée,
et le malade ôtait le bouchon chaque fois qu'il
voulait satisfaire au besoin d'uriner; ensuite on
l'avait laissée constamment débouchée, et l'urine
s'écoulait par cet instrument aussitôt qu'elle était
déposée dans la vessie par les uretères. Cependant la fistule ne guérissait pas; on conseilla à
ce jeune homme de venir à Paris, et il me fut
adressé. Il ôta la sonde pour faire le voyage
pendant lequel la fistule se consolida. A son arrivée à Paris, je l'examinai, et la cicatrice m'ayant
paru bonne, je lui conseillai d'introduire une
grosse bougie pour tenir l'urètre dilaté, et de la
retirer chaque fois qu'il voudrait uriner. L'u-
sage des bougies a été continué pendant long-
temps et la guérison s'est soutenue.

Lorsque la maladie est terminée, il est encore
nécessaire d'entretenir l'urètre dans l'état de dilatation qu'on lui a procuré, en continuant l'u-
sage des sondes ou des bougies pendant fort
long-temps; car pour peu que l'urine trouve
d'obstacle à le parcourir, elle agit sur la cicatrice de ce canal et ne tarde pas à l'ouvrir.

Après avoir exposé les principes généraux qui doivent guider dans le traitement des fistules urinaires, il convient d'en faire l'application aux cas particuliers qu'elle peuvent présenter.

La maigreur extrême des malades peut, lors même que le canal est libre, sans rétrécissement ou sans obstacle au cours de l'urine, empêcher la guérison de la fistule; mais comme ce cas se rencontre particulièrement chez les personnes qui, dans le marasme, ont subi l'opération de la taille, ou, après cette opération, ont une fièvre continue ou une maladie qui les maigrit beaucoup, nous en parlerons en traitant des accidens consécutifs de la lithotomie.

Il arrive bien rarement que les fistules urinaires qui sont situées au périnée ne guérissent point par l'usage méthodique de la sonde, lorsqu'elles ne sont compliquées ni de sinus ou clapiers, ni de communication dans le rectum. L'épaisseur des parties qui recouvrent l'urètre dans cette région, favorise le travail de la nature, qui opère presque toujours la consolidation des solutions de continuité, lorsqu'aucun corps étranger solide ni liquide n'en maintient pas les parois écartées. Cette disposition ne se rencontre pas au corps de la verge où l'urètre n'est recouvert que par la peau et par une couche très-mince de tissu cellulaire : aussi les fistules de la portion de ce canal qui y répond, sont elles plus ordinairement incurables quand elles ont une certaine étendue ou qu'elles viennent d'une crevasse avec perte de substance. Envain a-t-on employé des sondes de différentes espèces pour détourner l'urine de ces sortes de fistules : envain a-t-on eu recours à des caustiques pour détruire les callosités des bords de l'ouverture fistuleuse et exciter une suppuration favorable à la réunion aidée encore par la compression; on n'a pu obtenir la guérison de la fistule, l'urine en passant par l'urètre s'insinuait dans l'ouverture fistuleuse et l'entretenait. On a proposé d'emporter avec l'instrument tranchant les bords de la fistule, et de réunir la plaie avec des emplâtres agglutinatifs et même avec des points de suture. S'il suffisait pour guérir la fistule de réunir les bords de l'ouverture des tégumens, ce procédé serait très-propre à remplir cet objet ; mais il faut encore réunir les bords de la division de l'urètre, pendant qu'ont tient les parois de ce canal écartées au moyen d'une sonde; or le rapprochement de ces bords ne peut avoir lieu sans que les parois ne soient plus ou moins tiraillées, et par conséquent sans qu'il ne survienne du gonflement, de l'inflammation, et que les tuniques de l'urètre traversées par les fils, ne se déchirent. On pourrait peut-être prévenir cet inconvénient en ne faisant point usage de la sonde; mais alors l'urètre serait nécessairement rétréci en cet endroit, et ce rétrécissement, en s'opposant au cours de l'urine vers le gland, favoriserait son introduction entre les bords de la fistule, dont elle empêcherait la réunion; et en supposant que cette réunion eût lieu, le rétrécissement exposerait consécutivement le malade à la difficulté d'uriner et au déchirement de la cicatrice. Le Dran (1) nous apprend qu'il avait eu l'intention de pratiquer cette opération pour guérir une fistule au périnée; mais ayant communiqué son dessein à quelqu'un de ses confrères, il apprit que cette méthode avait été tentée sans succès, ce qui le fit renoncer

----

(1) Obs. de Chirur. , t. II , pag. 195.

à son projet. J'ai fait cette opération dans un cas
où toutes les circonstances paraissaient favorables à la réussite, et cependant elle n'a eu aucun
succès. Voici le fait : un homme, âgé de 56 ans,
était attaqué d'un rétrécissement de l'urètre qui
avait son siége à la partie membraneuse du canal,
et pour lequel on avait employé inutilement les
bougies emplastiques et celles de gomme élastique. On franchit l'obstacle avec une sonde d'argent très-fine et on la laissa trois jours dans la
vessie ; ensuite on la remplaça par une sonde de
gomme élastique. La pression exercée par la
sonde d'argent sur la paroi inférieure de l'urètre
immédiatement au-devant des bourses, y détermina une escarre gangreneuse dont la chute
laissa une crevasse au canal. Il se forma dans cet
endroit un abcès qui fut ouvert avec le bistouri,
et dont l'ouverture devint fistuleuse par le passage continuel de l'urine. Le malade portait la
sonde de gomme élastique depuis plus de trois
mois, lorsqu'il se confia à mes soins. L'urètre
était très-libre et pouvait admettre facilement
une sonde du plus gros calibre. L'ouverture fistuleuse avait au moins trois lignes de longueur,
ses bords étaient arrondis, couverts d'une pellicule mince, et privés par conséquent de la condition nécessaire à leur réunion. Je pensai qu'on
ne pourrait obtenir cette réunion qu'en empor-
tant ces bords avec l'instrument tranchant et en
réunissant la plaie avec des points de suture. Je
fis part de ce projet au malade qui l'accepta avec
plaisir, tant il avait envie d'être débarrassé de sa
fistule. Après avoir placé une sonde de gomme
élastique dans la vessie, je procédai à la résec-
tion des bords de la fistule, en donnant à la
plaie une forme elliptique ; ensuite j'en réunis

les lèvres avec trois points de suture simple. Le malade avait une femme jeune et jolie; il eut l'imprudence de la faire coucher avec lui : la nuit il eut une forte érection, par laquelle les parties que traversaient les fils éprouvèrent un grand tiraillement. Il survint du gonflement, de l'inflammation, et le troisième jour, les parties embrassées par les points de suture furent divisées. Aussi l'opération n'eut aucun succès; elle fut même nuisible, en ce qu'elle contribua à l'agrandissement de l'ouverture fistuleuse. Il est probable toutefois que l'érection qui tourmenta le malade pendant la nuit, contribua au développement des accidens qui empêchèrent la suture de réussir. Il est donc de la plus grande importance, lorsqu'on a pratiqué cette opération, de prendre toutes les précautions possibles pour prévenir l'érection. Le malade dont je viens de parler a gardé sa fistule, ce qui ne l'a pas empêché de servir dans un régiment de dragons où il était chef d'escadron. Lorsqu'il urinait, en pinçant les bords de la fistule avec le pouce et le doigt indicateur, il empêchait l'urine de sortir par cette ouverture contre-nature. Malgré les inconvéniens de ce procédé et l'insuccès dont il a été suivi plusieurs fois, je pense cependant qu'on peut le mettre en pratique lorsque les circonstances paraissent favorables. Une fistule urinaire est une maladie si incommode, surtout lorsqu'elle a une grandeur considérable, qu'il n'y a rien qu'on ne doive entreprendre pour la guérir.

Il arrive quelquefois que la peau qui couvre une partie du trajet fistuleux est amincie ou dénuée du tissu cellulaire qui la double, et qu'elle ne peut se recoller aux parties sous-jacentes. Dans ce cas, il ne suffit pas pour guérir la fistule, de dilater l'urètre et de rétablir le cours parfait de l'urine par ce canal ; il faut encore fendre la peau décollée avec le bistouri, et même l'exciser lorsqu'elle est extrèmement amincie. On tenterait en vain de favoriser son recollement en employant la compression et des injections : c'est une partie presque désorganisée, et dont l'action vitale est trop affaiblie pour pouvoir s'unir aux parties voisines. Mais ce cas se rencontre rarement dans les fistules urinaires ; leur trajet est ordinairement dur, calleux, et la peau s'y trouve très-adhérente. On n'observe cette dénudation et cet amincissement de la peau que lorsque des fusées de pus se portent à quelque distance du trajet fistuleux par lequel l'urine s'échappe au dehors, et quand la matière purulente sort avec difficulté, séjourne sous la peau dont elle détruit le tissu cellulaire.

Les fistules urinaires peuvent être compliquées de concrétions pierreuses ou de tout autre corps étranger qui, placé dans le trajet fistuleux ou dans le voisinage, entretient un écoulement de pus. La présence de ces corps étrangers s'oppose à la guérison de la fistule, quoique l'urine ait un cours libre. Si l'écoulement purulent est en petite quantité, il arrive souvent que l'orifice externe de la fistule se ferme ; mais au bout d'un certain temps, elle se rouvre, ou bien il se forme un dépôt dont l'ouverture reste fistuleuse. Dans tous les cas, il faut rechercher avec soin la cause qui retarde ou empêche la guérison. Si c'est une concrétion urinaire, on la reconnaît par le toucher, par la sonde, par les signes commémoratifs. Il faut l'extraire. Les mêmes moyens feront juger qu'une balle, un fragment de bois, etc., séjournent dans la fistule : en ôtant les corps étrangers, l'effet cesse , comme nous l'avons dit plus haut, et la fistule se guérit.

Les callosités dont les fistules urinaires sont fréquemment accompagnées , étant produites et entretenues par le passage de l'urine dans le sinus fistuleux , se dissipent naturellement lorsque ce liquide cesse d'y passer. Cependant , il arrive quelquefois que , malgré le rétablissement parfait du cours de l'urine par l'urètre , il subsiste des callosités qui empêchent la consolidation du trajet fistuleux. On favorise la fonte de ces callosités et la guérison de la fistule par le moyen des cataplasmes émolliens , des frictions locales avec l'onguent mercuriel et des lotions alcalines. Ces moyens suffisent ordinairement pour fondre les callosités ; leur effet est même assez prompt lorsqu'elles sont récentes et superficielles. Mais , quand elles sont très-anciennes et qu'elles s'étendent profondément , ils agissent beaucoup plus lentement, et il faut en continuer l'usage pendant fort long-temps. Lorsque ces moyens ne suffisent pas pour fondre les callosités , et que la fistule fournit toujours du pus , on est quelquefois obligé d'agrandir la fistule avec le bistouri , et si , dans son trajet, on découvre un ou plusieurs sinus, on doit les inciser pour trouver la source de la suppuration et y porter les remèdes convenables ; mais il ne faut pas imiter la conduite de Le Dran et de ses contemporains qui ne se bornaient pas à pratiquer ces incisions, mais qui excisaient aussi toutes les callosités qu'ils trouvaient dans les trajets de la fistule, les regardant comme l'essence de la maladie, quoiqu'elles n'en soient qu'une complication. Les connaissances plus exactes de leurs succes-

seurs sur la nature et le traitement de ces fistules, ont fait abandonner la doctrine de ces
Chirurgiens, et ont garanti les malades de ces
excisions inutiles et quelquefois dangereuses.

Lorsque les fistules ont plusieurs sinus, qu'elles sont compliquées de beaucoup de cal-
losités et d'un tel engorgement de l'urètre que l'urine coule très-peu ou ne coule point du tout par la verge, et qu'il est impossible de faire pénétrer dans le canal les sondes ou les bougies les plus fines, si la maladie est supportable et n'expose point le malade à perdre la vie, il vaut mieux l'abandonner à la nature que d'en entreprendre la guérison par des moyens dont l'em-
ploi pourrait devenir très-dangereux. Mais, si les fistules rendent avec abondance, si le malade a des envies continuelles d'uriner et des dou-
leurs de vessie; si ses urines s'échappent diffi-
cilement par les ouvertures fistuleuses; s'il a de la fièvre, de l'insomnie; s'il tombe dans l'amai-
grissement, il faut tenter, pour le soustraire au danger qui le menace, une opération grave, à la vérité, mais moins dangereuse que le mal dont il est attaqué. Cette opération consiste à faire une incision profonde et d'une grande étendue au périnée, sur le trajet des fistules, et à emporter une partie des callosités ou des tégumens en-
durcis, criblés d'ouvertures fistuleuses et désor-
ganisés. On remplit cette incision mollement avec de la charpie, et on applique sur le périnée et sur les bourses, un cataplasme émollient. On renouvelle ce pansement aussi souvent qu'il est néces-
saire, et l'on a soin, chaque fois qu'on découvre la plaie, d'engager le malade à pousser son urine, afin de reconnaître l'ouverture qui en verse le plus.

Comme cette ouverture répond ordinairement à celle de l'urètre, on y introduit une bougie aussi avant qu'elle peut pénétrer. Lorsqu'au bout de quelques jours on s'est assuré que cette bougie est parvenue jusque dans la vessie, on lui substitue une sonde de gomme élastique dont on continue l'usage si elle donne un libre cours à l'urine et l'empêche de se répandre à travers les callosités et les trajets fistuleux qui se rendent à la plaie. Pendant ce temps, la suppuration de la plaie favorise le dégorgement des parois endurcies de l'urètre, on éprouve moins de difficulté à introduire des bougies par l'ouverture du gland, et on parvient de jour en jour à les enfoncer plus avant et à les faire pénétrer jusqu'à la partie du canal où se trouve l'ouverture fistuleuse que traverse la sonde placée dans la plaie. Cette sonde retirée, on en met une à la place de la bougie dans la voie naturelle du canal, et on tâche de la faire entrer dans la vessie. Si l'on y parvient, la guérison peut s'obtenir sans employer d'autres moyens, sans faire de nouvelles incisions. Mais si, après avoir introduit la sonde élastique par la plaie jusque dans la vessie, l'état du malade ne s'améliore pas; s'il ressent des douleurs au col de ce viscère, à la prostate; si l'urine sort avec difficulté, est glaireuse ou puriforme; si les callosités ne se dissipent pas, si la suppuration est de mauvaise qualité, alors on incisera le col de la vessie, et on y placera une canule. Pour faire cette incision, on substitue à la bougie ou à la sonde élastique mise dans la plaie, une sonde cannelée, obtuse à son extrémité : on conduit le long de sa cannelure un couteau droit, avec lequel on incise le trajet fistuleux, ainsi que la partie membraneuse de l'urètre et le col de la vessie. On fait ensuite glisser sur cette sonde cannelée une canule qu'on laisse à demeure pour porter l'urine au-dehors et empêcher qu'elle ne se répande à travers les orifices fistuleux qui se rendent dans la plaie. Bientôt la suppuration s'établit dans toutes les parties engorgées, et les callosités diminuent tant en dureté qu'en volume. Alors l'introduction des bougies dans l'urètre devient plus facile, et lorsque ce canal peut recevoir une sonde de gomme élastique, on y en passe une qui, pénétrant dans la vessie, rend la canule inutile et permet à la plaie de se cicatriser. Telle est la conduite qu'il faut tenir dans ces cas épineux et de la réussite de laquelle on trouve plusieurs exemples dans les auteurs, et notamment un aussi détaillé qu'instructif dans le Traité des Opérations de Le Dran.

Dans le cas où, malgré toutes les précautions qu'on prend pour obtenir la guérison de ces fistules, on ne peut y parvenir, il reste une ouverture fistuleuse par laquelle l'urine continue de couler. Si cette ouverture conserve assez de largeur pour fournir une issue libre à ce liquide, et si sa circonférence se couvre d'une pellicule mince ou d'une vraie cicatrice, les sinus fistuleux, qui se sont fermés aussitôt que l'urine a cessé de les traverser, ne se rouvrent point; mais, si l'ouverture se rétrécit et se remplit de fongosités, comme cela arrive presque toujours aussitôt qu'on enlève la canule, l'urine qui ne passe qu'avec difficulté pénètre dans les autres couloirs de la fistule, et ne tarde pas à les rouvrir, en sorte que le malade retombe dans l'état où il était avant l'opération. Pour assurer le succès de cette opération, il faudrait que le malade portât incessamment la canule ; mais il y a très-peu de sujets qui puissent supporter la présence de cet instrument sans éprouver des douleurs plus ou moins vives au périnée et à la vessie, malgré l'usage des injections émollientes et narcotiques : on ne fait cesser les douleurs qu'en retirant la canule.

Au reste, avant de prononcer sur l'incurabilité des fistules urinaires et sur la nécessité de l'opération dont il vient d'être parlé, il faut être bien certain de l'impossibilité absolue de faire pénétrer les bougies ou les sondes dans la vessie. Lorsqu'on n'a point cette certitude, on est exposé à se tromper dans son pronostic. Combien n'a-t-on pas vu, en effet, de fistules urinaires réputées incurables, qui ont été guéries par l'usage des bougies et surtout par celui des sondes ! J'en ai rencontré plusieurs qui étaient regardées comme inguérissables par tout autre moyen que l'opération dont nous venons de parler, et que je suis parvenu à guérir en sondant les malades avec une sonde conique. Parmi ces malades, il y en avait trois chez lesquels la maladie existait depuis plus de dix ans ; le périnée et le scrotum étaient tellement calleux et confondus ensemble qu'ils formaient une masse informe dans laquelle on ne distinguait pas même les testicules, et qui était percée de dix ou douze ouvertures fistuleuses par lesquelles l'urine sortait en arrosoir lorsqu'ils urinaient, ce qui les obligeait à porter des cotillons pour ne pas inonder d'urine leurs vêtemens, et à s'accroupir pour uriner. Chez la plupart de ces malades, je ne suis parvenu à faire pénétrer la sonde dans la vessie qu'au bout de quinze jours, trois semaines et même un mois, en réitérant les tentatives tous les quatre ou cinq jours.

Il se trouve des malades qui ne pouvant guérir de leurs fistules urinaires par l'usage des bougies ou des sondes élastiques, aiment mieux garder leur incommodité que de se laisser sonder avec une sonde d'argent ou de se soumettre à l'incision du périnée; on est forcé alors de se borner à un traitement palliatif qui consiste en des moyens de propreté, et à introduire de temps en temps une bougie ou une sonde de gomme élastique dans l'urètre jusqu'à l'obstacle, pour entretenir la dilatation de la partie de ce canal comprise entre cet obstacle et le gland, et favoriser le cours de l'urine. S'il se forme un nouvel abcès urineux, on emploie les cataplasmes émolliens, on attend la maturité et l'ouverture spontanée de l'abcès; ou bien on l'ouvre s'il est considérable. Après la sortie du pus, l'urine continue de couler par cette ouverture, comme par les fistules préexistantes. Il suffit d'appliquer sur ces ouvertures fistuleuses une compresse de linge que l'on renouvelle souvent, et de faire des lotions fréquentes avec de l'eau de guimauve pour calmer l'irritation de la peau, causée par la présence de l'urine.

Article XVI.

De l'Incontinence de l'Urine.

L'urine préparée, ou, comme on dit ordinairement, sécrétée par les reins, est portée dans la vessie par les uretères qui l'y versent lentement, goutte à goutte ou à fil continu. Elle y est retenue; et après y avoir séjourné pendant plusieurs heures, elle en est expulsée. Les causes qui retiennent naturellement l'urine dans la vessie de l'homme, sont la contraction du sphincter qui entoure le col de cet organe, la force élastique de ce col et de la prostate, et la direction de l'urètre dans son commencement. Dans la femme, qui n'a point de prostate et dont l'urètre est presque droit, l'urine n'est retenue que par l'élasticité du col de la vessie et surtout par les fibres circulaires en forme de sphincter qui entourent ce col.

L'urine est expulsée de la vessie par la contraction de la tunique musculaire de ce viscère, à laquelle se joint, par un acte de la volonté, comme puissance auxiliaire, l'action du diaphragme et des muscles abdominaux, lorsqu'on veut accélérer la sortie de l'urine et en procurer l'expulsion complète, ou lorsque la résistance qu'offrent le col vésical et l'urètre ne peut-être surmontée par la seule contraction des fibres musculaires de la vessie. Dans l'état naturel, l'action du sphincter qui entoure le col de cet organe, l'élasticité de ce col et de la prostate empêchent l'urine de s'écouler au dehors par son poids, à mesure qu'elle arrive dans la vessie, où ce liquide s'accumule jusqu'à ce qu'il y en ait une quantité assez grande pour déterminer le besoin d'uriner et provoquer la contraction de cet organe. Cette contraction surmonte la résistance du col de la vessie, et l'urine est expulsée. Mais lorsque le sphincter est paralysé et l'élasticité du col vésical considérablement affaiblie ou détruite, l'urine s'échappe par l'urètre involontairement, à l'insu du malade, par son propre poids, par les mouvemens du corps, par la pression des viscères abdominaux et par l'action de la vessie. L'urine peut aussi sortir involontairement quoique le col de la vessie conserve toute sa résistance, lorsque la sensibilité et la contractilité de cet organe sont extrêmement exaltées par une cause quelconque. C'est à cet écoulement involontaire de l'urine, de quelque cause qu'il dépende, qu'on donne le nom d'incontinence d'urine.

L'incontinence d'urine est donc le flux involontaire et ordinairement sans douleur de ce liquide par le canal de l'urètre. On ne doit pas confondre l'incontinence d'urine avec la sortie de ce liquide par regorgement chez les vieillards dont la vessie est paralysée. Dans cette dernière maladie, le sphincter de la vessie, qui n'est autre chose qu'un faisceau de fibres charnues formé par la réunion de celles qui composent le plan interne de la tunique musculeuse de cet organe, participe à la faiblesse du corps de la vessie : aussi son inertie permet-elle l'écoulement involontaire de l'urine retenue par la paralysie de cet organe, et qui en distend excessivement les parois. La vessie restant toujours pleine, à raison de la perte de son action, ne peut recevoir l'urine qui aborde continuellement par les uretères, sans qu'il en sorte une quantité plus ou moins grande par l'urètre. Les malades qui ne connaissent pas cet effet, ne pouvant retenir leur urine, prennent alors pour une incontinence ce regorgement qui n'est qu'un symptôme de la rétention ; mais les Chirurgiens qui savent que l'écoulement involontaire de l'urine peut exister avec la *rétention*, ne tombent pas dans cette erreur. Il ne faut pas confondre non plus l'incontinence d'urine avec l'évacuation involontaire de ce liquide pendant le travail de l'accouchement, elle n'est que passagère ; ni celle qui accompagne la peur, les secousses de la toux, le rire immodéré ; ni avec l'évacuation d'urine pendant l'ivresse, dans un

accès d'épilepsie, ni avec celle qui survient dans
le cours d'une maladie et qui cesse aussitôt que
la maladie est guérie. L'incontinence d'urine diffère du diabétès par la quantité beaucoup moins
considérable de l'urine, et la saveur bien différente de ce liquide ; par la soif qui n'est pas très-
vive, par l'amaigrissement qui ne s'observe point
dans l'incontinence d'urine comme dans le diabétès. Mais quelquefois, comme nous l'avons dit
en traitant de cette dernière maladie, ces deux
affections se compliquent ensemble, et le diagnostic exige une grande attention. L'incontinence d'urine se distingue de la dysurie par la
douleur dont celle-ci est accompagnée, à moins
que ces deux affections ne se trouvent réunies.
L'urine peut être rendue involontairement et avec
douleur chez des personnes atteintes d'un abcès,
d'un ulcère au col de la vessie ou à la prostate.

L'incontinence d'urine est ou complète ou
incomplète. Elle est complète lorsque l'urine
s'échappe involontairement et à l'insu du malade
à mesure qu'elle arrive dans la vessie, et le plus
souvent par son propre poids et sans aucune
contraction de ce viscère. Elle est incomplète
lorsque le sphincter de la vessie résiste quelque
temps à l'impression de l'urine, et que ce liquide
s'écoule avant que le malade ait été bien averti de
sa présence dans cet organe, sans qu'il puisse en
maîtriser l'évacuation et souvent même sans qu'il
en ait aucune conscience. Cette espèce d'incontinence d'urine peut avoir lieu pendant la veille
et la nuit, ou pendant le sommeil seulement : on
la nomme dans ce dernier cas incontinence nocturne. On l'appelle encore idiopathique ou symptômatique, suivant qu'elle dépend de l'affection

même de la vessie , ou qu'elle tient à des causes dont la vessie n'est point le siège.

L'incontinence d'urine complète est toujours idiopathique, et dépend de la paralysie du sphincter et de l'inertie du col de la vessie. Cette paralysie du sphincter sans que le corps de la vessie ait perdu entièrement son action et qu'il y ait rétention d'urine , est extrêmement rare, et ne s'observe guère que chez les vieillards. Dans ce cas, dès qu'il s'est amassé la plus légère quantité d'urine dans la vessie , elle s'écoule involontairement , sans que le malade puisse la retenir , et quelquefois sans qu'il la sente sortir. Son écoulement se fait par son propre poids , par les mouvemens du corps , par la pression des viscères abdominaux et par l'action de la vessie. Quoiqu'il ne paraisse pas alors de symptôme de la rétention d'urine par paralysie de la vessie, il convient de s'assurer par le toucher et au moyen de la sonde , surtout chez les hommes replets , qu'elle n'existe pas. Si l'on ne sent point la vessie tuméfiée au-dessus des pubis , et si la sonde pénétrant très-facilement dans la cavité de ce viscère, il ne s'écoule point d'urine , ou ne s'en écoule que très-peu , on doit rapporter son écoulement continuel et involontaire à la faiblesse ou à l'inertie du sphincter et du col de la vessie. Cette sorte d'incontinence d'urine n'expose pas le malade à des accidens graves ; mais c'est une incommodité bien facheuse pour l'homme dans la société. Ses vêtemens continuellement mouillés par l'urine, répandent une odeur si forte qu'il devient à charge à lui-même et à ceux qui vivent avec lui. S'il néglige les soins de propreté, de changer souvent de linge, de se baigner, il lui survient aux parties génitales, aux cuisses des boutons érysipélateux, des ulcérations sinueuses avec épaississement et racornissement du scrotum, et quelquefois des couches de matière lithique.

On conseille, contre cette espèce d'incontinence d'urine les toniques, tant intérieurement qu'extérieurement; mais les vieillards n'en retirent aucun avantage, surtout si la maladie est ancienne. On doit alors se rendre maître de l'urine, s'opposer à son écoulement continuel en comprimant l'urètre sur le corps de la verge, avec un bandage à crémaillère nommé constricteur de l'urètre, ou à la région du périnée, au moyen d'une pelote oblongue attachée à une tige élastique, recourbée et fixée à une plaque assujettie au milieu d'un cercle élastique suffisamment long pour faire le tour du bassin. Si les malades ne peuvent supporter ces machines, on ajustera à la verge une bourse ou urinal de cuir verni, de gomme élastique ou de métal, qui servira de récipient à l'urine.

L'incontinence d'urine complète, produite par la paralysie du sphincter de la vessie, est beaucoup plus rare chez la femme que chez l'homme. Cette maladie est, chez les femmes, d'autant plus incommode et plus fâcheuse qu'on ne peut leur adapter un urinal au méat urinaire; mais on peut intercepter le passage de l'urine, en comprimant l'urètre contre la symphise des pubis, au moyen d'un bouton mollet en gomme élastique, appliqué sur la partie inférieure de la paroi antérieure du vagin. Ce bouton est placé à l'extrémité d'une tige élastique courbée et assujettie supérieurement au milieu d'une plaque fixée d'une manière invariable sur les pubis par le moyen d'une ceinture. Lorsque le besoin d'uriner se fait sentir , il est facile de relâcher le bandage , et de le remettre ensuite au degré convenable de pression.

Comme nous l'avons dit précédemment, l'incontinence d'urine incomplète peut avoir lieu pendant la veille et la nuit, ou pendant le sommeil seulement, ce qui constitue deux sortes d'incontinence d'urine incomplète. Celle qui a lieu pendant la veille et la nuit, peut arriver dans tous les âges et dépendre de différentes causes, dont la plus ordinaire est un certain degré de faiblesse ou d'atonie du col de la vessie. Cette faiblesse n'est pas assez grande pour permettre à l'urine de s'écouler continuellement et involontairement; mais elle l'est assez pour que l'action de la vessie puisse expulser ce liquide avant que le besoin de le rendre se fasse sentir, sans que le malade ait la faculté de maîtriser cette évacuation et même sans qu'il en ait aucune conscience. La faiblesse du col de la vessie est quelquefois l'effet de la paralysie incomplète du sphincter, survenue spontanément, sans qu'on puisse en déterminer la cause : d'autres fois la faiblesse du col de la vessie est la suite de la contusion, de la distension, du déchirement que ce col a éprouvé dans l'opération de la taille, lorsque l'incision est trop petite, ou que la pierre est trop volumineuse, surtout chez les femmes. Dans un accouchement laborieux, la tête de l'enfant, en comprimant le col de la vessie produit quelquefois une contusion assez violente pour affaiblir cette partie, et lui faire perdre le ressort dont elle a besoin pour retenir complètement l'urine dont une partie s'écoule alors involontairement, surtout lorsque la femme rit aux éclats ou qu'elle se livre à des actions violentes. Des efforts souvent répétés pour aller à la selle, l'abus des plaisirs de l'amour, la masturbation surtout, des spasmes fréquens de la vessie, une inflammation du col de ce viscère, peuvent affaiblir ce col et donner lieu à une incontinence d'urine incomplète. Cette espèce d'incontinence a lieu aussi, quoique le sphincter jouisse de toute sa force, lorsqu'une pierre, un fongus ou tout autre corps étranger de forme irrégulière, engagé dans le col de la vessie, ne le remplit pas avec assez d'exactitude pour ne pas permettre à l'urine de s'écouler sur les côtés, ou, quand c'est une pierre, de sortir par une gouttière qu'elle s'est creusée sur un point de la circonférence de ce corps étranger.

L'incontinence d'urine incomplète peut dépendre d'un excès de sensibilité de la vessie, et du défaut de réaction du sphincter. Cet excès de sensibilité et d'irritabilité de la vessie, quelle qu'en soit la cause, rend sa contraction si forte et si prompte, que l'urine sort presque avant que le malade ait été prévenu du besoin de la rendre et sans qu'il puisse en arrêter le cours.

On doit rapporter à l'incontinence d'urine incomplète, l'écoulement involontaire d'une certaine quantité de ce liquide, produit par une cause quelconque qui comprime le corps de la vessie et en diminue la capacité. Ainsi, on a vu la compression de ce viscère par la tête de l'enfant chez les femmes enceintes dont le ventre est très-bas, par une tumeur squirrheuse ou cancéreuse de la matrice, par une hydropisie de cet organe, par des squirrhes, des kystes volumineux développés dans le bassin ou dans le ventre; on a vu, dis-je, cette compression produire le besoin continuel d'uriner et l'écoulement involontaire de l'urine.

Le pronostic de l'incontinence d'urine incomplète est différent selon la cause de la maladie. L'incontinence récente qui ne reconnaît pour cause que la débilité du col de la vessie, guérit quelquefois. Celle qui succède à l'opération de la taille dans laquelle le col de la vessie a été excessivement distendu et déchiré, diminue et cesse même entièrement à mesure que cette partie reprend son ressort naturel, excepté dans un âge avancé et surtout chez les femmes. Celle qui tient à une exaltation de la sensibilité et de la contractilité de la vessie, peut disparaître spontanément par le laps du temps, ou céder aux remèdes, si sa cause n'est pas au-dessus des ressources de l'art. A l'égard de l'incontinence incomplète qui dépend d'un vice organique de la vessie ou des parties voisines, elle est d'autant plus fâcheuse que la cause qui la produit est presque toujours au-dessus de la puissance de la médecine et des ressources de la nature.

Le traitement de l'incontinence d'urine incomplète est toujours subordonné à la cause qui la produit : lorsqu'elle dépend de l'atonie du sphincter et du col de la vessie, on lui oppose les remèdes propres à réveiller l'action de ces parties. A l'extérieur, on emploie les bains de siège par immersion dans l'eau froide ; les applications froides, spiritueuses, balsamiques, aromatiques sur le périnée ; les lavemens avec la décoction de quinquina et le camphre ; les vésicatoires volans à la région du sacrum et à celle du pubis. A l'intérieur, on donne le quinquina et tous les autres remèdes propres à fortifier les organes relâchés. On a quelquefois employé avec succès la teinture de cantharides à la dose de cinq, dix, quinze, vingt gouttes, administrée avec précaution dans l'eau pure ou dans de la décoction de graine de lin, deux fois le jour. Mais on doit peu compter sur l'effet de ces remèdes lorsque la maladie est ancienne, et le malade fort avancé en âge.

Quand l'incontinence d'urine incomplète reconnaît pour cause l'exaltation de la sensibilité et de la contractilité de la vessie, on doit employer les moyens propres à combattre cette disposition pathologique, tels que les bains, les lavemens émolliens et anodins, les boissons mucilagineuses, l'opium, un régime doux. Si l'excès de l'irritabilité de la vessie est le produit de quelque vice acrimonieux, rhumatismal, par exemple, on emploiera les moyens propres à le combattre et ceux qui peuvent éloigner son action de la vessie. Ainsi on conseillera les boissons mucilagineuses et diaphorétiques, comme l'infusion légère de bourrache et de graine de lin, les bains tièdes, les frictions sèches, les vêtemens de flanelle, un régime doux, le repos ; si ces moyens ne suffisent pas, on appliquera un vésicatoire à la région du pubis, ou bien aux jambes ou au bras ; l'on en maintiendra la suppuration pendant plusieurs mois, et s'il a produit de bons effets, on le remplacera par un cautère. Dans l'incontinence d'urine produite par un corps étranger contenu dans la vessie, par une affection organique de ce viscère ou des parties environnantes, les secours de l'art doivent être dirigés contre l'affection dont le flux involontaire de l'urine est l'effet. Heureux lorsque cette affection est accessible à nos moyens !

L'incontinence d'urine nocturne ne s'observe guères que chez les enfans, depuis la première dentition jusqu'à la seconde, et depuis celle-ci jusqu'à l'époque de la puberté. Elle est très-rare dans l'adolescence et dans l'âge adulte, et presque tous les sujets chez lesquels on l'observe après l'époque de la puberté, en ont été attaqués dans leur enfance. Les vieillards n'en sont pas absolument exempts. Les petits garçons y sont plus sujets que les petites filles. Les enfans chez lesquels le système lymphatique a une prédominance très-marquée, y sont plus sujets que les autres. Quelquefois tous les enfans d'une même famille sont atteints de cette incommodité, et alors on ne peut guère s'empêcher de soupçonner un vice original, une disposition scrophuleuse, arthritique, etc. P. Franck dit avoir vu tous les enfans d'un père et d'une mère goutteux, être incommodés jusqu'à la puberté d'une incontinence d'urine nocturne rebelle à tous les remèdes. Parmi ces enfans se trouvait une jeune fille : ses règles eurent à peine coulé, que l'incontinence d'urine se dissipa subitement contre toute espérance ; mais peu de temps après, quoiqu'elle jouît d'une constitution robuste, elle devint asthmatique et sujette à des éruptions dartreuses sur diverses parties du corps.

Les causes de l'incontinence d'urine nocturne sont peu connues. J. L. Petit dit avoir remarqué trois espèces d'enfans qui pissent au lit involontairement : ceux qui sont paresseux de se lever pour uriner aux premiers avertissemens ; ceux qui dorment si profondément que la sensation qui accompagne l'envie d'uriner n'est point assez forte pour les éveiller ; ensorte que la vessie, qui est naturellement très-irritable dans les enfans, se contracte avec assez de force pour surmonter la résistance de son col, sans que la volonté ait aucune part à cette contraction et que l'ame en soit avertie ; la troisième espèce est celle des enfans qui rêvent pisser dans un pot de chambre, contre un mur, etc. ; ils sentent qu'ils ont besoin d'uriner et qu'ils pissent effectivement : ceux-là ne sont pas en grand nombre, ou du moins il ne leur arrive pas souvent de faire de pareils rêves.

L'incontinence d'urine nocturne se guérit presque toujours d'elle-même, surtout si l'on a le soin de faire souper les enfans de bonne heure, afin que la sécrétion de l'urine qui a lieu après le repas soit avancée avant qu'ils se couchent; d'éviter de les faire boire le soir, et de les réveiller plusieurs fois dans la nuit pour les faire pisser.

Lorsque cette incommodité se continue jusqu'à l'âge où la raison commence à se développer, on fait honte aux enfans devant le monde et surtout devant leurs camarades en présence desquels ils sont plus sensibles à l'avanie qu'on leur fait ; on les punit en les privant de certains plaisirs ; on les menace même du fouet ; mais il faut bien se donner de garde de les fouetter, à moins qu'ils ne pissent au lit par paresse, ce qu'il est presque toujours difficile de reconnaître. Les menaces et même les châtimens, quand les premières sont infructueuses, sont le remède le plus efficace pour ceux qui ne pissent au lit que par paresse ou par indolence. La crainte les rend plus attentifs au besoin d'uriner, et fait qu'ils épient en quelque sorte le premier aiguillon qui annonce ce besoin. Cette incommodité a cédé quelquefois à une impression vive et forte sur l'imagination; c'est ainsi qu'on a vu des enfans en être délivrés pour toujours en leur faisant écraser des souris vivantes dans les mains, en les faisant assister au lit d'un mourant, etc. ;

mais on ne doit employer ces moyens effrayans qu'avec la plus grande circonspection, surtout chez les jeunes filles.

On peut faire concourir avec les moyens dont nous venons de parler, l'usage des toniques, tels que le vin, la gentiane jaune, l'oxide de fer noir, etc. Il faut y joindre les bains froids qui sont le meilleur de tous les toniques qu'on puisse employer ici. On a conseillé aussi les applications toniques sur les lombes, sur le périnée et sur la région de la vessie; mais elles sont presque toujours sans effet.

Les cantharides qui portent leur action spécialement sur la vessie, ont été données quelquefois avec le plus grand succès. On lit dans le Journal de Médecine, Tom. 55', pag. 72, trois observations d'incontinence d'urine guérie par les cantharides, communiquées par M. Léger : nous croyons devoir les rapporter textuellement.

« Une demoiselle âgée de vingt-quatre ans laissait aller ses urines la nuit depuis l'enfance. On lui avait donné différens remèdes dont elle n'avait retiré aucun avantage. J'ai fait mettre six grains de mouches cantharides dans deux gros d'extrait de bourrache et les ai fait partager en vingt-quatre prises ou doses. La malade en a pris une dose tous les soirs. J'ai continué soixante et douze jours, et j'ai augmenté la dose des cantharides de quelques grains. Elle a été parfaitement guérie, et depuis deux ans jouit à cet égard de la santé la plus entière. »

« J'ai employé le même moyen pour deux sœurs, l'une de quinze et l'autre de treize ans, et il y a plus d'une année que les urines sont parfaitement retenues la nuit. »

» J'ai prescrit à ces trois demoiselles de boire

de l'eau de graine de lin pour peu qu'elles ressentissent des ardeurs d'urine : elles ne s'en sont pas plaintes. »

Ces trois observations, auxquelles nous pourrions joindre un grand nombre d'autres faits semblables qu'on trouve dans les auteurs, autorisent suffisamment l'emploi des cantharides dans l'incontinence d'urine nocturne. Cependant, comme l'usage intérieur de ce médicament est très-suspect, malgré les observations qui en prouvent les bons effets, on ne doit l'employer qu'avec la plus grande circonspection.

Plusieurs auteurs, entre autres J. L. Petit, regardent comme un avantage pour les petits garçons qui pissent au lit, et dont la verge a pris déjà un certain développement, de pouvoir faire usage du bandage à crémaillère, nommé constricteur de la verge, au moyen duquel l'urine est retenue. Mais on ne doit employer ce bandage qu'avec la plus grande réserve ; et il faut avoir soin d'éveiller ceux à qui on l'a mis pour les faire pisser, en relâchant le bandage que l'on remet ensuite au degré de pression convenable. Si on négligeait cette précaution, et qu'on laissât le bandage jusqu'à ce que la plénitude de la vessie éveillât l'enfant, il serait à craindre que la distension des fibres du corps de la vessie et de celles du sphincter ne fût suivie d'un écoulement involontaire d'urine. La compression de ce bandage ne doit être portée qu'au degré nécessaire pour retenir l'urine. Une compression trop forte serait douloureuse, et l'enfant ne pourrait pas la supporter ; s'il la supportait, elle pourrait donner lieu à des accidens, surtout si, au lieu du bandage à crémaillère, on avait placé une ligature autour de la verge. J. L.

Petit rapporte un exemple très-remarquable de ce cas. « J'ai vu, dit ce célèbre Chirurgien, un jeune homme de neuf ans, qui, quoique occupé de ses études et chagrin de son indisposition, ne pouvait passer une nuit sans pisser au lit. Après avoir fait ce qu'on avait pu, il s'avisa de se lier la verge avec une ficelle : il ne pissa pas au lit cette nuit-là ; cependant la douleur l'éveilla ; mais n'osant se plaindre, il laissa cette ligature jusqu'au soir, qu'il fût forcé de le déclarer. On eut recours à moi : je trouvai que la moitié de la peau de la verge au-dessous du lien était tombée en gangrène ; je coupai ce lien ; les urines eurent d'abord quelque peine à sortir ; mais il en coula trois chopines, et ce n'était pas tout, car la vessie ayant perdu de son ressort, n'avait pu se rapprocher pour évacuer le reste. Après avoir fait deux incisions assez profondes et parallèles, j'en fis une troisième pour fendre le prépuce, car ce jeune homme avait le phymosis de naissance. Je le pansai convenablement, laissant à l'appareil un passage pour les urines. La suppuration s'établit ; quelques lambeaux de peau se séparèrent ; toute la plaie devint belle : il fut guéri en vingt jours ; et ce qu'il y a de particulier, c'est que dès le premier, il cessa de pisser au lit et il n'y a pas pissé depuis. »

ARTICLE XVII.

Des Pierres ou calculs Vésicaux.

Les calculs vésicaux sont des concrétions solides, salines, qui tirent leurs élémens de l'urine et qui se forment dans ce liquide. L'histoire de ces calculs est un des points les plus importans de la Chirurgie. Les variétés relatives à leur nombre, à leur volume, à leur forme, à leur surface, à leur structure, à leur couleur, à leur pesanteur, à leur densité, à leur situation, à leur connexion, à leur composition chimique; leur formation, les causes qui les produisent, les accidens qu'ils déterminent, les symptômes qui décèlent leur présence; les moyens hygiéniques, pharmaceutiques et chirurgicaux applicables à leur traitement, ont depuis long-temps fixé d'une manière spéciale l'attention des gens de l'art.

—Le nombre des calculs contenus dans la vessie offre beaucoup de variétés. Le plus ordinairement il n'y en a qu'un seul : cependant il n'est pas rare d'en trouver plusieurs; dans quelques cas on en a rencontré trente, quarante, quatre-vingt, cent, deux cents, etc. Quelquefois ils sont presque innombrables et se présentent sous la forme d'un sable grossier. On ne doit pas donner le nom de *calculs* à la matière sablonneuse rougeâtre, semblable à de la brique pilée, qui s'écoule souvent de la vessie avec l'urine, et se dépose au fond du vase dans lequel ce liquide séjourne.

—Le volume des pierres ne présente pas moins de diversité : les concrétions qui ont la grosseur d'un pois peuvent être considérées comme les plus petites; le plus souvent à l'époque où la douleur oblige les malades à en désirer l'extraction, elles ont un volume égal à celui d'une amande, d'une noix ou d'un petit œuf de poule. On en a vu de beaucoup plus grosses. On lit dans les auteurs qui ont écrit sur cette matière des exemples de calculs qui pesaient jusqu'à dix, vingt et trente onces. Tolet (1) dit en avoir vu un du poids de trente-deux onces et six gros. Il ajoute qu'au mois de juin 1690, dans l'hôpital de la Charité de Paris, on trouva dans la vessie d'un cadavre une pierre qui pesait cinquante et une onces : elle avait six pouces six lignes de longueur et un pied de circonférence. Celui qui la portait était âgé de quarante-huit ans et se nommait Jacquier; il était curé de la paroisse de Loche, du diocèse de Bourges. Depuis son enfance ce malade s'était plaint des douleurs de la pierre. Elle avait la consistance et la couleur du marbre blanc, un peu mêlé de gris, était oblongue et semblable à un melon. Les douleurs que cet homme sentait n'étaient pas continuelles. Il pouvait se livrer de temps en temps au plaisir de la chasse et urinait quelquefois sans beaucoup souffrir.

En général le volume des pierres est d'autant plus considérable qu'elles ont séjourné plus longtemps dans la vessie. Cependant, comme chez le même sujet et dans les différens temps de la vie l'urine ne contient pas toujours la même quantité de sédiment, il peut arriver qu'une pierre, après avoir acquis un certain volume, cesse de prendre de l'accroissement, et reste pendant un temps plus ou moins long à-peu-près au même degré de volume; ensuite si la matière pierreuse devient plus abondante, le calcul prendra en peu de temps une grosseur proportionnée à la quantité de cette matière. Ainsi le volume de la pierre est subordonné non-seulement à la durée de son séjour dans la ves-

---

(1) Traité de la Lithotomie, Chap. VI, p. 36.

sie, mais encore à la quantité de matière lithique contenue dans l'urine.

—La plupart des calculs vésicaux sont ovoïdes, plus ou moins aplatis en forme d'amande ; on en trouve aussi de ronds, de cylindriques, de triangulaires, de coniques, de cuboïdes, etc. ; d'autres sont si irréguliers qu'il serait difficile d'exprimer par une dénomination particulière, ou par une comparaison la forme qu'ils présentent. Lorsqu'ils sont assez volumineux pour remplir exactement la vessie, ils ont constamment, comme ce viscère, une forme ovoïde.

—La surface des pierres vesicales présente beaucoup de variétés ; dans quelques-unes, elle est lisse et d'un poli très-doux ; d'autres l'ont très-âpre et rude au toucher ; d'autres grenue, en stalagmite, ou mamelonnée comme la superficie d'une mûre, ce qui leur a fait donner le nom de pierres murales : ils y en a dont les grains sont très-saillans, inégaux ; il s'en trouve qui sont hérissées de pointes plus ou moins alongées et quelquefois formées en stalactites. Celles qui sont arrêtées à l'insertion des uretères, ou renfermées seules dans des poches particulières sont toujours inégales, soit dans leur portion libre, soit dans leur portion adhérente. On a vu cependant des pierres châtonnées ou enkystées dont la surface était lisse et présentait des facettes. Lorsqu'il y a plusieurs pierres en même temps dans la vessie, elles présentent presque toujours une ou plusieurs facettes polies, plus ou moins larges relativement à l'étendue de leur juxtà-position : il en est alors très-peu dont la densité de la surface s'oppose à la formation de ces facettes et à leur poli. Ces facettes, dont la configuration varie beaucoup, s'articulent, pour ainsi dire, les unes avec les autres, et quelquefois leur juxta-position est aussi exacte que l'est le contact des os du carpe ou du tarse entre eux. On a vu quelquefois un enduit muqueux, tissu à peu-près comme une membrane, s'étendre d'une pierre à l'autre, et les réunir entre elles. La présence d'une ou de plusieurs facettes sur une pierre extraite par la taille. est un indice presque certain de l'existence simultanée de plusieurs pierres dans la vessie. Je dis presque certain, car on a, dans quelques cas fort rares, sans doute, trouvé des facettes sur un calcul solitaire ; comme aussi dans d'autres cas on a rencontré dans la vessie plusieurs calculs d'une forme arrondie et sans aucune apparence de facettes. On trouve à la surface de quelques pierres une petite rigole ; on en a vu même qui étaient percées dans le milieu pour l'écoulement de l'urine.

—La couleur des pierres de la vessie n'est pas la même pour toutes. Il y en a de blanchâtres qui ont une apparence plâtreuse et crétacée, et qui déposent sur les étoffes qu'elles touchent, une poussière blanche qui n'adhère point. D'autres sont grises, jaunâtres, fauves, rougeâtres, jaspées, tachetées de blanc et de rouge. Il y en a de verdâtres, de brunes, de noirâtres : les pierres murales sont ordinairement de cette dernière couleur. On en voit qui ressemblent pour la forme et la couleur à un morceau de mâche-fer. La couleur de la surface des pierres est quelquefois différente de celle de leurs couches intérieures. Cette différence est très-remarquable dans les calculs qui ont été sciés en deux parties égales ;

on voit alors, depuis le centre jusqu'à la périphérie, une suite de zones concentriques, dont les nuances ne sont pas les mêmes et dont la couleur est quelquefois entièrement dissemblable.

—Les pierres de la vessie sont plus pesantes que les autres concrétions animales : elles pèsent deux fois moins que les cailloux. Leur pesanteur spécifique est à l'eau comme 5 est à 4; celle des cailloux est à ce liquide comme 9 est à 4. Le poids des calculs vésicaux peut varier depuis un grain jusqu'à 51 onces : les médiocres pèsent 3, 4, 8, 10 gros : ceux dont le poids excède une once et demie sont de gros calculs. Les calculs bruns, noirâtres, ceux qui ont des grains très-serrés, sont les plus pesans ; les rougeâtres le sont moins, les blanchâtres dont la substance paraît très-poreuse, très-spongieuse, sont les plus légers ; tous diminuent de poids à l'air. Les plus gros perdent proportionnellement moins de leur poids que les médiocres.

—La densité des calculs vésicaux offre des degrés variés. Souvent à volume égal les uns pèsent presque le double des autres. Leur consistance ne diffère pas moins : les uns se brisent et s'écrasent sous le plus léger effort, quelques-uns même par le simple contact de l'instrument destiné à les extraire : les autres ont une dureté telle, qu'ils ne peuvent être divisés que par une très-grande force et au moyen des instrumens les plus acérés.

— La plupart des pierres de la vessie sont libres et mobiles dans cet organe ; mais leur situation n'est pas toujours telle que sembleraient l'indiquer les lois ordinaires de la physique. En

9.   19

effet, ce n'est pas constamment à la partie la plus déclive de la vessie qu'elles sont placées. Leur présence donnant lieu à des envies fréquentes d'uriner, ce viscère est dans un état de contraction et de demi-vacuité duquel il résulte dans son intérieur des replis, des inégalités et souvent même sur ses parties latérales, des enfoncemens dans lesquels les pierres sont facilement retenues. Souvent aussi c'est dans le bas-fond de la vessie qu'elles s'arrêtent; quelquefois encore elles sont maintenues au centre entre les parties latérales rapprochées, et la partie supérieure abaissée. On a vu des pierres placées à sa partie antérieure sous la jonction des os pubis où elles étaient entourées par un repli de la membrane interne. Quelquefois la pierre est engagée dans l'orifice du col de la vessie qu'elle ne bouche ordinairement qu'en partie. Un calcul peut être maintenu dans un endroit quelconque de la vessie par une tumeur qui le presse entre les parois de ce viscère.

Mais, comme nous l'avons dit, le plus souvent les calculs vésicaux sont mobiles, et leur pesanteur les porte dans les points de la vessie que la position du corps rend tour à tour les plus déclives. Dans quelques cas, un calcul peut être alternativement fixe et mobile. Plusieurs fois on a vu des malades tourmentés par une pierre dont la présence avait été constatée par le cathétérisme, être tout-à-coup délivrés de tous les accidens qu'ils éprouvaient, et la sonde introduite de nouveau dans la vessie n'y a plus trouvé le calcul dont le volume était trop considérable pour qu'il pût sortir par les voies naturelles; dans ce cas, le changement si favorable que le malade éprouve dépend presque toujours d'un déplacement du calcul, qui, de mobile qu'il était, est devenu immobile, soit en s'engageant dans une cavité ou naturelle ou accidentelle, soit de toute autre manière qu'il serait difficile d'expliquer.

Toutes les pierres ne sont pas libres dans la vessie. Suivant la manière dont les pierres sont fixées à un point de la surface interne de ce viscère, on dit qu'elles sont enkystées, châtonnées, ou adhérentes.

Les pierres enkystées sont renfermées dans une poche particulière formée par l'écartement des tuniques musculeuse et interne de la vessie, et qui n'a aucune communication directe ou immédiate avec la cavité de cet organe. C'est toujours au voisinage de l'insertion des uretères que l'on a rencontré les pierres enkystées. Beaucoup d'auteurs avaient parlé de ces sortes de pierres avant Littre; mais ce Médecin est, si je ne me trompe, le premier qui les ait observées sur le cadavre, et qui ait donné une explication satisfaisante de la manière dont elles se sont glissées entre les tuniques de la vessie. Littre faisant l'ouverture du corps d'un jeune homme de vingt ans, trouva qu'il y avait de l'inflammation au-dedans de la vessie depuis son col jusqu'à l'embouchure de l'uretère gauche, de la largeur de deux pouces. Cette embouchure était plus large que celle de l'uretère droit; il y avait tout autour, de la dureté, et à sa partie inférieure un ulcère de quatre lignes de largeur et d'une ligne de profondeur. Sept lignes au-dessous de la même embouchure, il aperçut deux petites tumeurs éloignées l'une de l'autre d'un demi-pouce, formées chacune par une petite pierre contenue dans les parois de la vessie, près de sa membranc interne ; Littre observa dans l'uretère, à l'endroit où il traverse les parois de la vessie, de l'inflammation, du rétrécissement et un trou de deux lignes de diamètre dont les bords étaient calleux, et qui communiquait par un conduit particulier avec chaque pierre ; l'un et l'autre de ces conduits avaient le même diamètre que le trou, et leurs parois étaient un peu calleuses. Ce célèbre anatomiste pense que ces pierres avaient pris naissance dans le rein gauche ; qu'après avoir parcouru l'uretère, elles s'étaient arrêtées dans la partie de ce conduit qui rampe entre les tuniques de la vessie ; qu'elles avaient excité dans cette partie de l'uretère une inflammation suivie d'ulcération, et qu'elles s'étaient avancées peu-à-peu entre les tuniques de la vessie, jusqu'au lieu où elles s'étaient arrêtées. Cette explication paraissait si naturelle à Littre, qu'il pensait que les pierres enkystées dont parlent quelques auteurs ne pouvaient être autre chose que des pierres renfermées dans les parois de la vessie, parce qu'il ne concevait pas que des pierres tombées des reins dans les uretères et des uretères dans la vessie pussent s'attacher à sa surface interne et se couvrir ensuite d'une membrane qui les séparât entièrement de la cavité de cet organe.

Les pierres véritablement enkystées, c'est-à-dire, situées entre la tunique musculeuse et la tunique interne de la vessie, et renfermées dans un sac particulier qui n'a aucune communication avec la cavité de ce viscère, sont extrêmement rares. Il n'en est pas de même de celles qui ne sont que châtonnées : on en trouve un grand nombre d'exemples dans les auteurs. Les pierres chatonnées ont été ainsi nommées parce qu'elles sont logées dans des cellules comme une pièce de bijouterie l'est dans son chaton. Ces cellules sont formées ordinairement par la membrane interne de la vessie poussée au travers des fibres musculaires écartées et formant une espèce de hernie. On nomme les vessies qui présentent cette disposition, *vessies à cellules.* Le nombre, la situation et la grandeur de ces cellules présentent beaucoup de variétés. Le bord de l'ouverture par laquelle les cellules communiquent avec la cavité de la vessie est arrondi. Quelquefois cette ouverture est plus large que le fond de la cellule; d'autres fois, et c'est le plus ordinaire, le fond est beaucoup plus large que l'entrée. Les pierres descendues des reins dans la vessie peuvent s'introduire dans ces cellules; l'urine même par son séjour dans ces cavités peut y déposer la matière lithique et y former les premiers rudimens d'une pierre. Tant que l'ouverture de communication entre une cellule et la cavité de la vessie a un diamètre plus grand que celui d'une pierre qui s'est introduite ou qui a pris naissance dans cette cellule, ce corps étranger peut passer alternativement de l'une dans l'autre de ces cavités; mais il arrive une époque où la pierre ayant augmenté de volume, ce passage ne peut plus avoir lieu, et si elle se trouve dans la cellule elle y reste constamment. Dans cet état, la pierre présente à nu dans la vessie une partie de sa surface plus ou moins étendue suivant la grandeur de l'ouverture de la cellule. Dans un cas observé par la Peyronie, un repli mobile de la membrane muqueuse de la vessie couvrait, en manière de rideau, l'ouverture de la poche herniaire et la cachait entièrement.

Quelquefois aussi la cavité accidentelle qui

renferme la pierre est formée par toutes les tuniques de la vessie. C'est ainsi que Meckel a vu une pierre chatonnée dans le sommet de la vessie qui, s'étant resserrée autour de la pierre, enveloppait celle-ci comme un sac dont l'ouverture, vers la cavité de la vessie, y représentait un second col. C'est par cette ouverture qu'on peu toucher la pierre avec la sonde.

On doit rapporter aux pierres chatonnées celles qui s'arrètent à l'extrémité inférieure de l'uretère et dont une partie reste dans ce canal pendant que l'autre est saillante dans la vessie. Ce mode de *chatonnement* est très-rare : Le Dran en cite un exemple. Ce fait est si bien exposé dans tous ses détails et l'autorité de Le Dran est d'un si grand poids qu'on ne peut le révoquer en doute. Desault dit dans son journal, avoir observé cette situation de la pierre dans l'extrémité de l'uretère d'une femme qu'il opéra en 1788.

Les pierres chatonnées n'étant baignées par l'urine que dans une petite étendue de leur surface, acquièrent rarement un volume considérable : on en a vu cependant de la grosseur d'un œuf de poule.

Une pierre chatonnée peut être en partie renfermée dans son chaton et en partie découverte et saillante dans la vessie; c'est tantôt la partie la plus étroite, tantôt la partie la plus large qui est enfermée dans le chaton : de-là la difficulté plus ou moins grande à saisir et à extraire la pierre.

Si les pierres enkystées et les pierres chatonnées se rencontrent rarement, il est beaucoup plus rare encore de trouver des pierres adhérentes à la vessie. La possibilité de cette adhérence, révoquée en doute par plusieurs auteurs, est prouvée par des faits positifs rapportés par des praticiens instruits et dignes de foi. Mais pour que cette adhérence ait lieu, il faut que le calcul soit renfermé dans un chaton et qu'il n'y jouisse d'aucun mouvement. Dans cet état, si la surface de la pierre est rugueuse, comme l'est ordinairement celle des pierres chatonnées, elle pourra irriter la cellule, l'enflammer et y produire une excoriation de laquelle il s'élèvera des chairs molles et fongueuses, qui s'insinuant entre les inégalités de la pierre, donneront lieu à une adhérence plus ou moins étendue. On ne conçoit pas comment une pierre, quelque raboteuse que soit sa surface, pourra contracter des adhérences avec la vessie, si elle est mobile et flottante pour ainsi dire, dans ce viscère; mais si cette pierre se cantonne dans un endroit de la vessie, elle pourra devenir adhérente. Ce cas est extrêmement rare. Le Dran (1) en rapporte un exemple très-remarquable. «En 1730, dit-il, je taillai une dame à qui j'ôtai une pierre qui pesait sept onces et demie. Une de ses faces qui était inégale et qui avait trois pouces de long sur deux et demi de large, était toute entière comme incrustée sur la portion de la vessie qui touche à l'intestin rectum : cette incrustation s'était faite par les inégalités de la pierre, lesquelles avaient occasionné une excoriation à la portion de la vessie qu'elles touchaient; car il s'était élevé de cet ulcère quantité de mamelons charnus ou fongueux qui s'étaient engagés dans les inégalités de la pierre. Cette adhérence se détacha presque sans peine, et je ne la reconnus qu'à l'inspection de la pierre qui avait enlevé, avec elle, plusieurs de

____

(1) Traité des Opér. de Chir., p. 272.

ces mamelons. Ce qui se passa au bout de dix jours me prouva encore l'adhérence ; c'est que la portion de la vessie malade s'exfolia. Il se détacha même de cet endroit trois morceaux de membranes épaissies, ayant chacun deux à trois lignes d'épaisseur et un pouce ou environ de diamètre, lesquels sortirent avec l'urine ». Le Dran dit qu'il a ôté depuis à trois malades des pierres pareillement adhérentes, mais par moins de surfaces. Il ne donne aucun détail sur ces opérations. Ces malades étant guéris, Le Dran n'a pu examiner la vessie que d'un seul qui mourut quelques mois après d'un saignement de nez. On ne voyait dans la vessie qu'une cicatrice. Sharp (1) dit avoir vu dans deux cadavres, une adhérence de la pierre sans qu'il y eût de kyste. Mais il observe, en même temps, que ces adhérences n'étant pas bien fortes, ne peuvent embarrasser l'opération ; ensorte qu'il est possible d'extraire des pierres qui adhèrent légèrement sans soupçonner l'adhérence. Le profond savoir et la bonne foi des auteurs que nous venons de citer ne permettent pas de douter de la vérité des faits qu'ils rapportent ; mais il faut bien se donner de garde de croire à tous les exemples cités d'adhérence des pierres dans la vessie. Ces prétendues adhérences, comme Sharp l'a remarqué, les pierres chatonnées ou enkystées ont servi de prétexte à des opérateurs ignorans pour se mettre à couvert de reproche, lorsqu'ils ne pouvaient venir à bout de tirer la pierre.

Dans la cystocèle, la partie de la vessie qui est déplacée contient quelquefois une ou plusieurs

____

(1) Recherches critiques sur l'état de la Chirurgie, p. 286.

pierres. Nous avons parlé de cela en traitant des hernies de la vessie.

On a rarement trouvé dans le même sujet deux ou trois vessies par vice de première conformation. Mais la vessie peut devenir double ou triple par état de maladie, comme nous l'avons dit en parlant des hernies de la membrane interne de ce viscère. L'examen de ces vessies montre qu'elles sont partagées en deux ou trois cavités par une cloison membraneuse, percée dans le milieu, et dont l'ouverture établit une communication entre elles. Il apprend, en même temps, qu'elles ne sont doubles ou triples qu'en apparence, et qu'il n'y a qu'une seule et véritable vessie, avec une ou deux poches contre-nature formées par la membrane interne de ce viscère, laquelle a été dilatée et poussée en partie à travers un écartement des faisceaux de la tunique musculaire qui la recouvre. On conçoit aisément que si une pierre se forme dans une vessie partagée ainsi en plusieurs poches, elle pourra passer dans l'une ou l'autre de ces poches, si son diamètre est moindre que celui de l'ouverture par laquelle ces poches communiquent avec la véritable cavité de la vessie. Si la pierre se trouve dans celle-ci au moment où l'on sonde le malade, on la sentira avec la sonde; mais si elle est située dans l'une de ces poches, il sera presque toujours impossible de la découvrir. On conçoit aussi que si l'on taillait le malade au moment où la pierre serait passée dans l'une des poches, il serait probablement impossible de la saisir et de l'extraire. Mais on n'éprouvera jamais cet inconvénient si on ne pratique l'opération, comme nous le dirons par la suite, qu'autant qu'on rencontre la pierre avec le cathéter qui doit servir de conducteur au lithotome.

—On distingue dans presque tous les calculs, lorsqu'on les a sciés ou cassés, trois parties bien distinctes, savoir : le noyau, les couches concentriques et l'écorce ou les couches les plus superficielles. Ceux qui ne présentent point cette disposition sont formés de grains ou de cristaux polygones, unis les uns aux autres, et paraissent avoir été produits en peu de temps.

Les calculs vésicaux ont presque tous un noyau dont l'origine et la nature ne sont pas toujours les mêmes. Le plus ordinairement ce noyau est formé de la matière de la pierre et tire constamment son origine du rein : c'est un gravier ou une petite pierre qui s'est formée dans les conduits de cet organe, et qui a été portée par l'urctère dans la vessie où il est devenu, pour ainsi dire, un moule intérieur sur lequel le calcul s'est formé. Le volume du noyau, sa couleur, sa solidité et sa nature intime sont très-variables. On a vu un calcul d'une pesanteur considérable et de la grosseur d'un œuf d'oie, dont le noyau était mobile et faisait du bruit quand on agitait le calcul.

Il y a des pierres qui n'ont point de noyau et au centre desquelles on voit une petite cavité tantôt ronde, tantôt ovale, remplie d'une matière pulvérulente grise, jaunâtre ou brune : il est infiniment probable qu'un grumeau de sang, ou des flocons de mucosité épaissis ont servi de noyau à cette espèce de pierres.

Enfin, on voit des calculs qui ont pour noyau un corps étranger qui a été porté dans la vessie par une blessure de ce viscère, par l'urètre, ou qui ayant passé par les voies de la déglutition, s'est frayé une route dans la vessie. Les observateurs rapportent beaucoup d'exemples de ces

corps étrangers qui ont servi de noyau à des
pierres. Il résulte de ces observations qu'on a
rencontré des pierres qui avaient pour noyau ,
chez l'homme, une balle de plomb , une tente
de charpie, une fève de haricot, un morceau de
paille, un épi de bled ou d'orge, une bougie emplastique, un morceau de sonde de gomme élastique, un ferret d'aiguillette , un fil d'archal ,
une aiguille à coudre , une épingle à friser , un
cure-oreille, un débris de tuyau de pipe, un
morceau de bois, etc. etc.; et chez la femme, un
petit étui de bois , une petite pomme d'api , un
cure-oreille, une aiguille , une épingle à tête ,
une dent molaire, etc. etc. Quels que soient le
volume, la figure et la nature d'un corps étranger
introduit dans la vessie , lorsqu'il y séjourne
quelque temps, il se couvre d'une couche de
matière calculeuse dont l'épaisseur augmente de
jour en jour, quoique l'urine conserve ses qualités naturelles. Tantôt la matière lithique recouvre le corps étranger en totalité, et tantôt ,
ce qui est plus rare , seulement en partie. Ce
phénomène a lieu hors du corps vivant : toute
substance solide placée dans un liquide qui tient
des sels en dissolution , devient également le
noyau d'une concrétion particulière.

Sur le noyau calculeux est placée la seconde
substance qui constitue la majeure partie du volume de la pierre , et qui varie suivant les différentes espèces. Quelquefois c'est une masse sans
aucun ordre, de diverses couleurs avec un fond
marbré ; mais le plus souvent ce sont des couches
concentriques d'apparence spathique, dont le
nombre, l'épaisseur, la couleur, la densité présentent beaucoup de variétés : elles se séparent
souvent les unes des autres lorsqu'on frappe for-

tement un calcul ainsi formé. On trouve quelquefois entre elles de petites cavités, des intervalles, des vides garnis ou incrustés de cristaux
prismatiques, rhomboïdaux, d'une autre nature
que celle des couches, et qui se dissolvent facilement dans l'eau, dans les acides.

A mesure que les couches concentriques s'éloi-
gnent du noyau, elles présentent plus d'épaisseur
et moins de densité. La dernière ou la couche
la plus extérieure, forme l'écorce; elle se remarque sur les pierres lisses et unies : elle est plus
mince, parce qu'elle est la dernière formée; elle
est aussi plus fragile que les couches suivantes.
Mais cette écorce et même la substance des
pierres vésicales présentent un grand nombre de
variétés dans le détail desquelles nous pensons
qu'il serait inutile d'entrer ici. Nous nous contenterons de remarquer qu'il y a des pierres dans
lesquelles on n'observe aucune différence entre
la substance qui les compose et celle qui en
forme la superficie.

—La nature intime des calculs vésicaux a été,
dans les derniers temps, l'objet des recherches
de plusieurs chimistes très-habiles. Le beau travail de Fourcroy et de M. Vauquelin, dans lequel
on trouve six cents analyses de ces sortes de calculs, et les recherches plus récentes de M. Wol-
laston et de M. le docteur Marcet, ont fait
connaître les différentes substances qui entrent
dans la composition des pierres vésicales : elles
ont appris aussi que les calculs sont formés tantôt
d'une seule substance, et tantôt de plusieurs,
qui presque toujours se trouvent superposées de
telle sorte, que la plus insoluble est au centre.
Mais comme on ne peut tirer de ces connaissances aucune induction pour le diagnostic et

même pour la thérapeutique des calculs vésicaux, nous croyons pouvoir nous dispenser de rapporter ici le résultat des travaux de ces hommes habiles. On peut consulter sur ce sujet les Traités de chimie, et notamment celui de M. Thénard.

Des causes de la formation des Calculs vésicaux.

Les matériaux qui entrent dans la composition des calculs de la vessie existant constamment dans l'urine, ou bien s'y trouvant dans certaines circonstances, tout ce qui peut augmenter la quantité de ces matériaux, ou en favoriser la précipitation et l'application sur un noyau quelconque, pour le grossir successivement, doit être regardé comme une cause de la formation des pierres dans la vessie. Les auteurs ont admis un grand nombre de ces causes; mais la plupart étant purement hypothétiques, et aucune ne pouvant expliquer d'une manière satisfaisante la génération des pierres, nous les passerons sous silence. Nous nous bornerons à indiquer les circonstances relatives à l'âge, au sexe, au tempérament, au climat, au régime de vivre, aux maladies et à l'état de la vessie, qui sont regardées par la plupart des auteurs comme favorables à la formation des calculs dans la vessie.

C'est spécialement chez les vieillards, et après eux, chez les enfans que se montre cette maladie : elle est plus rare chez les adultes. Les enfans les plus jeunes en sont quelquefois attaqués : Van Swiéten rapporte, d'après Lautter, qu'un enfant de cinq mois rendit par la verge deux calculs de la grosseur d'un petit pois (1).

____

(1) *Comm. in Aph.*, par. 1414, p. 209.

Sandifort (1) donne l'histoire d'un enfant de 13 mois, d'une constitution délicate, et qui depuis quelque temps avait rendu par l'urètre plusieurs graviers avec douleur et difficulté d'uriner. Cet enfant mourut à la suite d'une rétention d'urine dans la vessie, et d'un épanchement de ce liquide dans le scrotum et les parties voisines, occasionnés par une pierre aiguë qui avait obstrué et percé l'urètre, à la partie membraneuse de ce canal. Les reins étaient remplis de pus, les uretères dilatés par l'urine : la vessie encore distendue par un amas de ce liquide s'élevait au-dessus du nombril. On ne trouva dans ces viscères ni graviers, ni pierres. Saviard (2) a tiré une pierre de la grosseur et de la forme d'un pois, de la vessie d'une fille de dix-huit mois. Mais c'est principalement entre l'âge de quatre à neuf ans que les enfans sont plus exposés à la pierre. Les enfans des pauvres y sont plus sujets que ceux des riches : circonstance d'autant plus remarquable qu'aux autres époques de la vie, dans l'âge mûr et dans la vieillesse, toutes les classes de la société y sont également exposées.

Les femmes sont moins sujettes à la pierre vésicale que les hommes ; mais elles sont aussi souvent affectées qu'eux de pierres rénales. Cette différence provient de ce que le col de la vessie des femmes offrant moins de résistance que celui des hommes, et leur urètre étant plus court, plus droit et plus dilatable, les graviers qui descendent des reins dans la vessie de la femme, ou qui se forment dans ce dernier viscère sont facilement entraînés au-dehors ; et même dans

____

(1) *Obs. anat. Path.*, *lib.* III, *cap.* III, p. 55.
(2) Obs. LXXXVI, p. 294.

la plupart des cas, les pierres qui ont déja acquis un certain volume sont expulsées spontanément.

Tous les tempéramens sont sujets à la pierre. Cependant on croit avoir remarqué que les sujets d'un tempérament bilieux, les hommes pituiteux, ceux dont les urines déposent fréquemment un sable grisâtre ou rougeâtre, ont plus facilement la pierre que les sanguins chez lesquels l'action vitale et la circulation ont beaucoup d'énergie et les urines sont peu visqueuses. Quoique la mucosité dont les urines sont chargées dans certains sujets semble favorable à la formation des pierres, on a observé que beaucoup de personnes qui rendaient des urines très-glaireuses n'avaient point de pierres.

Les calculs vésicaux se trouvent dans tous les pays; cependant on a observé que cette maladie est beaucoup plus rare dans les régions très-froides et dans celles qui sont très-chaudes, que dans les climats tempérés. Ainsi l'on voit plus de calculeux en France, en Angleterre, en Hollande qu'en Allemagne, en Suède et en Russie, dans l'Inde, le Japon et tous les pays méridionaux. La raison de cette différence n'est pas connue.

On a pensé que la nature des alimens et des boissons, les excès de table, les longs sommeils, l'habitude d'uriner dans une position horizontale pendant la nuit, l'usage prématuré des plaisirs de l'amour et l'abus de ces plaisirs à tous les âges, une disposition héréditaire, une constitution faible et rachitique, la goutte, le rhumatisme, etc., pouvaient avoir une grande influence sur la formation des pierres dans la vessie; mais la réalité de cette influence n'est pas fondée sur des faits assez nombreux et assez bien

observés pour qu'on puisse l'admettre sans res-
triction.

La paralysie de la vessie et le rétrécissement
de l'urètre, en s'opposant l'une et l'autre quoique d'une manière différente, à l'expulsion des
graviers, favorisent la formation des calculs vésicaux. Le même effet peut être produit par les
cellules que présentent certaines vessies, ainsi
que par les hernies de ce viscère.

Des Symptômes qui annoncent la présence des pierres dans la Vessie.

Il existe quelquefois des pierres dans la vessie, sans que l'individu qui les porte éprouve
la moindre douleur, le moindre dérangement
dans l'exercice de ses fonctions. Cela arrive surtout lorsque le calcul est très-petit, lorsque sa
surface est lisse, ou bien encore lorsqu'il est immobile. Mais ces cas sont fort rares et chez la
grande majorité des calculeux, des douleurs
dans la région de la vessie, un trouble remarquable dans l'excrétion de l'urine et divers autres
symptômes signalent la présence de la pierre.

La douleur produite par cette cause peut se
faire sentir dans tous les points de la vessie : le
plus souvent elle répond au périnée, à l'anus et
au col vésical, d'où elle se propage jusqu'aux
reins en suivant le trajet des uretères, ou vers
l'extrémité du gland; dans quelques cas plus
rares, elle s'étend sympathiquement dans les hy-
pochondres. La douleur est plus ou moins vive.
Chez l'un c'est une pesanteur incommode; chez
l'autre une douleur insupportable. Le plus
souvent chez le même malade elle devient ou
plus forte ou plus faible, suivant diverses circonstances. Un exercice prolongé, toute se-

cousse un peu forte, à pied, en voiture, à cheval, exaspère beaucoup les douleurs ; elles sont aussi plus vives après que le malade a uriné ; dans quelques cas les erreurs de régime les rendent aussi plus incommodes. Les diverses parties de la vessie n'étant pas également sensibles, la douleur doit varier, quand le calcul est mobile, selon le lieu qu'il occupe ; on observe alors que c'est au moment où il passe sur le trigone vésical, et surtout quand il s'engage dans le col de la vessie, que les douleurs se font sentir avec le plus de force. Il est aussi quelques conditions qui rendent les douleurs plus supportables ; elles deviennent plus sourdes quand la vessie contient beaucoup d'urine, quand elle exhale un mucus épais dans lequel la pierre se trouve enveloppée ; quand celle-ci devient moins mobile, etc. On a vu quelques malades chez lesquels la pierre, après avoir causé des douleurs vives, a tout-à-coup cessé d'en produire, circonstance bien rare et qu'on ne peut guère expliquer autrement que par l'enchatonnement du calcul. D'autres fois, par un changement tout différent, les douleurs se sont montrées subitement chez des individus qu'on était loin de soupçonner avoir la pierre. L'on peut penser qu'alors le calcul formé et accru dans une cellule s'en sera soudainement échappé.

Le besoin fréquent et la difficulté d'uriner, l'altération de l'urine sont deux autres symptômes qui accompagnent les calculs vésicaux. L'excrétion de l'urine est communément troublée chez les calculeux. Souvent elle est brusquement interrompue une ou plusieurs fois avant d'être achevée : la pierre produit cette interruption en se plaçant momentanément sur l'orifice de la vessie. Chez quelques individus, la difficulté d'uriner est portée à un degré beaucoup plus considérable, et pour vider la vessie, ils ne savent quelle position prendre : les uns croisent les cuisses et les jambes ; les autres les écartent ; ceux-ci s'inclinent en devant et s'appuient sur les genoux et les coudes ; ceux-là urinent dans la position horizontale, couchés sur le dos ou sur le côté. Les enfans joignent souvent à ces positions particulières, des tractions répétées et machinales sur la verge : ces tractions provoquent des érections momentanées et déterminent l'alongement permanent du pénis. La rétraction des testicules et la chute du rectum ont aussi lieu fréquemment à cet âge chez les calculeux. Au bout d'un temps plus ou moins long, l'urine devient muqueuse, sanguinolente ou ammoniacale. La présence prolongée des calculs provoque l'ulcération des parois de la vessie et l'irritation sympathique des autres organes urinaires. Quelquefois les individus affectés de la pierre sont tourmentés par une rétention complète d'urine, d'autres par l'énurésie ; ces deux effets opposés sont quelquefois dus à la même cause, l'engagement du calcul dans le col de la vessie.

Lorsque la pierre est depuis long-temps dans la vessie, elle produit presque toujours l'inflammation catarrhale de la membrane interne de ce viscère, et souvent le raccornissement des tuniques vésicales. Quelques auteurs ont pensé que les fistules assez fréquemment observées chez les calculeux, étaient dues à l'action de la pierre sur la vessie, et que selon l'endroit comprimé, la fistule était rectale, recto-vaginale ou simplement vésicale. Ce n'est guères que dans

les cas où la surface du calcul est très-raboteuse
qu'il peut produire un aussi fâcheux effet. Ces
fistules ont quelquefois fourni aux calculs une
issue par laquelle ils ont été lentement expulsés.
La présence des calculs dans la vessie finit presque toujours par entraîner tôt ou tard le dépérissement, la fièvre hectique et la mort.

Ces divers symptômes avertissent de la présence d'une pierre dans la vessie, mais ne suffisent pas au diagnostic ; et alors même qu'ils se
présenteraient tous réunis, ce qui est fort rare,
ils seraient encore insuffisans. La faiblesse de la
vessie, chez les vieillards ; la paralysie ou le catarrhe, à tous les âges ; le rhumatisme et quelquefois le spasme de ses fibres contractiles, les
excroissances de sa membrane interne ; le gonflement de la prostate, etc., ont souvent produit
des symptômes analogues à ceux qui viennent
d'être énumérés. D'un autre côté, les signes qui
indiquent la présence de la pierre disparaissent
quelquefois complètement par intervalles, comme on l'a observé dans plusieurs cas, et alors
l'existence de cette affection peut être méconnue.

La comparaison des signes commémoratifs avec
les symptômes actuels peut sans doute fournir au
Chirurgien des données presque certaines sur
l'existence des calculs ; mais ce concours de
signes rationnels ne suffit pas encore lorsqu'on
veut porter un jugement bien établi. La circonstance même d'un corps étranger introduit
dans les voies urinaires ne suffirait pas pour
donner au Chirurgien la certitude qu'il existe
actuellement un calcul dans la vessie ; parce que
d'une part le corps étranger peut n'avoir pas
pénétré jusque dans la vessie, et qu'ensuite il
peut, après y être entré, en être sorti sans que le

malade s'en soit aperçu ; delà l'indispensable nécessité de recourir à d'autres signes pour constater l'existence d'un calcul, et ces signes sont
fournis au Chirurgien par ses propres sens et
surtout par le toucher.

Le doigt introduit dans le rectum chez l'homme
et dans le vagin chez la femme, peut quelquefois
fournir des données sur l'existence d'un calcul,
sur son volume et sur le lieu qu'il occupe ; mais
cet examen donne rarement des résultats certains : souvent la pierre fuit devant le doigt, ou
bien elle est disposée de manière à ne pouvoir
être atteinte ; dans d'autres cas, le gonflement
de la prostate a fait croire à la présence d'un
calcul qui n'existait pas ; une tumeur située
dans la paroi recto-vésicale ou dans la vessie elle-
même a pu donner lieu à la même erreur. L'introduction du doigt dans le rectum et dans le
vagin est donc peu utile pour le diagnostic des
calculs, bien que souvent elle soit avantageuse
pour faire connaître la disposition du rectum,
disposition qui peut nécessiter quelques modifications importantes dans le traitement, ainsi
que nous le dirons ailleurs.

De tous les moyens d'investigation, le cathétérisme est sans contredit le meilleur ; de tous
les signes , ceux qu'on acquiert avec une sonde métallique sont les plus certains. La sonde
d'argent est préférable à toutes les autres parce
qu'elle n'est point sujette à s'oxider, et qu'elle
rend un son plus clair par son contact avec le
calcul. Cette sonde doit être creuse et fermée
par un bouchon d'argent. Dans la plupart des
cas, les sondes ordinaires, c'est-à-dire, celles
qui n'ont qu'une seule courbure sont suffisantes
pour cette exploration ; mais quelquefois il est

nécessaire de se servir d'une sonde en S pour pouvoir distinguer le calcul que les sondes ordinaires n'ont pu toucher. M. Deschamps rapporte plusieurs cas où des pierres très-volumineuses n'ont pu être reconnues par ces sondes et où leur présence a été constatée à l'aide de la première : c'est particulièrement lorsque les pierres occupent le bas-fond de la vessie que la sonde en S a été nécessaire pour l'atteindre.

L'opération du cathétérisme exploratif est communément facile, bien qu'elle exige de l'habitude et des soins particuliers. Le malade peut être sondé debout ou couché dans diverses situations. Dans la plupart des cas, on le fait coucher horizontalement sur le dos, les cuisses écartées et les genoux un peu élevés. Le Chirurgien placé au côté gauche du malade, soulève la verge avec le pouce et l'indicateur de la main gauche, tandis que de la droite il tient la sonde qu'il introduit dans l'urètre après l'avoir enduite de beurre ou d'huile ; au moment où le bec de la sonde approche du col de la vessie, le Chirurgien doit agir avec lenteur et observer attentivement si la sonde le traverse facilement, ou si, au moment de son introduction, elle fait sentir un léger choc ou un obstacle quelconque qui fuit devant elle. Souvent en effet, lorsque la pierre est petite, elle s'engage dans le col de la vessie ; on peut alors la distinguer si l'on apporte une grande attention au moment où la sonde traverse cette partie ; mais si l'on néglige ce moment, la pierre est déplacée, elle nage au milieu de l'urine ou se porte vers quelque point de la vessie où il n'est pas toujours possible de l'atteindre.

Lorsque la sonde a pénétré dans la vessie, on lui en fait parcourir toute l'étendue ; on dirige sa convexité vers le bas-fond, en rendant perpendiculaire à l'axe du corps la partie de cet instrument qui est hors de l'urètre. On incline ensuite cette partie à droite et à gauche, afin de lui faire parcourir intérieurement les côtés de la vessie. On porte le pavillon de la sonde vers le ventre, et l'inclinant alternativement vers l'une et l'autre cuisses, on explore toute la région inférieure de la vessie. On abaisse ensuite le pavillon et l'on promène intérieurement la convexité de la sonde sur la paroi postérieure; on élève et l'on abaisse plusieurs fois le pavillon pour examiner cette région de la vessie dans toute son étendue. Pour conduire la sonde dans la région supérieure, on la place horizontalement, et on l'incline plusieurs fois à droite et à gauche.

Le plus souvent on reconnaît la présence du calcul avant d'avoir imprimé à la sonde tous ces mouvemens; mais dans quelques cas où les signes rationnels indiquent son existence, ce premier examen est insuffisant pour la constater. Il faut alors continuer les recherches en faisant prendre au malade des positions différentes. On le fait d'abord mettre debout, et on communique à la sonde des mouvemens de haut en bas et de bas en haut, comme si on voulait la retirer et la faire rentrer dans la vessie. Si l'on ne parvient pas ainsi à rencontrer la pierre, on fait coucher le malade à droite, puis à gauche; on lui dit de s'incliner en avant, de s'appuyer sur les genoux et sur les coudes. Si ces recherches sont infructueuses, il est vraisemblable qu'il n'existe pas de pierre et que les accidens sont dus à une autre cause; cette probabilité se change en certitude presque complète s'il souffre depuis long-temps, parce qu'alors il serait presque impossible que le calcul ne fût pas volumineux. Toutefois avant de porter un jugement définitif, il est bon de revenir une ou plusieurs fois au cathétérisme exploratif, en recommandant au malade de retenir ses urines le plus long-temps possible avant le moment où il doit être sondé. On introduira la sonde avec précaution ; on fera prendre au malade les diverses positions indiquées avant de laisser couler l'urine ; dans ces changemens de position du corps joints aux mouvemens communiqués à la sonde, il est bien difficile que le calcul qui nage au milieu du liquide ne vienne pas frapper la sonde, surtout si l'on considère que la distension de la vessie en efface toutes les rides, et que rien ne peut alors s'opposer aux mouvemens du calcul. Dans la supposition où la sonde ne l'aurait pas touché, on parviendrait probablement à le rencontrer, en faisant incliner le malade en avant, en laissant écouler peu-à-peu l'urine, et en continuant pendant ce temps les recherches : à mesure que la vessie revient sur elle-même, elle conduit nécessairement le corps étranger vers son col qui est le point d'appui de ses contractions, et par conséquent vers la sonde qui le traverse.

Lorsque le malade ne peut pas retenir son urine, on a proposé de donner à la vessie, en y injectant de l'eau tiède, une plénitude artificielle, afin de favoriser les recherches. Ces injections ne sont pas toujours praticables, à raison du peu d'extensibilité de la vessie, surtout chez ceux qui depuis long-temps sont affectés d'incontinence d'urine. Toutefois quand elles sont possibles, il ne faut pas les négliger.

Si, après avoir employé plusieurs fois tous ces moyens d'investigation, on n'avait pas ren-

contré de calcul, devrait-on en conclure que la
vessie n'en contient point ? Nous ne le pensons
pas. Un calcul très-petit peut n'être pas reconnu ;
un calcul, même volumineux, peut être contenu dans les uretères, dans un kyste, et n'être
accessible à la sonde dans aucun de ses points :
c'est dire quelle circonspection il faut mettre
dans son jugement.

Lorsque, par l'introduction de la sonde, on
reconnaît l'existence d'un corps étranger dans
la vessie, il faut, en dirigeant à plusieurs reprises
l'instrument vers ce corps, s'assurer qu'on n'a
point été induit en erreur. Ce n'est qu'après l'a-
voir senti plusieurs fois avec la sonde, et avoir
entendu bien distinctement le bruit qui résulte
de sa collision contre cet instrument qu'on est
certain qu'il existe.

Le cathétérisme exploratif n'a pas seulement
pour but de faire connaître l'existence des calculs;
il peut aussi fournir quelques données sur leur
situation, leur volume, leur nombre, leur
forme et leur consistance.

Il est communément assez facile de juger de
la situation d'un calcul. Si on le sent dans divers points de la vessie vers lesquels on dirige la
sonde, ou s'il abandonne cet instrument dans
certaines positions du tronc et qu'il s'en rapproche dans d'autres ; si tantôt il est accessible à
l'instrument et tantôt se dérobe à son contact,
on peut être certain que ce corps est libre et
mobile dans la cavité de la vessie. Si, au contraire, c'est constamment dans le même lieu
qu'on le trouve, quelle que soit la situation du
malade, il est évident que le corps étranger est
fixe. Il est quelques cas dans lesquels la sonde
n'abandonne jamais le corps étranger : ce phé-

nomène peut avoir lieu dans plusieurs circonstances ; 1.º lorsque la pierre occupe le bas-fond et qu'elle s'étend jusqu'au col ; dans ce cas, en élevant la sonde, on peut quelquefois s'en éloigner, et l'on sent d'autant mieux le calcul qu'on déprime davantage la partie de l'instrument qui est dans la vessie ; 2.º lorsque la pierre est engagée dans le col en partie ou en totalité, la sonde ne cesse pas de la sentir ; on reconnaît cette situation du calcul à la résistance qui s'oppose à l'introduction de la sonde dans le col, et au frottement qui a lieu dans les mouvemens qu'on lui communique.

Lorsque c'est constamment dans le même lieu qu'on retrouve la pierre, quels que soient d'ailleurs la position du malade et l'état de plénitude ou de vacuité de la vessie, on est à-peu-près certain, comme nous l'avons dit, que la pierre est fixée d'une manière quelconque dans cet endroit, mais on n'en a pas la certitude absolue ; car dans quelques cas les pierres restent dans le même point de la vessie bien qu'elles soient libres. A plus forte raison ne peut-on jamais affirmer, à l'aide du cathétérisme, que la pierre est chatonnée, ou renfermée dans un kyste.

La sonde peut faire connaître qu'il y a plusieurs pierres dans la vessie, lorsque dans les mouvemens qu'on lui communique, on distingue dans la vessie une sorte de cliquetis : ce bruit particulier est surtout très-évident lorsque les pierres sont en grand nombre.

Lorsqu'on a beaucoup de peine à toucher le calcul et qu'on le rencontre tantôt dans un point, tantôt dans un autre, on peut avoir la certitude qu'il est peu volumineux. S'il occupait constamment le même point, la difficulté de le toucher ne serait pas un signe aussi certain que le cal-

cul est peu volumineux : en effet, il se peut
alors qu'il soit en partie caché et qu'une petite
portion seulement étant accessible à la sonde ,
on ne parvienne à le toucher qu'avec la même
difficulté que s'il était petit. Quand il est mobile ,
cette erreur ne peut avoir lieu.

Dans le cas où la sonde introduite dans la
vessie touche facilement et de prime-abord le
calcul, il est vraisemblable qu'il est d'un volume
au moins médiocre ; si elle ne l'abandonne dans
aucun de ses mouvemens, il est naturel de croire
qu'il est fort gros. Cependant cette règle n'est
pas à beaucoup près sans exception ; en effet, un
petit calcul engagé dans le col peut être toujours
en contact avec la sonde ; mais alors celle-ci
exécute dans la vessie toute espèce de mouvement, ce qui n'a pas lieu lorsque le calcul est
très-gros : en outre, dans cette dernière supposition, en portant un doigt dans le rectum et
en appuyant l'autre main sur l'hypogastre, on
reconnaît facilement qu'une pierre remplit la vessie ; la sonde enfin ne laisse jamais écouler que
très-peu d'urine.

Dans quelques circonstances, la sonde peut
fournir des inductions sur la forme et la dureté
du calcul. Lorsque la sonde glisse sur la pierre,
on peut juger qu'elle est lisse ; quand, au contraire, le bec de cet instrument rencontre sur
la surface du calcul des plans diversement inclinés, sur lesquels il s'élève et s'abaisse alternativement, on juge que la pierre a des aspérités.
Lorsque la pierre est dure, le son qui résulte
de son choc avec la sonde est clair et sec ; il est
obscur quand la pierre est molle. Lorsque la mol-
lesse du calcul est portée au plus haut degré, le son
que produit le contact de l'instrument sur elle

est à peine perceptible et semblable à celui
que produirait la sonde en frappant sur du sable
mouillé.

Toutefois ces diverses données fournies par
le cathétérisme exploratif et relatives à la situation, au volume, à la forme et à la consistance
des calculs, ne méritent qu'un degré médiocre
de confiance. Les résultats qu'il donne sur l'existence des calculs sont beaucoup plus certains.
Dans quelque cas cependant, des Chirurgiens de
mérite ont été induits en erreur sur l'existence
même de ces corps étrangers. Un kyste osseux dé-
veloppé dans la paroi de la vessie offrait à la sonde
une résistance tellement semblable à celle de la
pierre que le malade fût soumis à l'opération :
l'ouverture du cadavre fit connaître l'erreur.
D'autres fois, les rides, le raccornissement
de la vessie ont simulé dans leur contact avec
la sonde un calcul vésical et fait pratiquer la
taille inutilement. Cette méprise ne serait pas
pardonnable si la vessie était squirrheuse dans
sa totalité, parce que le Chirurgien trouvant
dans tous les points la même résistance, devrait
en conclure qu'elle est due à toute autre chose
qu'à un calcul. Lorsqu'une tumeur squirrheuse
fait saillie dans la vessie, le diagnostic offre plus
de difficulté ; mais cette tumeur ne peut jamais
rendre, par son contact avec la sonde, le son
que donne un calcul, et l'absence de ce signe
doit éloigner un Chirurgien prudent de recourir à l'opération.

A plus forte raison le Chirurgien qui confon-
drait avec la résistance propre aux calculs celle
qui est l'effet d'une tumeur développée dans
un viscère voisin de la vessie, serait-il coupable
de légèreté ou d'ignorance. Le gonflement par-

tiel de l'utérus, des matières fécales amassées et endurcies dans le rectum peuvent offrir à la sonde introduite dans la vessie une résistance particulière. Mais, indépendamment de la différence qui existe entre deux sensations si différentes, il suffit toujours alors de porter un doigt dans le vagin ou dans le rectum pour dissiper toute incertitude.

Traitement des Calculs de la Vessie.

Un calcul contenu dans la vessie y augmente presque continuellement de volume, et dans la plupart des cas les accidens qu'il détermine acquièrent de jour en jour plus d'intensité. L'extraction de ce ce corps étranger peut être considérée comme le seul moyen de guérison connu. Cependant il n'est pas sans exemple qu'un calcul vésical ait été spontanément expulsé par les voies naturelles ; mais ces cas sont si rares qu'ils n'infirment point la règle générale.

C'est particulièrement chez les femmes qu'on a vu quelquefois des calculs assez gros, être chassés spontanément. La direction, le peu de longueur et la dilatabilité du canal de l'urètre expliquent comment des calculs du volume d'une noisette et même d'une petite noix ont été rendus avec les urines. Mais on conçoit difficilement que des pierres de la grosseur d'un œuf de poule ou même d'un œuf d'oie puissent être rendues par cette voie : c'est cependant ce qu'avance Collot. Mais en admettant que les femmes qui lui ont rapporté ces faits n'aient pas voulu le tromper, il est au moins possible qu'elles se soient trompées elles-mêmes, et qu'elles aient regardé comme provenant de la vessie une concrétion pierreuse venant de la matrice. Cette conjecture, émise déja dans un mémoire de Louis, ne-manque pas de vraisemblance.

La sortie spontanée des calculs vésicaux est due aux mêmes agens que celle de l'urine : les contractions de la vessie aidées de celles des muscles abdominaux et du diaphragme. C'est particulièrement lorsqu'ils étaient penchés en avant, pendant l'excrétion de l'urine, que les malades ont rendu ces calculs. On conçoit que ceux-ci, conduits vers l'orifice de la vessie, sont précisément dans le lieu vers lequel l'urine est poussée et qu'ils partagent l'impulsion qu'elle reçoit. Il en est tout autrement lorsque le calcul occupe le bas-fond de la vessie ; il éprouve à peine alors un léger mouvement et n'abandonne pas sa place. On a vu une émotion vive déterminer une contraction subite de la vessie et l'expulsion d'un calcul.

La pierre une fois engagée dans l'urètre, ne parvient pas toujours à son orifice extérieur, surtout chez l'homme. Dans quelques cas ce canal s'est ulcéré dans sa portion membraneuse, et il a été nécessaire d'inciser sur ce point pour extraire le calcul. Plus souvent la pierre s'est arrêtée au bout du gland à l'orifice de l'urètre. Il a suffi alors d'aggrandir cette ouverture pour enlever le calcul.

La sortie spontanée des calculs ne pouvant avoir lieu ordinairement sans une dilatation considérable du col de la vessie et de l'urètre, elle a souvent été suivie d'une incontinence d'urine, quelquefois passagère, mais le plus souvent incurable.

Les exemples de calculs sortis par les voies naturelles, ont conduit les Chirurgiens à employer divers moyens propres à en favoriser l'expulsion, surtout chez ceux qui éprouvent depuis peu de temps les symptômes de la pierre, et chez lesquels par conséquent, il est permis de croire qu'elle est peu volumineuse. On a dans ce but, conseillé aux malades de se tenir penchés en avant pendant l'éjection de l'urine, d'en retarder l'excrétion afin qu'elle cût et qu'elle communiquât au calcul une impulsion plus forte : on a fait usage de sondes pour obtenir la dilatation de l'urètre. En combinant ensemble ces moyens, Ledran s'est plusieurs fois félicité d'y avoir eu recours. C'est en élargissant l'urètre avec des sondes de gomme élastique du plus grand diamètre, que j'ai rendu possible la sortie de quatre calculs assez volumineux qu'un homme d'environ soixante ans portait dans la vessie. Dans un autre cas, un calcul de la figure et du volume d'une petite fève de haricot, s'engagea dans l'une des ouvertures d'une grosse sonde de gomme élastique qu'un homme portait depuis long-temps pour un rétrécissement de l'urètre. Je retirai ce calcul avec la sonde, non sans y employer beaucoup de force et sans causer de grandes douleurs et des déchiremens de la membrane muqueuse du canal. Lorsqu'un calcul entraîné hors de la vessie est arrêté dans l'urètre, on emploie des moyens qui seront exposés ailleurs.

Il se présente chez quelques individus des signes qui font craindre la formation d'un calcul dans la vessie. Une douleur plus ou moins vive, qui occupe d'abord un des reins, et se fait sentir ensuite dans le trajet de l'urètre, jusqu'au moment où elle occupe la vessie, doit faire craindre le développement prochain d'un calcul. Si dans le même temps l'urine contient des petits

grains de sable, si le malade a précédemment
éprouvé des symptômes semblables, et qu'à ces
symptômes aient succédé ceux de la pierre, on
doit employer les moyens propres à expulser
les graviers qui se trouvent dans la vessie et à
prévenir leur accroissement. A plus forte raison
devrait-on recourir à ces moyens si l'on savait
qu'un corps étranger a été introduit dans la
vessie où il deviendrait certainement le noyau
d'un calcul. A cet effet, on conseille l'usage des
boissons légeres et diurétiques, l'abstinence des
boissons alcooliques et de tous les mets échauffans, l'exercice à pied et en voiture, etc. On a
vu quelquefois les symptômes qui annonçaient
la formation d'une pierre se dissiper par l'emploi de ces divers moyens, auxquels il faut joindre ceux qui conviennent dans le cas où la sonde
a fait connaître l'existence actuelle d'un petit
calcul dans la vessie.

Mais le plus souvent les calculs vésicaux se
forment sans que les malades éprouvent aucun
des symptômes qui pourraient faire soupçonner
qu'ils sont menacés de cette maladie; et lors
même qu'il y a lieu de craindre la formation
d'un calcul, et que pour la prévenir on emploie
les moyens généraux dont il vient d'être parlé,
les malades n'en retirent ordinairement presque
aucun avantage : le calcul se forme, et lorsqu'il a acquis un volume assez considérable pour
donner lieu à des symptômes qui en font soupçonner l'existence son expulsion par les voies
naturelles est presque toujours impossible. L'art
n'offre alors d'autre ressource efficace que l'opération de la taille; mais comme cette opération
est très-douloureuse, qu'elle a passé long-temps
pour être très-difficile, et qu'elle est souvent

dangereuse, on a de tout temps cherché des remèdes capables de dissoudre la pierre dans la
vessie, et on s'est flatté plusieurs fois de les avoir
trouvés.

Ces remèdes, auxquels on a donné le nom de
lithontriptiques, de *saxifrages,* ont été long-temps
l'objet des recherches des médecins et des chimistes. Des expériences nombreuses ont été en-
treprises dans des vases inertes et sur l'homme
vivant. Elles promettaient de grands avantages
qui ne se sont pas réalisés et ont eu plus d'une
fois des inconvéniens qu'on n'avait pas prévus.
Parmi les hommes qui se sont occupés des remèdes lithontriptiques, les uns ont prétendu en
trouver de convenables à tous les calculs; les
autres en ont cherché qui fussent appropriés à
la nature présumée ou connue du calcul. Les
premiers étaient presque tous des charlatans
étrangers à tout autre art qu'à celui de tromper
le public : parmi les seconds se sont trouvés des
médecins très-recommandables, des chimistes
fort habiles qui ont été conduits dans ces recherches par le desir de guérir une maladie très-
grave et par l'espérance fondée d'y réussir sans
recourir à une opération très-douloureuse et
presque toujours accompagnée de danger.

Il serait aussi inutile qu'ennuyeux de faire le
dénombrement de toutes les substances auxquelles on a attribué la propriété de dissoudre
les pierres dans la vessie. Je me contenterai de
dire que les prétendus lithontriptiques qui ont
été les plus renommés, tels que l'eau de chaux
et le remède de mademoiselle Stéphens, qui est
un mélange de coquilles d'œufs calcinées, de savon et de quelques autres drogues insignifiantes,
sont tombés dans le plus profond oubli.

Quelques faits ont paru favorables à l'emploi de
certains lithontriptiques. Des individus qui of-
fraient les signes rationnels de la pierre en ont été
complètement délivrés ; mais rien ne prouvait
qu'ils fussent réellement atteints de cette maladie,
et dès-lors ces faits ne peuvent servir de base à
aucune conséquence certaine. D'autres malades
attaqués de la gravelle ont rendu , pendant l'u-
sage de ces remèdes , beaucoup de matières sa-
bloneuses et ont fini par guérir ; mais les simples
diurétiques produisent souvent les mêmes effets :
quelquefois même ce résultat a lieu sans le secours
d'aucun médicament. D'autres, pendant qu'ils
employaient les lithontriptiques, ont rendu des
fragmens de pierre, et l'on a conclu fort légèrement que le remède avait brisé le calcul, comme
si les calculeux qui ne font usage d'aucun remède
ne rendaient pas quelquefois des débris semblables. La suspension des douleurs chez quelques
calculeux a été également attribuée à l'action
spécifique des remèdes qu'ils employaient alors,
bien que les douleurs cessent quelquefois d'elles-
mêmes et sans aucun secours de la médecine.
Ces remarques suffisent pour faire apprécier tous
ces moyens, dont souvent l'emploi a été suivi
d'une exaspération dans les symptômes de la
pierre, ou d'un dérangement plus ou moins grand
dans les fonctions et particulièrement dans celles
des organes digestifs. En supposant que ces remèdes eussent pu jouir de quelque efficacité
dans certaines circonstances, ils devaient être
nuisibles dans d'autres, et si l'on ajoute à cela
que dans la plupart des cas le volume du calcul
ayant continué à augmenter, l'opération à laquelle
il a fallu enfin recourir a, par cela même, été
beaucoup plus grave et souvent funeste, on con-

viendra que l'emploi des lithontriptiques doit être généralement condamné.

Les lithontriptiques acides ou alcalins proposés par les chimistes sembleraient devoir agir plus efficacement que les autres, puisqu'on peut les varier à raison de la composition des calculs qu'on se proposerait de dissoudre. Mais, sans parler de la difficulté de connaître les élémens d'un calcul renfermé dans la vessie, et du danger d'employer long-temps des boissons chargées d'acides ou d'alcalis, ne sait-on pas que le même calcul peut être composé de couches différentes, et dès-lors combien deviennent plus incertaines encore les conjectures des chimistes sur la nature intime des pierres?

Ce n'est pas seulement par les voies digestives que l'on a cherché à introduire dans l'économie animale des remèdes propres à dissoudre les calculs vésicaux. On a senti que ces remèdes altérés par l'action de l'estomac et des intestins, par leur mélange avec les matières venues du dehors ou exhalées dans ces organes, par leur combinaison avec les liquides en circulation, devaient perdre beaucoup de leur propriété dissolvante, et qu'on agirait beaucoup plus efficacement en portant ces remèdes directement dans la vessie. C'est d'après cela qu'on a tenté d'injecter dans ce viscère, après l'évacuation de l'urine, des dissolvans dont il était permis d'espérer quelques effets. Mais la sensibilité de la vessie s'est opposée à ces injections. La plupart des malades ne peuvent pas même supporter celles d'eau simple ou mucilagineuse, surtout lorsqu'on les répète souvent; à plus forte raison celles qui contiennent des substances irritantes, telles que des acides ou des alcalis.

Ainsi, dans l'état actuel de la science, il n'est pas permis d'espérer de bons effets des dissolvans de quelque manière qu'on les administre ; et le plus souvent, en permettant leur usage, on ne fait qu'ajouter aux difficultés et surtout au danger de l'opération dont ces remèdes ne peuvent préserver le malade.

De l'opération de la Taille.

L'insuffisance des lithontriptiques oblige de recourir à un moyen plus douloureux, il est vrai, mais aussi beaucoup plus efficace : c'est l'opération de la cystotomie, qu'on nomme aussi opération de la pierre, lithotomie, ou taille. Par cette opération on se fraye une voie jusque dans la vessie, d'où on extrait les calculs qu'elle contient.

L'opération de la lithotomie peut être pratiquée en tout temps, lorsque les symptômes de la pierre sont portés à un très-haut degré d'intensité ; mais quand ces symptômes sont modérés et supportables, on doit attendre le printemps ou l'automne, dont la douce température est favorable aux grandes opérations. Dans la pratique particulière, il est presque toujours possible, dans toutes les saisons, de donner à l'air que respire le malade, un degré convenable de chaleur ; mais dans les hôpitaux la chose est beaucoup plus difficile, et l'on doit avancer ou retarder l'opération, lorsque le thermomètre est très-élevé ou qu'il s'abaisse considérablement.

Il n'est pas rare de voir se développer chez ceux qui ont subi l'opération de la taille, une maladie très-grave, dont cette opération a été la cause occasionnelle. Il importe donc beaucoup, avant d'y soumettre les malades, d'examiner s'il existe

21..

en eux quelque prédisposition fâcheuse, si leur
constitution est mauvaise, si leurs fonctions s'exé-
cutent avec irrégularité : on doit particulièrement avoir égard à l'état des forces et du sommeil, s'informer des habitudes des malades, de
leur régime accoutumé, de leur susceptibilité
nerveuse et des causes qui peuvent l'avoir exaltée.
Si la constitution est détériorée par quelque cause
autre que la présence du calcul, il faut combattre
cette cause, et s'il y a pléthore, il faut la faire
cesser par la diète et les évacuations de sang. Si
le système nerveux est très-irrité, on cherche à
le calmer par l'usage des bains tièdes, des boissons tempérantes, des antispasmodiques ou des
préparations opiacées. Si des chagrins profonds
agitent les malades, il est convenable de différer
l'opération jusqu'à ce que le temps ait rendu à
l'ame le calme qui est si nécessaire dans ces circonstances. L'état des premières voies demande
aussi une attention particulière, et s'il y a des
indices de saburres, il faut donner un vomitif
ou un purgatif, et quelquefois même l'un et
l'autre.

Autant il importe de recourir à des moyens
préparatoires chez ceux qui ont quelque prédisposition fâcheuse ou quelque dérangement
dans les fonctions, autant il serait nuisible ou
du moins inutile d'employer des remèdes chez
ceux dont la santé est parfaite ; ces remèdes
ne pourraient que déranger l'harmonie des fonctions et troubler les circonstances favorables où
se trouve le malade pour le succès de l'opération qu'il doit subir.

Dans ce cas, la seule préparation nécessaire
est de diminuer la quantité des alimens pendant
les sept ou huit jours qui précèdent l'opération;

la veille, le malade ne doit prendre que quelques potages. Toutefois chez les enfans et surtout chez ceux qui ont des vers, chez les vieillards affaiblis, une diète sévère aurait de graves inconvéniens.

Il est quelquefois nécessaire, avant de procéder à la lithotomie, de faire une opération préparatoire chez les hommes dont le prépuce est si étroit, que le cathéter ne pourrait y pénétrer : ce n'est qu'après la cicatrisation de la plaie du prépuce qu'on fait l'opération de la taille.

Dans tous les cas, on doit, pendant les jours qui précèdent l'opération, évacuer les gros intestins ; sans cette précaution, l'excrétion des matières pourrait avoir lieu pendant l'opération ou peu après. Dans le premier cas elle gênerait le Chirurgien ; dans le second elle serait douloureuse, ou tout au moins incommode pour le malade. Le matin du jour où l'opération doit être pratiquée, on fait encore prendre un lavement, dans la crainte que le rectum ne contienne des matières et qu'il ne proémine du côté de la vessie.

Si le malade éprouvait des douleurs dans la région lombaire, on aurait lieu de croire qu'elles sont produites par la présence d'un calcul dans les reins, et l'on devrait attendre pour pratiquer l'opération qu'il fût descendu dans la vessie. Dans tous les cas, il faut, avant de commencer l'opération, s'assurer de nouveau si le calcul existe réellement, et n'opérer qu'après avoir actuellement constaté sa présence dans la vessie.

L'opération ne se pratiquant pas de la même manière sur l'homme et sur la femme, nous la considérerons successivement chez l'un et chez l'autre.

De l'Opération de la Taille chez l'homme.

L'opération de la taille chez l'homme peut être pratiquée au-dessus ou au-dessous des pubis. La taille au-dessus du pubis se nomme haut-appareil ; au-dessous des pubis, elle peut être faite de trois manières différentes, qui sont le petit appareil ou méthode de Celse, le grand appareil, et l'appareil latéral

Du petit Appareil ou Méthode de Celse.

Le petit appareil est communément appelé méthode de Celse, parce que cet auteur est le premier qui l'ait décrit. Il a aussi été nommé pendant quelque temps *Méthodus Guidoniana*, du nom de Gui de Chauliac, médecin de Montpellier qui, en 1363, tira cette opération de l'obscurité où elle était plongée depuis plusieurs siècles. Ce n'est qu'au commencement du seizième siècle, temps auquel le grand appareil a été inventé, que cette opération a reçu le nom de petit appareil, eu égard au petit nombre d'instrumens nécessaires pour la pratiquer. En effet, deux instrumens suffisent, savoir un bistouri et une curette. Voici comment on fait cette opération :

Un homme grand et fort s'assied sur une chaise élevée et bien affermie ; on met sur ses genoux et sur ses cuisses rapprochés, un oreiller et par-dessus un drap en plusieurs doubles qui pend jusqu'à terre. On place le malade sur cet aide, de manière que ses fesses portent sur le bord de l'oreiller, que son dos soit renversé en arrière, que ses cuisses soient écartées l'une de l'autre, et que ses bras soient placés dans leur intervalle. L'aide saisit alors de chaque main le

poignet et le bas de la jambe du malade, et le tient
immobile dans la situation où il se trouve. Si l'enfant, car cette opération n'est praticable que sur
les enfans, si l'enfant est trop grand pour pouvoir
être fixé de cette manière, on met deux chaises
l'une contre l'autre, on les attache solidement
ensemble, de manière qu'elles ne puissent s'écarter, et on fait asseoir dessus deux hommes vigoureux ; après quoi on place de la manière
que nous venons de dire, l'enfant sur les genoux
de ces deux hommes qui le maintiennent dans
cette position. Les bourses sont relevées par un
aide ; le Chirurgien assis sur une chaise moins
élevée, ou agenouillé du côté gauche du malade,
après avoir avant tout, coupé et rogné ses ongles,
introduit deux doigts de la main gauche, selon
le précepte de Celse, savoir *l'index* et le *médius*,
bien frottés d'huile dans l'anus du malade et
les enfonce doucement aussi avant qu'il le peut,
dirigeant le paume de la main en haut. Il applique en même temps sa main droite sur l'hypogastre et presse cette région. Il cherche la
pierre, et l'ayant trouvée, il l'amène adroite-
ment avec les doigts qui sont dans le rectum ,
au côté gauche du périnée, auprès du fondement, et l'y fixe avec ses doigts de manière
qu'elle ne puisse s'échapper, et qu'elle fasse une
espèce de saillie au périnée. Alors il prend un
bistouri avec sa main droite, et fait sur cette
éminence, qui est au côté gauche du raphé,
une incision profonde, légèrement oblique de
haut en bas et de dedans en dehors, et qui
doit pénétrer jusqu'à la pierre. Il faut couper
toutes les parties qui couvrent le calcul le plus
exactement possible, de peur que s'il restait
dans la plaie quelques fibres entières elles ne

formassent un obstacle à sa sortie, surtout s'il était raboteux, ou que venant à être déchirées dans ce temps-là, ce déchirement ne donnât lieu à des douleurs atroces, à des convulsions et à une inflammation. Lorsque l'incision est achevée, la pierre se présente à la vue : alors l'opérateur quitte le bistouri, et si la pierre est petite, il la pousse en dehors avec les doigts qui sont dans l'intestin ; si elle est plus grosse et raboteuse, en la poussant avec les mêmes doigts, il la tirera en dehors avec ceux de la main droite, ou bien il fera usage du crochet qu'il posera à la partie supérieure de la pierre. Si celle-ci avait échappé et était rentrée dans la vessie, il la ramènerait avec les doigts qui sont dans l'anus ; et si elle était tellement engagée dans la plaie que ces moyens fussent insuffisans, il la saisirait et la retirerait avec des tenettes : ou si la plaie n'était point assez grande et que la pierre fût trop grosse pour pouvoir y passer, il prendrait le parti d'agrandir l'incision avec un bistouri boutonné. Après qu'on a extrait la pierre, il faut examiner attentivement s'il n'y en aurait pas quelqu'autre qu'on tirerait de même.

Les parties incisées dans le petit appareil sont les tégumens, le tissu cellulaire, le muscle transverse du périnée, une portion du releveur de l'anus, la prostate et le col de la vessie qu'elle embrasse, quelquefois même une partie du bas-fond de ce viscère.

Le petit appareil n'a aucun avantage sur la manière de tailler généralement suivie aujourd'hui, la taille latérale, et il présente de graves inconvéniens ; tels que la lésion du col de la vessie par les aspérités de la pierre qui doit être poussée avec force de dedans en dehors, la mobilité de la pierre qui ne fournit pas au bistouri un point d'appui invariable, ensorte qu'on n'est jamais sûr du lieu où tombe l'incision qui peut intéresser des parties dont la lésion n'est pas sans danger ; la difficulté de couper avec exactitude la vessie sur la pierre lorsque celle-ci est raboteuse ; enfin l'impossibilité d'introduire deux doigts dans le rectum chez les enfans du premier âge; chez les adultes, de toucher la pierre avec les doigts et de la ramener vers le col de la vessie. C'est sans doute de ce dernier inconvénient qu'est venue la nécessité de fixer un âge pour cette opération : suivant le conseil de Celse, elle ne doit être pratiquée que depuis l'âge de neuf ans jusqu'à celui de quatorze. Les enfans au-dessous de neuf ans et les adultes ainsi que les veillards doivent être privés de ce secours. Cependant ce précepte n'a pas toujours été observé ; si l'on consulte les auteurs qui ont écrit après Celse, on verra qu'ils ne sont point arrêtés par l'âge; qu'ils observent seulement que l'opération est moins avantageuse à mesure que le sujet s'éloigne de l'âge de quatorze ans ; qu'elle est en général plus facile chez les enfans et plus difficile chez les adultes et les vieillards.

Malgré les inconvéniens du petit appareil, cette méthode fut la seule en usage depuis Celse jusqu'à la fin du seizième siècle où l'on surprit à un des Colot le secret d'une nouvelle manière de tailler à laquelle on donna le nom de grand appareil, parce qu'elle exige un plus grand nombre d'instrumens que le petit. Alors la méthode de Celse fut négligée, et malgré les éloges qui lui ont été prodigués depuis par plusieurs auteurs, et notamment par Morand et Heister, elle est complètement tombée en désuétude. Il y a cependant un cas où elle convient exclusivement ; c'est lorsque la pierre est tellement engagée dans le col de la vessie qu'il est absolument impossible de la déplacer avec le cathéter, et qu'elle a pris dans cet endroit un accroissement tel, qu'elle fait en même temps une saillie au périnée. Il faut alors, après avoir situé et fixé le malade, comme dans l'appareil latéral, inciser sur la pierre toutes les parties qui la recouvrent, et l'extraire avec le crochet ou les tenettes.

Du grand Appareil.

Le grand appareil a été ainsi nommé, venons-nous de dire, à cause de la multiplicité des instrumens qu'on y emploie. On le nomme encore *Sectio Mariana*, du nom de Mariano Santo, de Barlette, ville du royaume de Naples, dont on a latinisé le nom en l'appelant *Marianus Sanctus*. Ce médecin donna la première description de cette opération dans un ouvrage publié, suivant les uns en 1535, et suivant les autres en 1522, sous le titre de *de calculo è vesicâ extrahendo ;* mais Mariano Santo n'en était pas l'inventeur ; il la tenait de Giovanni de Romani, médecin de Crémone, dont la réputation commença en 1525, et qui devint ensuite fort célèbre. Mariano Santo instruisit, dans sa manière d'opérer, Octavien da Villa qui exerçait la chirurgie à Rome, lequel s'acquit une réputation fort étendue et qui le faisait appeler de tous les côtés. Il fit plusieurs voyages en France et y eut des succès étonnans. Il avait souvent passé à Trainel, bourg près de Troyes en Champagne, et ce fut là qu'il contracta une amitié étroite avec Laurent Colot, médecin qui pratiquait les opérations de chirurgie les moins usitées et les moins communes, et auquel il enseigna sa nouvelle méthode de tailler. Octavien da Villa s'en retourna à Rome où il mourut peu de temps après, ce qui fit qu'en 1556, Laurent Colot qui était le seul qui, pour lors, pratiquât la méthode en question, fut obligé de s'établir à Paris par ordre exprès de Henri II, qui l'honora de sa protection, et créa pour lui une charge d'Opérateur de sa maison pour la taille. Cette manière de tailler se perpétua comme un secret dans la famille des Colot, et en fut le domaine exclusif jusque vers la fin du seizième siècle, où ce secret leur fut surpris par les Chirurgiens de l'Hôtel-Dieu de Paris et de la Charité, où les Colot pratiquaient exclusivement l'opération de la taille. Pour surprendre ce secret, les Chirurgiens qui gagnaient la maitrise dans ces deux hôpitaux, firent quelques ouvertures au plancher, entre les solives, directement au-dessus de la chaise où l'on plaçait les malades pour y être taillés et apprirent la méthode des Colot, qu'ils enseignèrent à d'autres. Il est cependant fort vraisemblable que Laurent Colot ne fut pas le seul élève d'Octavien da Villa, et que Mariano Santo et lui en avaient fait d'autres en Italie. Le grand appareil était connu en France et ailleurs, et rentré dans le domaine ordinaire de la chirurgie avant la fin du seizième siècle, puisqu'il est décrit comme une méthode ordinaire de tailler, par Ambroise Paré, Fabrice de Hildan, Covillard et autres.

Le grand apppareil consiste à inciser la peau du périnée sur le côté gauche du raphé et parallèlement à cette ligne, depuis le dessous des bourses jusqu'à un travers de doigt de l'anus ; à fendre l'urètre dans une étendue proportionnée à celle de l'incision des tégumens, à dilater le reste de ce canal et le col de la vessie avec divers instrumens pour porter une tenette dans ce viscère, charger la pierre et l'extraire.

Les instrumens dont on se servait pour le grand appareil sont le cathéter, le lithotome, deux conducteurs, l'un mâle et l'autre femelle, ou un gorgeret qui les remplaçait, des tenettes, le bouton et le dilatatoire.

Le cathéter est une sonde solide en acier et ayant la forme et la grandeur des sondes creuses dont nous avons parlé précédemment, mais plus large et présentant à sa face convexe un demi-canal auquel on donne le nom de cannelure ; cette cannelure est destinée à diriger le lithotome dans le trajet qu'il doit parcourir. L'extrémité du cathéter doit être exactement arrondie et son manche aplati, pour pouvoir être tenu facilement et avec fermeté.

Le lithotome était composé de deux pièces : une lame et une châsse analogue à celle qui forme le manche de nos lancettes. La forme de la lame variait beaucoup : ordinairement elle était à deux tranchans et d'une largeur médiocre. L'un de ces tranchans était légèrement convexe et l'autre un peu concave. Lorsqu'on voulait s'en servir, il était nécessaire de l'assujettir entre les deux parties de la châsse au moyen d'une bandelette de linge ; la lame ne restait nue que dans un pouce environ de son étendue.

On nommait conducteurs deux sondes droites, garnies l'une et l'autre, dans toute leur longueur, d'une vive arête, et présentant à leur manche une branche transversale qui rendait plus faciles

les mouvemens qu'on voulait imprimer à la tige principale. L'autre extrémité, dans le conducteur mâle, était terminée par une languette polie et arrondie destinée à faire glisser l'instrument dans la cannelure du cathéter jusque dans la vessie sans crainte de la blesser ; le conducteur femelle portait à son extrémité une échancrure assez profonde.

Le gorgeret qui remplace les deux conducteurs est d'invention plus récente : c'est à Fabrice de Hildan qu'on l'attribue. Il a la forme d'une gouttière dont le diamètre diminue progressivement. L'extrémité la plus étroite est garnie d'une arète semblable à celle du conducteur mâle ; l'autre est disposée pour former un manche dont on a varié la figure.

Les tenettes sont formées de deux branches croisées unies sur un axe commun, qui permet à leurs extremités de s'écarter et de se rapprocher de manière à saisir les calculs. Celles de leurs extrémités qui doivent être portées dans la vessie sont appellées *mors* : elles ont la forme de deux cuillers dont la concavité est garnie d'aspérités propres à empêcher que le calcul ne glisse entre elles : elles sont disposées de manière à ce qu'il reste toujours entre l'une et l'autre un espace d'une à deux lignes, pour éviter qu'elles ne pincent les parois de la vessie. Les extrémités opposées sont garnies d'anneaux pour recevoir les doigts du Chirurgien. Il est important que les tenettes soient bien évidées à l'endroit de leur jonction, et assez fortes pour n'être pas faussées lors de l'extraction du calcul. La forme des tenettes a varié, comme nous le dirons par la suite.

Le bouton est une tige d'acier longue d'un pied environ, dont un côté est arrondi et l'autre

porte sur sa longueur une vive arête semblable
à celle qui règne le long des conducteurs, et qui
sert à diriger les tenettes dans la vessie. Une de
ses extrémités est légèrement recourbée et arrondie; l'autre présente une espèce de cuiller.

Le dilatatoire est composé de deux branches
d'acier parallèles, longues, convexes en dehors,
qui s'écartent à la volonté de l'opérateur, sans
perdre leur position respective. Les Chirurgiens
qui les derniers ont pratiqué le haut appareil,
avaient substitué au dilatatoire le doigt indicateur de la main droite, qu'ils conduisaient sur le
gorgeret et avec lequel ils dilataient l'incision de
manière à pouvoir introduire les tenettes dans la
vessie.

On plaçait ces instrumens sur un plat dans
l'ordre suivant lequel ils devaient être employés,
et l'on préparait, avant l'opération, toutes les
choses nécessaires au pansement qui devait suivre : savoir, des canules solides et flexibles, des
bourdonnets dont plusieurs étaient imbibés d'un
liquide styptique, des plumasseaux de diverses
grandeurs, des compresses, un bandage en
double T, quelques morceaux de flanelle, un
rouleau destiné à soutenir les genoux du malade,
plusieurs draps, et deux vases contenant, l'un
de l'huile et l'autre de l'eau tiède.

Tout étant prévu, on plaçait le malade sur une
table inclinée, de manière à ce que la poitrine
fut un peu élevée; il était lié de manière que les
mêmes liens placés à la partie postérieure du
cou, conduits autour des aisselles et des cuisses,
fixaient ensuite les talons rapprochés des fesses,
et les mains ramenées vers les pieds. Le malade,
ainsi attaché, était retenu par trois aides; l'un
d'eux monté sur la table appuyait ses mains sur

ses épaules, les deux autres tenaient les pieds et les genoux écartés. Un quatrième aide était destiné à présenter et à reprendre les instrumens, et un cinquième était chargé de relever les bourses. Le Chirurgien introduisait le cathéter dans la vessie; il cherchait de nouveau la pierre, et, après l'avoir sentie, il faisait relever les bourses par l'aide destiné à cet emploi : cet aide avait aussi pour fonction de tendre la peau du périnée transversalement avec ses doigts indicateurs. L'opérateur prenait ensuite le cathéter de la main gauche, le plaçait vis-à-vis la ligne blanche, sans l'incliner ni d'un côté, ni de l'autre, et lui faisait faire saillie au périnée. Après s'être bien assuré de sa position et de celle de sa cannelure en touchant le périnée avec le doigt indicateur de la main droite, il prenait le lithotome avec cette main, le tenait comme une plume à écrire, et incisait la peau de haut en bas au côté gauche du raphé, depuis le dessous des bourses jusqu'à un travers de doigt de l'anus; ensuite il mettait l'urètre à découvert en coupant le muscle bulbo-caverneux gauche. Il s'agissait alors d'ouvrir ce canal dans une étendue proportionnée à celle de l'incision de la peau : pour cela, l'opérateur enfonçait la pointe du lithotome au travers des parois de l'urètre jusque dans la cannelure du cathéter; il reconnaissait qu'elle y était parvenue, lorsque, en faisant de légers mouvemens latéraux, il sentait les bords de cette cannelure. Alors faisant glisser le lithotome du haut en bas en appuyant toujours sa pointe contre le cathéter, il incisait l'urètre.

Comme cette incision n'intéressait que la partie spongieuse de ce canal, et qu'il fallait dilater et même déchirer ses parties bulbeuse et membraneuse et le col de la vessie, et que la violence faite à ces parties pouvait avoir des suites fâcheuses, Maréchal imagina de prolonger l'incision plus loin. Dans cette intention, il alongea la pointe du lithotome, lui donna moins de largeur, et lorsqu'il avait porté l'incision de l'urètre jusqu'au niveau de l'angle inférieur de celle des tégumens, il abaissait le manche du cathéter, l'éloignait tout doucement de l'abdomen ; en même temps il faisait glisser la pointe du lithotome dans la cannelure du cathéter sans jamais abandonner cette cannelure, et l'enfonçait le plus possible du côté du col de la vessie. Par ce procédé, auquel on a donné le nom de *coup du maître*, Maréchal prétendait ouvrir le col de la vessie; mais à peine pouvait-il atteindre la pointe de la prostate sans s'exposer à intéresser le rectum, ainsi qu'il est arrivé plusieurs fois à ceux qui ont voulu porter trop loin la pointe du lithotome.

Lorsque l'incision de l'urètre était faite, on ramenait le lithotome de bas en haut, en suivant la cannelure du cathéter, que sa pointe ne devait pas quitter, et on le reportait jusqu'à l'angle supérieur de l'incision des tégumens ; on le faisait tenir par un aide, et à sa faveur on introduisait le bec du conducteur mâle ou celui du gorgeret dans cette cannelure. Le lithotome était alors retiré, et l'instrument placé dans la cannelure du cathéter était conduit dans la vessie. On retirait à son tour le cathéter devenu inutile. Le Chirurgien prenant la manche du conducteur dans la main gauche, faisait glisser le conducteur femelle sur la vive-arète dont il est garni, et les écartant ensuite l'un de l'autre, il portait les tenettes dans leur intervalle. Quelquefois il introduisait dans la vessie le gorgeret au lieu du conducteur mâle.

Dans ce cas, il portait directement les tenettes dans la gouttière du gorgeret, après avoir dilaté le col de la vessie à l'aide du doigt indicateur de la main droite placé dans cette gouttière. S'il était obligé d'introduire de nouveau les tenettes, après avoir retiré le gorgeret, il se servait du bouton, qui, une fois introduit, devenait le conducteur des tenettes.

Après l'opération le malade était porté dans son lit. On ne le pansait qu'au bout de plusieurs heures, afin que la plaie et la vessie fussent complètement dégorgées. On remplissait la plaie avec quelques bourdonnets sur lesquels on plaçait des plumaceaux et des compresses assujetties avec un bandage en double T et un scapulaire.

L'opération de la taille par le grand appareil, donnait lieu à un grand nombre d'accidens plus ou moins redoutables. Les plus ordinaires étaient l'ecchymose du scrotum, l'inflammation de la vessie, les fistules urétrales, l'incontinence d'urine, l'impuissance, etc.

L'ecchymose du scrotum était le résultat du changement de rapport qui survenait entre la plaie des tégumens et celle de l'urètre, lorsque le scrotum n'était plus relevé. Le sang et l'urine s'infiltraient alors sous les tégumens qui recouvraient l'angle antérieur de la plaie. On a vu cette infiltration devenir assez considérable pour causer des abcès, et pour attirer la gangrène.

L'inflammation de la vessie était la suite du déchirement du col de ce viscère et de la partie de l'urètre que le lithotome ne divisait pas, et qui étaient violemment distendus par l'introduction des tenettes, et plus encore par l'extraction du calcul. L'inflammation de la vessie s'étendait quelquefois aux parties voisines et au péritoine ;

elle déterminait des vomissemens, des hoquets; se terminait quelquefois par gangrène, ou par suppuration, et faisait périr les malades.

Les mêmes causes qui provoquaient l'inflammation pouvaient aussi faire naître des fistules urinaires complètes ou incomplètes, qui avaient particulièrement lieu lorsque l'inflammation s'était terminée par la gangrène des parties froissées. L'usage des bourdonnets dans le pansement, le séjour prolongé des sondes dans la plaie étaient encore autant de circonstances favorables à l'établissement des fistules. Dans quelques cas, la plaie des tégumens se fermait avant que celle de l'urètre fût cicatrisée; l'urine passait alors en partie dans le tissu cellulaire où elle formait, comme l'a observé Louis, des calculs placés hors des voies naturelles de l'urine, et dont nous parlerons ailleurs.

L'écoulement involontaire de l'urine était le résultat de la dilacération de l'urètre. L'impuissance était l'effet de la rupture des conduits éjaculateurs et du vérumontanum.

Des inconvéniens aussi graves devaient faire abandonner le grand appareil aussitôt qu'on aurait trouvé une autre manière d'extraire la pierre, et c'est ce qui est arrivé : les autres méthodes sont au moins applicables avec avantage à quelques cas particuliers; celle-ci ne convient à aucun.

De l'Appareil latéral.

L'appareil latéral a été ainsi nommé parce que l'incision se fait sur un des côtés du périnée. Cette méthode dont on trouve des traces dans Franco et dans quelques autres auteurs, fut très-peu connue avant la fin du dix-septième siècle. Au mois de septembre 1697, il vint à Paris une espèce de moine, nommé frère Jacques de Beaulieu, porteur d'un grand nombre de certificats qui attestaient les guérisons qu'il avait opérées en différens endroits : il disait avoir une façon particulière de tirer la pierre de la vessie, qu'il venait enseigner aux Chirurgiens. L'histoire de cet homme singulier se rattachant à sa manière de tailler, nous croyons devoir la rapporter ici, en l'abrégeant le plus qu'il nous sera possible.

Jacques de Beaulieu naquit en 1651, dans un hameau appelé l'Etendonne, de la paroisse de Beaufort, au bailliage de Lons-le-Saulnier, en Franche-Comté. Ses parens, très-pauvres, lui firent pourtant apprendre à lire et à écrire. C'est à quoi ils bornèrent les soins de son éducation. A l'âge de seize ans, il quitta la maison pater-nelle et s'engagea dans un régiment de cavalerie où il eut occasion de faire connaissance avec un empirique nommé Pauloni, qui courait les campagnes faisant l'opération de la taille. Après avoir obtenu son congé et âgé de 21 ans, Jacques Beaulieu le suivit pendant cinq ou six ans, et ne voulant point l'accompagner à Venise, il se trouva abandonné à lui-même. Il essaya de faire les opérations qu'il avait vu pratiquer à son maître, et exerça son art pendant huit ou dix ans habillé comme tout le monde. Mais en 1690, ou 1691, il commença à porter un habit monacal qui ne ressemblait à celui d'aucun des ordres religieux connus, et prit alors le nom de frère Jacques. Il paraissait honnête homme, avait de la piété, un air de simplicité capable de séduire, et un désin-téressement dont il avait donné des preuves sin-gulières. Ferme dans ses opérations, dit Méry, il avait la main assurée, et il eut été difficile de trouver un opérateur plus hardi. Mais pour la

Chirurgie, tous ceux qui ont parlé de lui conviennent qu'il ignorait absolument l'anatomie et les règles de l'art. Peut-être sa tranquillité dans l'opération venait-elle de ce qu'il n'en connaissait point le danger. Il ne regardait pas comme une chose nécessaire de préparer les malades, et taillait dès qu'il les trouvait disposés à souffrir l'opération. Lorsqu'elle était faite, il leur disait ordinairement : *Votre opération est faite, Dieu vous guérisse*, et il laissait à d'autres le soin de les panser.

Frère Jacques, après une assez longue tournée, se rendit en 1695 à Besançon, où il tailla heureusement quelques pauvres et un petit nombre de gens de quelque considération, entre autres un chanoine de la Métropole, qui lui conseilla d'aller à Paris et lui donna une lettre de recommandation pour un chanoine de Notre-Dame. Cette lettre était accompagnée de plusieurs certificats. Il s'y rendit en 1697. Le chanoine de Paris le présenta lui-même à M. de Harlay, premier président du parlement, et ce magistrat donna ordre aux Médecins et Chirurgiens de l'Hôtel-Dieu d'examiner sa capacité et de lui en rendre compte. Frère Jacques fit sa première épreuve sur le cadavre d'un homme dans la vessie duquel on avait mis une pierre, et voici la description que Méry a donnée de cette expérience. « Il introduisit dans la vessie, dit Méry, une sonde massive exactement ronde, sans cannelure et d'une figure différente de celle des sondes dont se servent ceux qui taillent suivant l'ancienne méthode ; il prit un bistouri semblable à ceux dont on se sert ordinairement, mais plus long, avec lequel il fit une incision au côté interne de la tubérosité de l'ischion gauche, et coupant obliquement de bas en haut, en profondant, il divisa tout ce qu'il trouva de parties, depuis la tubérosité de l'ischion, jusqu'à la sonde qu'il ne retira point. Après avoir fait cette incision, il introduisit un doigt dans la vessie pour reconnaître la situation de la pierre. Cela fait, il retira le doigt et introduisit dans la vessie un petit instrument pour dilater la plaie et faciliter la sortie de la pierre. Cet instrument ressemble à un grattoir dont on se sert pour effacer l'écriture sur le papier, à la différence qu'il n'est tranchant que d'un côté et que son manche est une longue tige d'acier. Au moyen de ce dilatateur, il introduisit des tenettes dans la vessie et retira aussitôt ce conducteur, et après avoir cherché et chargé la pierre, il ôta la sonde de l'urètre ; ensuite il retira avec la tenette la pierre de la vessie par l'incision qu'il y avait faite ; ce qu'il fit avec beaucoup de facilité, quoique la pierre fût grosse comme un œuf de poule. »

Cette opération faite, Méry disséqua en présence des Médecins et Chirurgiens de l'Hôtel-Dieu, les parties qui avaient été divisées, en les comparant aux mêmes parties opposées qu'il disséqua aussi, il remarqua que frère Jacques avait coupé d'abord des graisses dans l'épaisseur d'un pouce et demi ; qu'il avait ensuite conduit son scalpel entre les muscles érecteur et accélérateur gauches, sans les blesser ; et qu'il avait ensuite ouvert latéralement le col de la vessie dans toute sa longueur, et environ demi-pouce du corps même de ce viscère.

On ne pouvait certainement faire cette opération avec plus de succès ; aussi le rapport que Méry en fit fut entièrement à l'avantage de frère

Jacques : il dit que le col et le corps de la vessie étant incisés dans son opération, au lieu qu'ils ne sont que dilatés dans la manière ordinaire de tailler, et la pierre devant sortir par la partie la plus large de l'angle des os pubis, il devait survenir beaucoup moins d'accidens ; que l'hémorragie n'était pas autant à craindre, parce que les parties blessées n'étaient pas arrosées d'une aussi grande quantité de vaisseaux sanguins que le bulbe et la partie spongieuse de l'urètre ; que la tuméfaction des bourses ne devait pas avoir lieu aussi fréquemment, parce que l'endroit par où l'on entre dans la vessie n'a pas les mêmes communications avec le scrotum que celui où les autres lithotomistes font leur première incision ; enfin, qu'il ne doit pas arriver les mêmes contusions et déchiremens aux parties intérieures ; il ajoute que les instrumens de frère Jacques lui paraissent moins bons que ceux dont on a coutume de se servir, et que le défaut de cannelure de la sonde est surtout un obstacle à la sûreté de l'opération, parce que le bistouri peut et doit vaciller sur cette sonde.

Quelques jours après, Méry reçut un second ordre du premier Président pour voir encore opérer le frère Jacques ; ce frère tailla le cadavre d'un jeune homme de quatorze ans, dont la vessie se trouva dans un délabrement affreux, et celui d'une femme dont le vagin fut percé de part en part : dans son rapport sur ces deux expériences, Méry retracta les éloges qu'il avait donnés à l'opération de frère Jacques dans son premier rapport, et la regarda comme plus dangereuse que la méthode ordinaire, c'est-à-dire le grand appareil.

Cependant, dans un voyage que la Cour fit à Fontainebleau , frère Jacques fut présenté à MM. Fagon premier médecin de Louis xiv et Félix, premier Chirurgien, MM. Duchesne, premier médecin des Princes et Bourdelot, premier médecin de Mme la duchesse de Bourgogne. Quelques jours après , il se présenta un jeune homme attaqué de la pierre, que M. Duchesne fit mettre chez une garde-malade pour le faire tailler par frère Jacques ; ce qu'il fit avec le plus grand succès devant tous ces messieurs, qui , surpris de l'adresse et de la fermeté de l'opérateur, en témoignèrent leur satisfaction ; le malade fut en état de sortir au bout de trois semaines ; frère Jacques dans ce temps-là tailla six pierreux, quatre dans l'hôpital et deux en ville , entre autres un Irlandais , dans la vessie duquel se trouva une balle incrustée d'une matière graveleuse, cet homme ayant reçu, dix-huit ans auparavant, un coup de fusil dans le bas-ventre.

Le 10 avril 1698 , il tailla dans l'Hôtel-Dieu de Paris un garçon âgé de 16 à 17 ans ; il lui tira quatre ou cinq pierres assez grosses ; pendant l'opération le malade perdit une grande quantité de sang. Trois jours après il survint une forte hémorragie : le sang sortait en même-temps par la plaie, par la verge et par l'anus , ce qui fit connaître , dit Méry , que l'intestin avait été percé ; en effet, on tira en différens temps, deux vers par la plaie. Ce garçon mourut cinq mois après avec une fistule ; son cadâvre ne fut pas ouvert. Dans le même temps frère Jacques avait mal réussi dans quelques opérations qu'il avait faites à Versailles et à Paris.

Il semble que ces événemens malheureux et

le rapport de Méry auraient dû éloigner les magistrats d'accorder à frère Jacques la permission d'opérer les calculeux dans les hôpitaux de Paris ; cependant dans une assemblée générale des administrateurs de l'Hôtel-Dieu, qui fut tenue à l'archevêché le 26 avril, et où furent mandés les Médecins et les Chirurgiens de cet hôpital, tous, excepté Méry qui fit son second rapport dans cette assemblée, dirent qu'ils croyaient à propos d'en venir à de nouvelles expériences, et il fut décidé qu'il taillerait à l'Hôtel-Dieu et à la Charité, ce qui fut fait.

Il tailla à l'Hôtel-Dieu quarante-deux malades et dix-huit à la Charité. L'empressement à le voir travailler fut extrême ; il n'y avait ni Chirurgien ni Médecin qui ne voulût assister à ses opérations, et il fallut des gardes pour empêcher la foule. De ces soixante malades, vingt-trois moururent, treize seulement furent parfaitement guéris, et encore apprit-on par la suite que la plaie de quelques-uns s'était rouverte ; les vingt-quatre autres restèrent dans les hôpitaux, les uns avec une incontinence d'urine, les autres avec une fistule, et tous dans un état de marasme et d'exténuation dont ils ne revinrent pas. L'ouverture du corps de ceux qui étaient morts fit voir que chez les uns la vessie était ouverte dans son fond, chez les autres le col de ce viscère entièrement séparé d'avec l'urètre ; que chez les femmes le vagin était constamment percé dans deux endroits opposés ; que le rectum était fréquemment ouvert dans les deux sexes, et que chez tous il y avait un délabrement excessif, suite nécessaire du défaut de guide pour le bistouri et pour le conducteur avec lesquels la vessie était incisée. Le frère Jacques assistait le plus souvent à ces examens, et ne pouvait disconvenir des conséquences qui en résultaient pour sa manière d'opérer. Cette précaution était d'autant plus utile qu'il avait accusé les religieux et les chirurgiens de la Charité d'avoir fait périr les malades avec des instrumens qu'ils avaient poussés dans la vessie après l'opération, ce qui lui fut reproché publiquement par le supérieur de la Charité, qui lui dit que de pareilles inculpations étaient indignes d'un honnête homme. Ces résultats malheureux des opérations de frère Jacques firent une grande impression sur l'esprit de Méry, et le portèrent à condamner une méthode dont un homme aussi habile que lui aurait pu tirer les plus grands avantages, en lui faisant subir les corrections dont il avait lui-même entrevu la nécessité.

Mais tout le monde ne partagea pas l'opinion de Méry sur l'opération de frère Jacques : Félix et Fagon jugèrent qu'on pouvait rectifier cette opération, qui jusque-là avait été exécutée sans règle ni méthode, puisque l'instrument que rien ne guidait était porté au hazard, et qu'il interressait tantôt une partie, tantôt une autre; mais pour lors frère Jacques qui menait une vie ambulante se mit à voyager. En le suivant dans ses voyages, on le voit à Orléans au commencement de juillet 1698 : au mois d'août à Aix-la-Chapelle où il avait été annoncé par la gazette d'Amsterdam, qui lui donnait le titre de lithotomiste du Roi Très-Chrétien, et où l'on prétend qu'il fit environ soixante opérations dont le plus grand nombre réussit. En 1699, frère-Jacques va en Hollande, où il est présenté à M. de Bonrepos, ambassadeur de France, et il y fait plusieurs opérations avec peu de succès.

En 1700, époque de la publication des observations de Méry sur la manière d'opérer de frère Jacques, ce frère revint en France. Fagon porté par le bien public et par le sien propre (car il avait la pierre), à suivre les opérations de frère Jacques, l'engagea à demeurer chez lui à Versailles et à manger à sa table. Pendant ce temps, il lui fit faire un grand nombre d'épreuves sur le cadavre. Duverney faisait la dissection de ces corps ; et quoiqu'il trouvât la méthode de frère Jacques supérieure à celle du grand appareil, qui pour lors était la seule en usage, il pensa, comme Méry l'avait fait avant lui, qu'on pourrait la perfectionner en ajoutant une cannelure au cathéter dont la forme parfaitement ronde ne pouvait diriger convenablement et sûrement le bistouri. Frère Jacques, docile et raisonnable, approuva cette correction. Il fit faire de nouveaux cathéters et s'en servit constamment par la suite. Il partit de nouveau pour la province, mais sans renoncer à Versailles où il tailla avec ses instrumens rectifiés, pendant le printems de 1701, trente-huit calculeux qui guérirent tous. Il avait taillé avec succès dans cette année des personnes de considération à Angers : il y profita des leçons de M. Hunault, médecin de réputation dans cette ville ; ce médecin entreprit de le venger dans un ouvrage orné de planches anatomiques dont lui-même avait fait les dessins, et qui contenait la description de la méthode de frère Jacques perfectionnée au point qu'il était sûr de couper toujours les mêmes parties. Cet ouvrage ne fut pas imprimé ; mais frère Jacques publia en 1702 un écrit dans lequel il expose sa manière d'opérer et dont il n'a été tiré qu'un petit nombre d'exemplaires. Fagon avait la pierre, et voulant se faire tailler au printems de la même année, fut sondé par frère Jacques : il l'avait choisi pour lui faire l'opération ; mais sa famille l'en détourna. Il le fut avec succès par Maréchal qui était alors Chirurgien de l'hôpital de la Charité, et devint depuis premier Chirurgien du Roi, à la place de Félix.

En 1703, le maréchal de Lorges se mit entre les mains de frère-Jacques, après avoir reçu dans son hôtel vingt-deux pauvres attaqués de la pierre, pour les faire tailler pour ainsi dire devant lui. Les pauvres guérirent tous, et le maréchal dont la vessie était pleine de fongosités , et qui avait sept petites pierres dont l'extraction exigea un travail long et pénible, mourut le lendemain de l'opération. Fagon, taillé par un autre que frère Jacques, le maréchal de Lorges mort entre les mains du frère, dégoûtèrent celui-ci de Paris où il se promit de ne plus revenir.

En 1704, on le pressa de se rendre en Hollande, et il arriva à Amsterdam au mois de juillet de la même année. Il obtint du magistrat civil une permission d'opérer, et les cures qu'il y fit répandirent son nom dans toute la Hollande. Les magistrats lui en marquèrent leur reconnaissance en faisant graver son portrait où il est représenté avec son habit de religieux et un petit hermitage dans le lointain. Au haut de l'estampe, on lit cette inscription tirée de Cicéron , et qui fait allusion aux nombreuses critiques qui s'étaient élevées contre lui : *ægri quia non omnes convalescunt, non idcircò nulla medicina est;* et au bas, *frater Jacobus de Beaulieu, anachoreta Burgundus, lithotomus omnium peritissimus.* Il eut aussi de grands succès à Delft, à Utrecht et à la Haye, où les magistrats de cette ville firent une seconde fois graver son portrait et lui offrirent en présent deux sondes d'or. En quittant la Hollande, le frère Jacques se rendit à Anvers et ensuite à Bruxelles où il résida quelque temps. On le redemanda à Amsterdam; mais il refusa de s'y rendre, et l'on prétend qu'il répondit que l'on avait dans Raw un plus habile homme que lui. Celui-ci fut fait lithotomiste d'Amsterdam et de la Haye, et frère Jacques reçut à Bruxelles, de la part des Hollandais, une dernière marque de considération : c'était une médaille d'or de la valeur de douze louis, où, d'un côté, son portrait était gravé tenant une sonde à la main, et de l'autre les armes de la ville d'Amsterdam avec cette inscription : *pro servatis civibus.*

Frère Jacques revint en France en 1707. Il passa à Versailles, se présenta à Fagon qui l'accueillit avec bonté et voulut lui faire quelques présens ; mais frère Jacques les refusa et se contenta d'un second certificat en sa faveur, avec permission d'opérer dans tous les lieux du royaume où il serait appelé. Il continua de mener la vie errante qu'il avait adoptée et à exercer ses talens jusqu'en 1713. Enfin, las de travailler et parvenu à l'âge d'environ soixante ans, il vint à Besançon sa patrie où il mourut, après une maladie de trois semaines, le 7 décembre 1714.

On distingue dans l'histoire de frère Jacques deux époques bien différentes. La première nous montre cet homme ignorant et téméraire, opérant sans méthode avec des instrumens défectueux qui l'exposaient à couper tantôt une partie, tantôt l'autre, et souvent à blesser des organes dont la lésion pouvait donner lieu aux accidens les plus graves, et d'ailleurs déconcerté par la critique. La seconde nous le montre comme un homme qui , éclairé et encouragé par de sages avis, corrige ses instrumens, assujettit sa manière d'opérer à des règles fixes, raisonnées, et lui donne le caractère d'une véritable méthode. Il paraît donc certain que, si frère Jacques eût été aidé à Paris, comme il le fut à Versailles par Fagon et Félix, et à Angers par Hunault, nous serions demeurés en possession de ce qu'on a appelé depuis l'appareil latéral. Rien ne prouve mieux l'usage qu'en France on aurait pu faire de la méthode de frère Jacques corrigée, que celui qu'on en fit en Hollande, comme on le verra par ce que nous allons dire.

Dans le temps où frère Jacques pratiquait en France sa nouvelle méthode de tailler, Jean-Jacques Raw, allemand, devenu depuis très-célèbre, donnait à Amsterdam des leçons particulières d'anatomie et de chirurgie, et y pratiquait la grande chirurgie avec succès. Avant l'arrivée de frère Jacques en Hollande, Raw n'avait taillé qu'au grand appareil, de sorte qu'il est probable que ce fut frère Jacques qui lui donna l'idée de l'appareil latéral , et voici comment :

Le frère Jacques étant venu à Amsterdam en 1699, Raw assista souvent à ses opérations, condamnant et combattant sa méthode, qui véritablement alors était défectueuse. D'abord les magistrats le prirent en mauvaise part, et Raw fut obligé de se contenir ; cependant, par la suite, ils le firent lui-même lithotomiste de la ville, et peu après les magistrats de Leyde le prirent pour le leur. Soit que Raw eût assisté aux opérations de frère Jacques, lorsque celui-ci eut corrigé sa méthode, ou qu'il connût les observations que Méry venait de publier sur cette méthode, il conçut enfin qu'elle devait l'emporter de beaucoup sur le grand appareil, et il se mit à en faire des essais sur le cadavre. Bientôt il fut en état de la pratiquer sur le vivant. Il brilla en peu de temps par ses succès, et dans un discours prononcé à Leyde en 1713, il dit avoir taillé par sa méthode quinze cent quarante-sept pierreux.

Raw opérait publiquement, mais il n'avait jamais détaillé sa méthode à personne. Dans ses cours particuliers d'opérations, qui étaient très-suivis et qu'il faisait payer très-cher, puisqu'il exigeait à la rigueur, de chacun de ses élèves, cent écus d'Allemagne pour son cours d'anatomie et d'opérations, lorsqu'il en était venu à la lithotomie, il leur disait : *comme je suis principalement obligé de vivre et de subsister de cette opération, je ne vous en parlerai point du tout; si j'étais forcé à vous en dire quelque chose, ce que je vous en dirais ne serait pas vrai, c'est pourquoi j'aime mieux me taire tout-à-fait sur cet article. Si vous pouvez apprendre ma méthode en me voyant tailler sur le vivant, je ne m'y oppose pas; du reste lisez Celse.* On conçoit aisément qu'un professeur capable d'une telle réticence dans ses leçons, ne devait pas rendre publique sa manière de faire la taille. Aussi, Raw n'a jamais rien écrit sur cette opération : on ne la connaît que par ce qu'en a dit Bernard-Sifroi Albinus, professeur d'anatomie et de chirurgie à Leyde, dans un ouvrage qui parut en 1725, sous le titre de *Index supellectilis anatomiæ Ravianæ*, et qui contient en même temps la vie de Raw et la description de son procédé opératoire.

Les instrumens dont il se servait étaient les

mêmes que ceux du grand appareil, excepté le cathéter, dont la courbure était plus saillante, le bec plus alongé et la grosseur plus considérable, afin que le lithotome fût moins exposé à sortir de la cannelure. Ce dernier instrument différait un peu de ceux qui étaient en usage, en ce que la lame avait une forme plus alongée et était plus aiguë.

Il faisait coucher le malade à la renverse sur une table peu haute, de manière que les fesses fussent plus élevées que le dos ; la tête était soulevée par un oreiller. Il le liait autrement qu'on avait coutume de le faire dans le grand appareil.

Ainsi, à la place des liens prodigieusement longs avec lesquels les autres lithotomistes garrotaient les malades depuis la tête jusqu'aux pieds, de manière à leur causer une mortelle frayeur, Raw prenait simplement deux bandes de laine longues de quatre pieds ; après avoir fait à l'une de ces bandes une anse et un nœud coulant, il embrassait avec cette anse la main droite près du poignet, et l'attachait à la jambe droite ; il en faisait autant à la main et à la jambe de l'autre côté ; mais il ne fixait pas les liens sur les malléoles, comme on le pratique aujourd'hui, il les arrêtait immédiatement au-dessous des genoux, un peu plus haut que le gras des jambes. Le malade ainsi lié était retenu par des aides, comme dans le grand appareil. Alors Raw, après avoir introduit le cathéter dans la vessie, en saisissait le manche ou la plaque avec le pouce et les doigts de la main gauche, et l'inclinait vers la cuisse et l'aine droites du malade, afin que la courbure cannelée de l'instrument se trouvant dans la vessie près de son col, fût appliquée à l'endroit de ce viscère qu'il comptait inciser du côté gauche ; il appuyait doucement la sonde vers cet endroit, et avec un doigt de la main droite il cherchait et remarquait le point de la sonde sur lequel il devait faire d'abord une plaie au côté gauche de l'anus, à la distance d'environ un pouce ou deux travers de doigt vers la tubérosité de l'ischion ; non plus près de l'anus, de peur que dans l'adulte l'intestin rectum ne fût blessé ; pas plus loin, de peur qu'il ne fallût porter le lithotome trop obliquement vers la sonde.

Il coupait d'abord la peau et un peu de graisse, faisant une plaie droite, assez longue de haut en bas ; c'est-à-dire vers la tubérosité de l'ischion, afin de s'écarter de l'intestin rectum. Il faisait cette première incision sans beaucoup de précaution, ensuite il avait coutume de porter le pouce ou l'indicateur de la main droite vers la sonde qu'il tenait appliquée autant qu'il pouvait vers l'endroit de la vessie qu'il se proposait de couper ; cherchant de nouveau la sonde, il portait avec prudence et point trop haut la pointe de son lithotome dans la plaie, et la dirigeait avec circonspection vers la sonde qu'il avait un peu auparavant tâtée, coupant doucement ce qui se rencontrait ; et de peur qu'en faisant cela il ne blessât l'intestin rectum, il lui arrivait assez souvent de mettre le doigt dans l'anus avant de couper, pour reconnaître la position de cet intestin et l'éviter d'autant plus sûrement. Lorsqu'il était presque arrivé à la vessie, il introduisait de nouveau l'index ou le pouce dans la plaie, cherchant la sonde comme auparavant sur la courbure de laquelle il comptait entamer la vessie même

Pour ouvrir cet organe avec plus de circonspection, il exhortait ceux qui l'aidaient à ne point permettre que le malade fît aucun mouvement, surtout du côté des fesses, et lui recommandait de se contenir; ensuite, retenant avec sa main gauche la sonde appliquée à l'endroit qu'il devait couper, il poussait son lithotome de la main droite vers la sonde avec beaucoup d'attention, et il savait qu'il avait réussi comme il le désirait, quand il sentait que la pointe du bistouri appuyait sur la sonde, et qu'étant doucement remuée sur les côtés, elle était retenue par les côtés de la cannelure; alors, conduisant la pointe du bistouri en haut et en bas, cependant plus en bas qu'en haut, il entamait la vessie et y faisait une plaie assez grande; après quoi il portait le conducteur mâle dans la cannelure du cathéter et le poussait vers la vessie; il faisait le reste de l'opération comme au grand appareil.

Voilà ce qu'écrit Albinus sur l'opération de Raw; mais nous n'avons de Raw lui-même aucun éclaircissement particulier, si ce n'est une lettre qu'il écrivit de Leyde à Winslow, le 30 août 1718, dans laquelle il parle avec complaisance des avantages de sa méthode, sans la décrire, et qui finit par ces mots : *si je voulais vous détailler ici tous les avantages de cette méthode de faire la taille, prouvés par plus de mille exemples, je passerais les bornes d'une lettre.* Albinus prétend, comme on l'a vu, que Raw parvenait au corps de la vessie sans entamer le col de ce viscère; mais cette opinion, qui n'est fondée sur aucune observation tirée de l'ouverture des corps, n'a pas été partagée par tout le monde. Heister, si je ne me trompe, est le premier qui ait douté que Raw ouvrît le corps de la vessie sans entamer son col. Voici comment il s'exprime à cet égard : « le conseil que Raw donnait à ses élèves de *lire Celse*, fut long-temps une énigme pour moi; mais je compris enfin, qu'il voulait dire par là qu'il fallait faire l'incision à l'aide de la sonde cannelée, au même endroit où Celse enseigne de la faire sur la pierre, sans se servir de la sonde, c'est-à-dire au col de la vessie, puisque Celse dit : *Plaga facienda est quâ cervix aperiatur* ». Quoi qu'il en soit de cette interprétation des paroles énigmatiques de Raw à ses élèves, on pense généralement aujourd'hui qu'il devait inciser le col de la vessie, comme cela se pratique dans toutes les autres manières de faire l'appareil latéral, et qu'ainsi cette prétendue méthode de Raw, qui a fait tant de bruit et donné lieu à tant de recherches et de disputes, ne diffère point essentiellement de la méthode de frère Jacques, telle que ce frère la pratiquait après avoir corrigé ses instrumens, avant son second voyage en Hollande.

Après la mort de Raw, arrivée en 1719, les Chirurgiens anglais essayèrent sa méthode donnée par Albinus. C'est le docteur Bambert qui en fit d'abord des expériences en 1726, dans l'hôpital de S.-Barthélemi, à Londres; ensuite Chéselden, dans l'hôpital de S.-Thomas, qui eut recours à tous les tâtonnemens imaginables pour arriver à la perfection. D'abord, il remplit la vessie d'eau tiède et l'attaqua sans être guidé par la cannelure de la sonde; mais il éprouva bientôt qu'il survenait des infiltrations et des abcès dans le tissu cellulaire du bassin. De dix malades opérés de cette manière, quatre moururent, et un de ceux qui survécurent éprouva des accidens affreux, étant devenu comme un squelette

par les souffrances. Chéselden essaya ensuite
l'opération de Raw décrite par Albinus, et ses
succès furent de bien peu meilleurs que par la
précédente; à l'inconvénient des ulcères avec
pourriture, produits par l'infiltration de l'urine
dans le tissu cellulaire, se trouva joint celui des
hémorragies continuées jusqu'à la mort, comme il savait que cela était arrivé à Raw lui-
même. Enfin, après un grand nombre de tentatives, il se convainquit qu'en opérant avec les
instrumens et suivant le procédé de Raw, décrit
par Albinus, on ne pouvait parvenir à la vessie
sans inciser la partie membraneuse de l'urètre
et la prostate. Il n'alla pas plus loin, et n'eut
plus d'autre désir que de remplir ce but avec facilité et sûreté.

Les instrumens dont il se servait sont réduits
à un petit nombre : un cathéter cannelé qui finit
par un bout obtus sans arrêt; un petit couteau
qu'il semble avoir copié d'Albucasis, dont la
lame, longue d'environ quinze lignes, convexe
sur son tranchant, concave sur son dos, est
supportée sur une tige aplatie, d'un pouce de
long, et fixée sur un manche de trois pouces;
un gorgeret beaucoup plus large que celui dont
on s'était servi jusqu'alors, et dont le manche,
qui avant lui représentait une espèce de croix,
se termine en ovale et se jette du côté gauche;
des tenettes dont une des branches est terminée
en anneau et l'autre en crochet assez long. Voici
sa manière d'opérer :

Le malade, couché à la renverse sur une table horizontale de la hauteur de trois pieds,
ayant la tête seulement élevée par un oreiller,
était lié et fixé comme dans le grand appareil.
Chéselden introduisait le cathéter dans la vessie,

en inclinait le manche vers l'aîne droite du malade, et le donnait à tenir à un aide qui devait l'empoigner fermement d'une main, pendant que de l'autre il relevait les bourses. Alors, tendant la peau du périnée avec le pouce de la main gauche, il prenait le couteau de la main droite, alongeait le doigt indicateur sur le dos de la lame, et faisait d'abord avec cet instrument une incision oblique aux tégumens, depuis l'endroit où finissait celle du grand appareil, jusqu'au milieu de l'espace compris entre l'anus et la tubérosité de l'ischion. Les graisses étaient ensuite coupées entre les muscles ischio et bulbo-caverneux, et à côté de l'intestin rectum; puis, portant le doigt indicateur de la main gauche dans la plaie, près son angle supérieur, et cherchant la cannelure de la sonde, il y introduisait l'ongle de ce doigt, à travers l'épaisseur des parois de l'urètre, et faisait glisser la pointe de son instrument dans cette cannelure, à la faveur du doigt. Quand il y était parvenu, il recommandait à l'aide chargé du cathéter de le relever pour en appuyer la concavité sous celle de la voûte des os pubis, et l'écarter autant qu'il était possible de l'intestin rectum. Il ne s'agissait plus que d'inciser la partie membraneuse de l'urètre et le col même de la vessie, ce qu'il faisait en conduisant le bistouri le long de la cannelure du cathéter jusque dans la vessie, pendant qu'il assujettissait le rectum en bas avec un ou deux doigts de la main gauche. Le reste de l'opération était comme dans l'ancienne méthode, avec cette différence que Chéselden liait les vaisseaux coupés lorsque leur situation le permettait.

Lorsque Morand apprit, en 1728, les succès

éclatans de cette opération de Chéselden , il proposa à l'Académie des sciences, dont il était
membre, de faire le voyage de Londres pour le
voir opérer lui-même. Sa proposition fut ac-
cueillie, et c'est aux frais de l'Académie qu'il fit
le voyage d'Angleterre. Cependant, Garengeot
et Perchet cherchaient en même temps, à Paris ,
à découvrir le procédé de Chéselden. Ils firent
à l'hôpital de la Charité un grand nombre d'expériences sur les cadavres, et parvinrent au
même résultat que lui ; et lorsque Morand donna
la description de ce procédé, dans les Mémoires
de l'Académie des sciences, année 1731 , il se
trouva qu'il ne différait en rien de celui que les
deux chirurgiens Français avaient découvert.
Garengeot et Perchet avaient terminé leurs expériences et atteint le but qu'ils s'étaient proposé, au retour de Morand, à la fin du printemps de 1729. Il ne leur restait plus que d'o-
pérer sur le vivant ; c'est ce qu'ils ne tardèrent
pas à faire. Dans les derniers jours d'août de la
même année 1729, on présenta à Perchet un
jeune homme de dix-huit ans et demi , qui était
attaqué de la pierre. Il l'opéra le 7 septembre
suivant, en présence de Petit, Bourdon , Garengeot, et Morand qui n'avait pas encore divulgué
le procédé de Chéselden. Malaval et Le Dran ,
quoique invités, ne s'y trouvèrent pas. L'opération fut très-heureuse et ne dura que deux minutes et demie, quoique Perchet eût été obligé
de reporter les tenettes dans la vessie pour chercher une seconde pierre. Il n'y eut d'autres accidens que la lenteur du rétablissement du ma-
lode, parce que Perchet ne put le suivre jusqu'à
sa parfaite guérison.

On voit, par ce que nous avons dit jusqu'ici

de la taille latérale, que cette méthode consiste
à faire à la peau de la partie gauche du périnée,
une incision qui commence au raphé, à un
pouce environ au-dessus de l'anus, et qui finit
au milieu d'une ligne qui serait tirée de l'anus à
la tubérosité de l'ischion ; à diviser le tissu cellulaire graisseux qui remplit l'espace compris
entre les muscles ischio et bulbo-caverneux, et
à inciser ensuite le muscle transverse du périnée,
la partie membraneuse de l'urètre, la partie latérale gauche de la prostate, le col de la vessie
qui est environné par la base de cette glande,
et un peu du corps de la vessie. Dans cette méthode, l'incision, considérée dans toute sa profondeur, a la forme d'un cône tronqué et applati, dont la base correspond à la peau et le
sommet à la vessie ; ou plutôt celle d'un trapèze
lorsqu'elle est faite de la manière la plus favorable à l'extraction de la pierre. Des quatre côtés
de ce trapèze, l'un est représenté par l'incision
de la peau, l'autre par l'espace compris entre
la partie supérieure de l'orifice du col de la vessie, et la partie inférieure de l'incision de la
base de la prostate ; le troisième s'étend depuis
l'angle de l'incision de cette partie, jusqu'à l'extrémité inférieure de l'incision de la peau, et
le quatrième depuis l'angle supérieur de cette
incision, jusqu'à la partie supérieure de l'orifice
du col de la vessie. Ce bord est formé dans presque toute sa longueur par la paroi supérieure
de l'urètre. Il est facile de voir, d'après cela,
que l'extraction de la pierre sera d'autant plus
facile, que le bord du trapèze qui s'étend depuis la partie supérieure du col de la vessie,
jusqu'au fond de l'incision de la base de la prostate, aura plus d'étendue ; ou, ce qui revient

au même, que l'incision de la prostate aura plus de profondeur. Ainsi, le procédé opératoire qui remplira le mieux cette condition sera, toutes choses égales d'ailleurs, préférable aux autres.

L'endroit où l'on pratique l'incision dans la taille latérale est environné de parties dont la lésion pourrait donner lieu à des accidens plus ou moins graves, et qu'il importe, par conséquent, de ménager. Ainsi, on dirigera l'instrument avec lequel on fait cette incision de manière à laisser intacts, en dedans l'intestin rectum, en dehors la branche superficielle de l'artère honteuse interne et surtout sa branche profonde, et en haut l'artère transverse du périnée.

Les avantages de la taille latérale sont évidens et incontestables. Elle expose beaucoup moins à l'infiltration du sang dans les bourses et à leur engorgement, parce que l'incision commençant fort bas, elles ne reviennent point après l'opération vis-à-vis la plaie de l'urètre. Les parties qui font la principale résistance dans l'ancienne méthode sont coupées dans celle-là ; on ouvre une voie libre à la pierre, on évite la contusion des parties délicates qui sont nécessairement meurtries et déchirées dans le grand appareil ; l'extraction de la pierre se faisant par la partie la plus large de l'angle que forment les os pubis est beaucoup plus facile ; l'incontinence d'urine, les fistules et l'impuissance sont moins à craindre.

Depuis Chéselden, on a imaginé un assez grand nombre de procédés pour pratiquer l'appareil latéral ; les instrumens se sont multipliés avec une profusion étonnante, et si nous voulions les décrire tous, nous serions obligés d'entrer dans des détails aussi inutiles qu'ennuyeux.

Nous nous bornerons donc à l'exposition des procédés qui ont été les plus accrédités et qui ont acquis le plus de réputation à leurs auteurs. Tels sont ceux de Le Dran, de Moreau, de Foubert, de Thomas, de Le Cat, de Pouteau, de Haukins et de frère Côme. Il est facile de voir que nous ne suivons pas l'ordre chronologique dans l'indication de ces procédés, puisque nous plaçons celui de frère Côme après d'autres dont l'invention est postérieure; mais nous en usons ainsi parce que le procédé de frère Côme nous paraissant préférable à tous les autres, nous le décrirons dans les plus grands détails, pendant que nous parlerons des autres le plus succinctement possible pour ne pas donner trop d'étendue à cette matière.

Procédé de *Le Dran*.

Les instrumens dont Le Dran se servait pour pratiquer la taille latérale sont un cathéter, un lithotome ordinaire, mais dont l'un des tranchans, vers la pointe, était en ligne droite; une sonde droite, ayant une cannelure large et profonde dans toute sa longueur, et garnie d'une languette à son extrémité, pour qu'elle pût glisser plus aisément dans la cannelure du cathéter, et un instrument tranchant auquel il donne le nom de *rondache;* la largeur de la lame de cet instrument variait depuis quatre lignes jusqu'à neuf, suivant l'âge des sujets; sa longueur était d'environ cinq pouces, mais elle n'était tranchante que dans l'étendue de sept à huit lignes, et cette partie tranchante était convexe; cette lame était fixée sur un manche de corne presque carré, dont le plus grand diamètre avait environ un pouce. Voici comment Le Dran pratiquait l'opération.

Le malade était situé comme dans le grand appareil; mais il était lié différemment. Chacun des liens dont Le Dran se servait était une tresse de fil fort, large de deux pouces, longue de deux pieds ou environ, et dont les deux bouts étaient réunis par une couture; la tresse ainsi pliée en deux n'avait plus qu'un pied de longueur. Un nœud coulant fait d'une pareille tresse embrassait et rassemblait les deux côtés de ce lien. qui alors faisait une espèce de 8. Ce nœud n'était pas fixe, c'est-à-dire que l'on pouvait le faire couler vers l'un ou l'autre bout du lien. Chacun des deux aides destinés à tenir le malade passait l'une des mains du malade dans l'un des bouts du lien, et l'assujettissait avec le nœud coulant à la jointure du poignet; il faisait passer l'autre bout du lien sur le pied en forme d'étrier. Le cathéter introduit dans la vessie, Le Dran le tenait avec la main gauche de manière à ce qu'il fît un angle droit avec l'axe du corps, et que son bec appuyât sur le rectum; il cherchait sa courbure avec le doigt indicateur à travers l'épaisseur du périnée; prenant le lithotome qu'il avait mis à sa bouche, il faisait avec cet instrument une incision à la peau, qui commençait vis-à-vis la partie inférieure du pubis et se terminait à un pouce et demi plus bas que l'endroit où il avait senti le bas de la courbure du cathéter. Ensuite, il poussait la pointe du lithotome dans la cannelure, et coupant de bas en haut, il fendait l'urètre jusqu'à la hauteur de l'incision de la peau. Alors, il relevait le cathéter contre la symphyse des os pubis, et dirigeait en même temps son manche du côté de l'aine droite, pour que la cannelure regardât l'espace qui est entre l'anus et la tubérosité de l'ischion ; et faisant glisser la pointe du lithotome de haut en bas dans cette cannelure, en tournant le lithotome en dehors et en bas, il coupait le bulbe de l'urètre. Il le ramenait ensuite de bas en haut jusqu'à l'endroit où la courbure du cathéter faisait saillie au périnée, et il le donnait à tenir à un aide. Aussitôt, il prenait la sonde cannelée et en faisait glisser le bec sur la lame du lithotome jusque dans la cannelure du cathéter, et, certain qu'il y était arrivé, il ordonnait de retirer le lithotome ; il faisait couler le bec de cette sonde le long de la cannelure du cathéter. Il cherchait à reconnaître avec la sonde la situation et le volume de la pierre ; après quoi, tenant cet instrument dans une direction horizontale, sa convexité appuyée contre la symphise du pubis et sa cannelure tournée vers l'espace qui est entre l'anus et la tubérosité de l'ischion, il faisait couler dans cette cannelure sa rondache avec laquelle il coupait la partie membraneuse de l'urètre, la prostate et le col de la vessie ; enfin, il substituait un gorgeret à cette rondache et terminait l'opération selon la méthode ordinaire.

Du Procédé de Moreau.

Moreau, chirurgien en chef de l'Hôtel-Dieu de Paris, n'a point publié son procédé. Nous ne le connaissons que par la description qu'en donne Dubut, son adjoint et son survivancier, dans une thèse soutenue aux écoles de chirurgie en 1771, et qui est intitulée *de variis Lithotomiæ methodis*. Voici ce procédé :

Le malade couché sur une table qui forme

un plan un peu incliné, le Chirurgien introduit dans la vessie un cathéter très-courbé et dont le bec est alongé. Pour plus de sûreté, il tient lui-même le cathéter avec sa main gauche, ayant soin d'en incliner le manche vers l'aîne droite du malade, de manière que la partie courbe de l'instrument soit dirigée du côté gauche, entre les muscles érecteur et accélérateur, et que, suivant l'embonpoint du malade, il fasse plus ou moins de saillie de ce côté; il saisit de sa main droite son lithotome, dont la lame très-étroite et très-acérée est enveloppée d'une bandelette de linge jusqu'à un pouce de sa pointe; avec cet instrument, qu'il tient comme une plume à écrire, il pratique une incision oblique aux tégumens. Cela fait, il cherche avec le doigt indicateur de la main droite, porté dans la plaie, à s'assurer de la position de la cannelure du cathéter dans laquelle il plonge la pointe de son lithotome. Lorsqu'elle y est parvenue, il relève le cathéter pour éloigner l'urètre de l'intestin, et pour donner plus de jeu à son instrument dont il fait glisser la pointe dans la cannelure de la sonde jusqu'à son extrémité. Il relève ensuite le manche du lithotome de manière que sa pointe s'éloigne du bec du cathéter en faisant avec lui un angle plus ou moins ouvert, suivant l'étendue et la profondeur de l'incision qu'il se propose de faire à la prostate. Il tourne la lame obliquement en bas et en dehors, vers la tubérosité de l'ischion, et la retire en coupant la prostate et le col de la vessie. Lorsque le défaut de résistance indique que ces parties sont coupées, il abaisse le manche de cet instrument et le retire à soi dans cette direction, de manière qu'en sortant, le lithotome ne coupe

plus d'autres parties que le tissu cellulaire graisseux et la peau, lorsque le Chirurgien juge que
leur division n'a pas assez d'étendue. Le reste
se fait comme dans les autres procédés.

Du Procédé de Foubert.

Dans l'opinion où l'on était que Raw ouvrait
le corps de la vessie dans sa partie latérale gauche inférieure sans inciser son col, on fit, comme
nous l'avons dit, d'abord en Angleterre et ensuite en France, un grand nombre d'expériences
dont le succès ne repondit point à l'attente qu'on
s'en était formée. Foubert en fit comme les autres, et il trouva que la prostate était toujours
incisée lorsqu'on suivait le procédé décrit par
Albinus. Cependant il était assez porté à croire
par les brillans succès de la méthode de Raw,
que ce Chirurgien ouvrait le corps de la vessie
plus qu'on ne le fait dans la méthode de tailler
latéralement qu'on pratique aujourd'hui. Les
réflexions qu'il avait faites sur la méthode de
Raw, telle qu'elle est décrite par Albinus, lui
firent entrevoir que la perfection de l'opération
de la taille consistait à ne point intéresser le col
de la vessie ni l'urètre, et à procurer à la pierre
une sortie par la partie la plus large de l'angle
que forment les os pubis. Dès-lors Foubert
se détermina à examiner quelle partie de la
vessie se présente au périnée, et à quel endroit de cette région elle répond. Pour cela, il
remplit la vessie d'un cadavre avec de la cire
molle pour l'étendre et la contenir dans sa situation naturelle, et celle d'un autre avec de l'eau :
les vaisseaux avaient été injectés. Il trouva que la
partie latérale du bas-fond de ce viscère repond
à la partie latérale inférieure du périnée et qu'on

peut y atteindre avec un trois-quarts, comme Juncker en fait la remarque à propos de la ponction par le périnée ; qu'ensuite on pouvait, avec un lithotome conduit sur cet instrument, faire un incision suffisante pour ôter la pierre. En conséquence, il fit construire un trois-quarts dont le poinçon avait cinq pouces et quelques lignes de long, et le manche trois pouces et demi. Ce manche était creusé sur sa longueur pour recevoir celui du couteau qui devait servir de lithotome. La canule qui renferme le poinçon était fendue dans toute sa longueur excepté à sa dernière extrémité, de manière à former une cannelure le long de laquelle la pointe du couteau devait glisser ; elle était garnie, du côté du manche du trois-quarts, d'une large gouttière avec un anneau en dessous. La lame du couteau, longue de quatre pouces au plus, était tranchante dans toute sa longueur et faisait avec son manche, du côté du tranchant, un angle très-obtus.

Lorsque Foubert se fut procuré ces instrumens, il en fit l'essai sur les cadavres en présence de ses confrères les plus exercés dans l'opération de la taille, et ces essais, qui furent très-multipliés, ayant eu les résultats qu'il s'en était promis, il hasarda, au mois de mai 1731, de tailler un enfant de 14 à 15 ans par son nouveau procédé. La vessie fut distendue avec une injection d'eau tiède qui causa de la douleur et qui fatigua beaucoup le malade. Le succès de cette opération fut heureux. L'année d'après, ayant trouvé l'occasion d'opérer un jeune homme dont la vessie était spacieuse, Foubert se contenta de lui prescrire de retenir son urine pour le moment de l'opération, temps auquel il lui appliqua le bandage de Nuck, pour empêcher qu'il ne la rendît et que la vessie ne se vidât. Au mois d'octobre de la même année, il se présenta un vieillard dont la vessie était étroite ; Foubert imagina de l'engager à retenir son urine en plus grande quantité de jour en jour, afin d'accoutumer sa vessie à se dilater ; ce qui réussit fort bien : de sorte qu'il fut dispensé de recourir par la suite à l'injection. Voici comment s'exécute le procédé de Foubert.

Le malade situé et assujetti, le Chirurgien commence par s'assurer si la vessie est suffisamment pleine. Pour avoir omis cette précaution, Foubert lui-même a manqué deux malades. Le premier venait d'uriner à son insu, au moment où il allait l'opérer : il ne sortit que du sang par le trois-quarts ; l'incision ayant été faite, on s'aperçut que la vessie n'avait pas été ouverte ; mais le cathéter que l'on introduisit donna la faculté de tailler à la manière ordinaire. Le malade guérit aussi bien que le second qui avait été pris pour un autre, parce qu'on l'avait changé de lit. L'incision ne fut pas faite sur ce malade. Foubert le tailla par le grand appareil, et la ponction qui lui avait été faite au périnée n'eut aucune suite fâcheuse. On prévient aisément ce malheur en portant profondément le doigt indicateur de la main gauche dans le rectum, et en appuyant de la droite sur la région hypogastrique pour s'assurer de la vacuité ou de la plénitude de la vessie. En cas de plénitude, le Chirurgien détourne le rectum de gauche à droite avec le doigt qu'il y a laissé, et prenant le trois-quarts de la main droite comme il est d'usage, il en porte la pointe le plus près possible de la tubérosité de l'ischion gauche, et à un grand

travers de doigt au-dessus de l'anus, en ayant
soin que la cannelure de l'instrument regarde
le scrotum : il enfonce cet instrument jusque
dans la vessie, en le conduisant horizontalement
sans l'incliner ni d'un côté ni de l'autre. Aussitôt
qu'il a pénétré dans l'intérieur de ce viscère, le
Chirurgien en est averti par la sortie de l'urine
qui s'échappe sur la cannelure du trois-quarts.
Alors il retire le doigt du fondement, il quitte
le manche du trois-quarts qu'il tenait avec la
main droite, pour le prendre de la main gauche sans le déranger ; il tire le poinçon de sa
canule de quatre ou cinq lignes seulement, afin
que la pointe de cet instrument ne déborde pas
le bout de sa gaine ; il prend le couteau de la
main droite et en fait glisser la pointe le long de la
la cannelure du trois-quarts, jusqu'à ce qu'elle
soit arrêtée par le petit rebord qui est à l'extrémité de cette cannelure : la résistance qu'il sent
à la pointe du lithotome, et une plus grande
quantité d'urine qui s'écoule lui font connaître
avec certitude que cet instrument est suffisamment entré dans la vessie. Alors sa main droite
avec laquelle il tient le lithotome étant appuyée
fermement sur sa main gauche avec laquelle il
tient le manche du trois-quarts, il lève la pointe
du lithotome, et dans le même moment il abaisse
un peu le bout du trois-quarts pour faciliter
l'incision des membranes de la vessie ; il incline un peu le tranchant de l'instrument du
côté du raphé afin de donner à cette incision
une direction pareille à celle que doit avoir
l'incision de la peau. Lorsque l'extrémité du
lithotome paraît assez écartée de celle du trois-
quarts pour avoir fait à la vessie une ouverture
d'environ treize ou quatorze lignes, il rabat la

pointe du couteau dans la cannelure du trois-quarts, en la retirant d'environ un pouce ; ensuite il éloigne le manche du lithotome de celui du trois-quarts, et retire le premier de ces instrumens en coupant tout ce qui se présente à son tranchant ; et quand il est prêt à terminer la section, il en relève beaucoup le manche pour donner à la plaie extérieure toute l'étendue qu'il est nécessaire. Lorsque cette incision est achevée, le gorgeret est conduit dans la vessie le long de la cannelure du trois-quarts et le reste de l'opération s'achève comme dans les autres manières de tailler. La raison ne montre que des inconvéniens dans le procédé de Foubert, et l'expérience les a confirmés : aussi ce procédé qui suppose, néanmoins, beaucoup de génie dans celui qui l'a inventé, est-il tombé dans l'oubli immédiatement après la mort de Foubert ; et même de son vivant, ce célèbre Chirurgien n'avait trouvé presque aucun imitateur.

Du Procédé de Thomas.

Le procédé de Thomas, presque aussitôt oublié qu'inventé, ne diffère de celui de Foubert que parce qu'il s'exécute avec un instrument d'une forme particulière, et que l'incision des parties extérieures et celle de la vessie se font de haut en bas, au lieu que Foubert coupait ces parties de bas en haut.

L'instrument dont Thomas se servait est très-compliqué. Il est composé d'une tige droite longue de quatre pouces et demi, et montée sur un manche de même longueur : cette tige est terminée par une pointe fort aiguë, aplatie sur deux faces et tranchante en haut et en bas dans une étendue de quatre lignes. Elle est fendue comme celle du lithotome caché, et renferme comme elle une lame tranchante qui peut s'en écarter au moyen d'une bascule plus grande que celle du lithotome caché, courbée comme celle-ci et qui s'abaisse sur le manche. Ce manche ne tourne point sur son axe pour présenter à la bascule des facettes plus ou moins élevées ; mais la bascule est garnie dans sa partie concave d'une alonge qui se meut au moyen d'une crémaillère et qui la rend plus ou moins longue suivant l'étendue qu'on veut donner à l'incision. Enfin la tige est surmontée d'un petit gorgeret très-mince qui s'y adapte très-exactement, et qui s'en sépare très-facilement pour rester dans la vessie. Cet instrument, comme on voit, est un composé monstrueux de l'instrument de frère Côme et du trois-quarts de Foubert. Voici la manière de s'en servir.

Le malade étant situé et la vessie pleine comme pour le procédé de Foubert, le Chirurgien plonge l'instrument à la partie supérieure et latérale gauche du périnée, à un travers de doigt au-dessous de l'angle des os pubis, le plus près de la branche du pubis gauche qu'il est possible, et le fait pénétrer jusque dans la vessie. Sa direction doit être horizontale, mais il convient d'en détourner un peu le manche vers le côté droit du malade, pour que sa pointe s'éloigne de la prostate et qu'elle perce le corps de la vessie à un pouce au-dessus du col de ce viscère, à côté du ligament qui l'attache à l'os pubis gauche. Il juge que l'instrument est dans la vessie par la profondeur à laquelle il a pénétré, par le défaut de résistance, et surtout par la sortie de quelques gouttes d'urine qui s'échappent sur le côté. Alors le Chirurgien qui avait disposé la

9.   24

bascule de manière à donner à l'incision de la vessie une étendue relative aux dimensions connues de la pierre, abaisse cette bascule, et dirigeant le tranchant de la lame en bas et en dehors, il saisit avec le doigt de la main gauche le petit gorgeret, afin de le dégager et de l'empêcher de sortir de la vessie, et tirant le reste de l'instrument à soi dans une direction horizontale, il incise la vessie et les graisses du périnée. Mais lorsqu'il est prêt à finir la section, il abaisse beaucoup le manche de l'instrument pour éviter que ces graisses ne soient coupées trop profondément, pour agrandir la plaie des tégumens et la prolonger vers la partie inférieure du périnée. Cela fait, il tourne en haut la gouttière du petit gorgeret, et s'en sert pour conduire la tenette dans la vessie. Les dangers de ce procédé sont si évidens qu'il serait inutile d'en parler.

Du Procédé de Le Cat.

De tous les Chirurgiens Français qui se sont occupés spécialement de l'appareil latéral, Le Cat est un de ceux qui ont imaginé le plus grand nombre d'instrumens pour l'exécution de cette méthode. Formé à l'école de Morand pour la lithotomie et devenu ensuite Chirurgien en chef de l'Hôtel-Dieu de Rouen, Le Cat pratiqua d'abord l'opération de la taille suivant la méthode de Cheselden et avec son instrument. Mais cédant bientôt à l'impulsion de son génie inventif, et peut-être aussi au désir commun à presque tous les Chirurgiens qui pratiquent les grandes opérations, d'avoir des instrumens de son invention, il en imagina deux en 1733 : il nomma un de ces instrumens uréthrotome, parce qu'il sert à ouvrir l'urètre, et l'autre cystitome, parce qu'il est destiné à couper la prostate et le col de la vessie. Le premier, assez semblable au lithotome usité dans le grand appareil, en diffère en ce que la lame est moins large, plus épaisse à sa partie moyenne qui présente, d'un côté, une cannelure assez profonde qui règne dans toute sa longueur, et que cette lame est fixée sur son manche. Le second instrument de Le Cat ou le cystitome, se compose d'une lame très-épaisse dont le tranchant est convexe et le dos légèrement concave pour s'adapter à la courbure du cathéter. Cette lame qui est fixée sur son manche, porte, comme l'uréthrotome, sur une de ses faces, près du dos, une rainure qui s'étend jusqu'à la pointe et qui sert à conduire le gorgeret. En 1734, il élargit la lame de son cystitome ; mais il la rétrécit l'année suivante, parce qu'il reconnut des dangers à faire une trop grande incision au col de la vessie. Ce fut en 1737 qu'il donna à cet instrument la courbure dont il vient d'être parlé. Il corrigea aussi son uréthrotome, qu'il rendit plus alongé, afin qu'il coupât mieux.

Le malade situé, assujetti, tenu comme il est d'usage, et le cathéter introduit dans la vessie, Le Cat inclinait le manche de cet instrument vers l'aîne droite du malade et le donnait à tenir à un aide. Ensuite il pratiquait avec son uréthrotome une incision oblique aux tégumens, depuis un pouce au-dessus de l'anus, jusqu'au bas et en dedans de la tubérosité de l'ischion gauche, coupait l'urètre dans sa partie membraneuse et ramenait l'instrument à l'angle supérieur de la plaie ; puis tenant le manche de cet instrument avec la main gauche, il prenait le cystitome avec la droite, et en faisait

glisser la pointe dans la cannelure de l'uréthrotome qu'il retirait lorsque cette pointe était parvenue dans la cannelure du cathéter. Alors il
saisissait le manche du cathéter et la main de
l'aide chargé de le contenir ; il relevait cet instrument vers le pubis pour l'éloigner du rectum , et faisait glisser le cystitome dans sa cannelure jusque dans la vessie , où il était arrêté
par l'extrémité de cette cannelure. Il incisait
de cette manière la prostate et le col de la vessie , dans une étendue plus ou moins grande
suivant la largeur de son instrument, après quoi
il conduisait le gorgeret dans la vessie , à la
faveur de la cannelure pratiquée sur la lame
du cystitome qu'il retirait aussitôt , et il terminait l'opération comme dans les autres manières
de tailler.

Le Cat ne s'en tint point aux instrumens dont
il vient d'être parlé ; il en imagina un autre auquel il donna le nom de gorgeret-cystitome. Cet
instrument ressemble, en effet, à un gorgeret
ordinaire, excepté qu'il est moins large et plus
épais : il renferme dans son épaisseur une lame
tranchante qui peut en sortir et y rentrer par
un mécanisme fort simple, en faisant, quand
il est ouvert, un angle plus ou moins aigu avec
l'extrémité de cet instrument. Il avait deux sortes de gorgerets-cystitomes, l'un fait d'une seule
pièce et l'autre composé de deux pièces, ou brisé, et qui peut servir, en même temps, de lithotome, de conducteur et au besoin de dilatateur, en écartant l'une de l'autre les deux moitiés
qui sont tenues rapprochées au moyen d'un
ressort placé entre les deux branches de la poi-
gnée. Lorsque Le Cat se servait de son gorgeret-
cystitome, après avoir fait sortir la lame tran-

chante de cet instrument de la fente dans laquelle elle est logée, et l'avoir fixée par une vis de pression au degré d'écartement convenable, il incisait la peau et l'urètre avec l'uréthrotome, comme il a été dit plus haut, se servait de la cannelure de cet instrument pour conduire dans celle du cathéter l'extrémité du gorgeret-cystitome ; ensuite il faisait glisser cet instrument dans la cannelure du cathéter jusqu'à l'arrêt de cette cannelure, et coupait en entrant la prostate et le col de la vessie, dans une étendue proportionnée au degré d'écartement qu'il avait donné à la lame tranchante de l'instrument : après cela il faisait rentrer cette lame dans la fente destinée à la recevoir, l'y fixait au moyen de la vis de pression et se servait ensuite de cet instrument comme il aurait fait de tout autre gorgeret. Occupé sans cesse du perfectionnement de ses instrumens, Le Cat leur a fait subir diverses modifications ; mais comme ces instrumens sont tombés dans l'oubli, nous pensons qu'il serait inutile de parler de ces modifications.

Du Procédé de Pouteau.

Les instrumens dont Pouteau se servait consistent en un cathéter, dont le manche, moins long que celui des cathéters ordinaires, est terminé par un anneau, et une espèce de couteau fixé sur son manche et qui diffère peu de celui de Chéselden. Voici comment on se sert de ces instrumens.

On fait coucher le malade sur un plan incliné, et après avoir introduit le cathéter dans la vessie, on fait attacher le malade : on passe le petit doigt de la main gauche dans l'anneau qui est à l'extrémité du cathéter et on l'incline vers l'aîne droite : le reste de cette main est employé à soutenir les bourses et à tendre les tégumens du périnée. On prend ensuite le lithotome qu'on tient par le manche de la main droite, l'indicateur étendu sur le dos de l'instrument; on fait latéralement une incision qui coupe la peau et les graisses ; elle doit commencer obliquement vers la fin du périnée, deux ou trois lignes au-dessus de la marge de l'anus, entre cette partie et la tubérosité de l'ischion gauche. Pour lors, on quitte le lithotome et on porte le doigt indicateur dans la plaie pour reconnaître si le cathéter est placé directement vis-à-vis cette incision ; on reprend le lithotome sur le dos duquel on place le doigt indicateur, de façon que son extrémité dépasse la pointe de l'instrument pour sentir la saillie du cathéter : on retire le doigt sur le dos du lithotome, afin d'en pousser la pointe dans la cannelure du cathéter ; ensuite on élève la main et le manche du lithotome pour enfoncer la lame et la faire glisser le long de cette cannelure pour couper les parties intérieures. Cette seconde incision commence au bulbe de l'urètre, divise la partie membraneuse de ce canal, la plus grande partie de l'épaisseur de la prostate, et s'étend le plus souvent jusqu'au col de la vessie exclusivement. L'introduction de la languette du gorgeret dans la cannelure du cathéter se fait comme celle de la pointe du lithotome. Pour l'introduction des tenettes, qui ne doit se faire qu'après avoir retiré le cathéter de la vessie, Pouteau recommande, avec raison, de l'exécuter avec lenteur, ainsi que l'extraction de la pierre qui demande peu d'efforts, beaucoup de temps et de patience. Pouteau nous apprend qu'il a pratiqué la taille si heureusement par ce procédé, que sur plus de cent vingt malades qu'il a opérés, il n'en est mort que trois des suites de l'opération. Cependant le procédé de Pouteau n'a guère été adopté que par les Chirurgiens qui lui ont succédé dans la place de Chirurgien en chef de l'Hôtel-Dieu de Lyon.

Le procédé que nous venons de décrire n'est pas le seul que Pouteau ait imaginé. En 1765, cinq ans après la publication de ses Mélanges de chirurgie, il en annonça un autre dans un ouvrage qui a pour titre : *Taille au niveau*. Son but dans ce procédé était de faire l'incision de la prostate avec toute la précision possible, en employant des lithotomes ou lames tranchantes, de largeur différente, et semblables en quelque sorte au lithotome en rondache de Le Dran. Ces lames étaient conduites le long d'une sonde cannelée droite, garnie d'une languette semblable à celle du gorgeret, à l'une de ses extremités, et à l'autre de deux jumelles entre lesquelles le lithotome devait être introduit. Cette extrémité était en outre surmontée d'une pièce à laquelle on adaptait un niveau d'eau qui indiquait la position qu'on devait donner à la sonde pour que sa cannelure regardât obliquement en dehors et en bas, et que la direction de l'incision intérieure fût constamment la même. Il paraît que ces instrumens lui ont paru trop compliqués et d'un usage trop difficile, et qu'il s'en est peu servi, puisqu'il n'en est point question dans ses œuvres posthumes qui ont été publiées en 1783.

Du Procédé de Haukins.

Haukins, Chirurgien Anglais, pratiquait la taille latérale avec un gorgeret dont le bord droit est tranchant. Cet instrument sert à faire l'incision intérieure et à conduire la tenette dans la vessie. La languette qui termine son extrémité est plus alongée et plus grêle que celle du gorgeret ordinaire. Son manche est incliné sur la convexité de la gouttière, et forme avec elle un angle de quinze degrés. Sa plus grande largeur est d'un pouce vers sa base : les deux bords sont légèrement arrondis vers le sommet, pour rejoindre la languette qui se continue un peu sur la face concave. Il y a des gorgerets de diverses dimensions pour les sujets de différens âges. La manière de s'en servir est celle-ci.

Le malade situé, assujetti et contenu comme dans les autres manières de tailler, le cathéter introduit dans la vessie et tenu par un aide, la peau du périnée incisée avec un bistouri ordinaire, la partie membraneuse de l'urètre ouverte dans une étendue de cinq à six lignes, le Chirurgien prend le gorgeret de la main droite, et en porte le bec dans la cannelure du cathéter; il tient le manche du cathéter avec la main gauche et le place de manière qu'il ne penche ni à droite, ni à gauche; il le ramène à lui en pesant sur le rectum pour que le gorgeret pénètre dans la partie la plus large de l'angle des os pubis, et fait glisser ce dernier instrument jusqu'à l'extrémité du cathéter, et par conséquent jusque dans la vessie; en entrant, le gorgeret coupe latéralement la partie membraneuse de l'urètre, la prostate et le col de la vessie, dans une étendue proportionnée à la largeur de l'instrument, et suivant une ligne courbe dont la concavité est tournée en haut. Ensuite le Chirurgien retire le cathéter, prend le manche du gorgeret avec la main gauche, et se sert de cet instrument pour conduire les tenettes dans la vessie. Il le retire dans la direction suivant laquelle il avait été introduit, et en appuyant un peu du côté droit, de peur de blesser les parties dans lesquelles il est engagé, et il termine l'opération comme à l'ordinaire.

Dans la vue de perfectionner le gorgeret d'Haukins, on lui a fait subir, tant en France qu'en Angleterre, différens changemens qui l'ont rendu, pour ainsi dire, méconnaissable. Par ces changemens, dans le détail desquels nous n'entrerons point, on l'a converti en une simple lame tranchante qu'il est difficile de diriger convenablement pour ne pas intéresser les vaisseaux honteux, ou l'intestin rectum. Au reste, soit qu'on se serve du véritable gorgeret d'Haukins, ou de ce gorgeret modifié et en quelque sorte dénaturé, comme cet instrument coupe en entrant, et en poussant devant lui les parties qui doivent être divisées, il est rare qu'il fasse une incision assez grande à la prostate et au col de la vessie, pour qu'on puisse ôter la pierre sans beaucoup de difficulté, pour peu qu'elle soit volumineuse. Mais cet inconvénient lui est commun avec tous les instrumens qui coupent en entrant, et qui forment avec le cathéter un angle plus ou moins grand, dont le sommet correspond à la vessie.

Du Procédé de Frère Côme.

Après avoir essayé les procédés opératoires de la taille latérale les plus accrédités, j'ai enfin reconnu que celui de frère Côme satisfait plus parfaitement que les autres aux vues qu'on doit avoir dans cette opération : je l'ai adopté dans ma pratique, et je n'ai point encore eu lieu de me repentir de cette préférence. Ce procédé con-

siste à couper le col de la vessie et la prostate
de dedans en dehors avec un instrument particulier auquel on a donné le nom de lithotome
caché. Frère Côme convient que l'idée de cet
instrument lui a été fournie par le bistouri herniaire que l'on dit avoir été imaginé par Biénaise,
et qu'il n'a fait qu'approprier ce bistouri à l'opération de la taille.

Le lithotome caché a neuf pouces et demi de
longueur. Il est composé d'une tige, d'une lame
et d'un manche. La tige est légèrement courbée,
de la grosseur d'un tuyau de plume à écrire, un
peu aplatie sur les côtés et longue de quatre
pouces et demi ; elle est fendue d'outre en outre,
de sa convexité à sa concavité, de la largeur d'une
ligne, et forme une gaine dans laquelle la lame
est renfermée : elle est terminée à son extrémité
par une languette aplatie, longue de trois lignes.
Sur la racine des côtés de la gaine, devant la terminaison de la fente, s'élèvent deux mentonnets
arrondis, hauts et larges d'environ quatre à cinq
lignes, percés d'un trou à leur centre, dont celui
de la gauche est taraudé pour recevoir une vis
qui doit servir d'axe à la lame. Depuis l'endroit
où finit la fente qui renferme la lame, jusqu'au
manche, la tige augmente de grosseur, dans
l'étendue d'environ deux pouces jusqu'à sa base
qui a un pouce et demi de circonférence. Cette
base est coupée perpendiculairement à son axe :
du milieu de cette base, part une broche arrondie
de la longueur de deux pouces et demi, qui passe
dans toute la longueur du manche sur lequel
elle est rivée par un écrou qui lui laisse la faculté
de tourner sur son axe.

La lame de cet instrument est moins longue
de quatre lignes que la partie de la tige dans

laquelle elle est logée, et a la même courbure qu'elle : son tranchant règne sur le bord convexe; son dos est un peu évidé des deux côtés, ce qui forme une arète qui doit dépasser un peu les bords de la gaine; mais son tranchant ne doit pas les excéder. A l'endroit des mentonnets de la tige, la lame forme un coude aplati, arrondi par devant, perce d'un trou à son milieu, répondant à ceux des mentonnets, pour y fixer la lame avec une vis ronde qui lui sert d'axe pour se balancer à volonté lorsqu'on la fait agir. De la partie inférieure du coude aplati de la lame, part une queue longue de quatre pouces, dont la largeur va en augmentant insensiblement jusqu'à son extrémité qui se termine en forme de spatule large de cinq à six lignes à son centre. Cette partie de la queue est courbée vers le manche sur lequel son extrémité appuye lorsque l'instrument est ouvert. La lame est retenue dans sa gaine par un ressort de la longueur d'un pouce et demi, fixé par une vis à l'extrémité de la base de la tige, et s'élevant par une courbure sous la queue de la lame, où son extrémité, un peu recourbée, se loge dans une coulisse.

Le manche du lithotome caché, qui a deux pouces et demi de longueur, est de bois dur ou d'ivoire : il est taillé à six pans inégaux, de manière que chaque surface est à une distance inégale de l'axe de l'instrument : son volume est tel qu'après la taille, son gros bout conserve quatre pouces de circonférence. Sur ses pans sont gravés les chiffres, 5, 7, 9, 11, 13 et 15. Le chiffre 5 est gravé sur le pan le plus élevé, et le chiffre 15 sur celui qui est placé dans la longueur du reste du manche, qui se termine également par six pans inclinés, de manière qu'il n'a plus à son

petit bout qu’environ deux pouces de circonférence. Ce bout est garni d’une virole en fer dont
une partie est taillée à pans qui correspondent à
ceux du manche; et l’autre, qui est un peu moins
grosse et arrondie, présente six crans ou hoches
d’une ligne de profondeur et autant de largeur,
et qui correspondent aux pans de la virole et à
ceux du manche. Une bascule, longue d’environ
quinze lignes, logée dans une rainure creusée
dans la partie gauche de l’endroit le plus gros
de la tige, entrant dans les crans de la virole,
fixe les pans du manche qu’on juge à propos vis-
à-vis l’extrémité de la queue de la lame, de manière qu’on peut à volonté faire sortir la lame
tranchante de sa gaine, de 5, de 7, de 9, de 11,
de 13 ou de 15 degrés, suivant l’étendue de l’incision que l’on veut faire au col de la vessie. Nous
exposerons la manière de se servir de cet instrument après avoir parlé des choses que l’on doit
prévoir pour bien exécuter l’opération et pour
en assurer le succès.

Le malade étant préparé conformément aux
règles générales que nous avons indiquées précédemment ; le jour et l’heure de l’opération
étant fixés, on détermine le local où l’opération sera pratiquée et celui où le malade restera
après l’opération; on prépare la table sur laquelle
il sera taillé, et le lit dans lequel il doit coucher,
on fait choix des aides, on prépare l’appareil.

Les apprêts nécessaires pour l’opération de la
taille ont quelque chose de si effrayant, qu’on
doit, autant qu’il est possible, en dérober la vue
au malade ; ainsi, lorsque l’opération doit être
faite dans une autre chambre que celle que le
malade occupe, et qu’il doit continuer d’occu-
per, la veille de l’opération, on prépare dans

cette chambre une table solide, de la hauteur et de la largeur d'environ trois pieds, et longue de quatre ou cinq. Si l'on ne trouve point dans la maison une table convenable, on peut se servir d'une commode ou de tout autre meuble semblable. On couvre la table ou la commode d'un matelas qu'on a soin de fixer avec une corde, afin qu'il ne puisse glisser et se déplacer. Ce matelas ne doit point dépasser le bord de la table sur lequel le malade doit être placé ; de l'autre côté, on replie le matelas en dessous, afin que la tête du malade soit un peu élevée, et si cela ne suffit point, on place sous la tête un ou deux oreillers. On couvre le matelas d'un drap plié en plusieurs doubles, et on le dispose de manière qu'il pende en devant jusqu'à un pied environ du parquet. Si l'opération doit être pratiquée dans la chambre que le malade occupe et dans laquelle il doit rester, on dispose la table avant l'opération, et pendant ce temps, on fait passer le malade dans une chambre voisine, où un aide lui rase exactement le périnée, s'il n'a pas été rasé la veille.

En même-temps, on dispose le lit dans lequel le malade doit être placé après l'opération. Ce lit ne doit pas avoir plus de trois pieds de largeur. On le garnit d'un sommier de crin et de plusieurs matelas. On place sur le dernier matelas une pièce de taffetas gommé ou de toile imperméable, pour le garantir de l'urine, un coussin de balle d'avoine sur le taffetas, ensuite le premier drap sur lequel on pose une alèze ; enfin, le second drap et la couverture que l'on replie vers les pieds du lit.

Cinq aides au moins sont nécessaires pour l'opération de la taille : deux seront chargés de

maintenir les cuisses et les jambes du malade ;
le troisième fixera ses épaules ; le quatrième,
qui devra être le plus instruit et le plus intelligent, sera chargé de tenir le cathéter et de relever les bourses ; et le cinquième de présenter
les instrumens à l'opérateur. Chez les enfans,
qu'il est beaucoup plus difficile de maintenir
que les adultes, un autre aide fixera le bassin,
en plaçant ses mains sur les crètes des os des
îles.

L'appareil nécessaire pour pratiquer l'opération de la taille se compose des objets suivans :
1.° deux lacs pour attacher le malade ; ces lacs,
larges de deux ou trois travers de doigt et longs
de trois aunes, seront de fil, de laine ou de
lisière de drap. On peut aussi se servir des lacs
de Ledran, dont nous avons parlé : 2.° un cathéter le plus gros possible suivant l'âge du malade : les gros cathéters pénétrent plus facilement
dans la vessie que ceux qui sont minces, leur
cannelure étant large et profonde, on la rencontre plus aisément et le lithotome y glisse plus
sûrement et avec plus de facilité ; il faut avoir
aussi la sonde d'argent avec laquelle on a reconnu
la présence de la pierre : 3.° deux bistouris, l'un
convexe et l'autre droit : 4.° un lithotome caché : 5.° un gorgeret ordinaire et l'instrument
appelé *bouton* : 6.° des tenettes droites de différentes grandeurs et une tenette courbe : 7.° Une
seringue ordinaire, garnie d'un tube long de
six à sept pouces et terminé par une olive percée en arrosoir ; 8.° plusieurs canules de gomme
élastique ou d'argent, entourées de linge ou
d'agaric fixé avec un fil ; une pince à dissection,
des fils cirés de diverses grosseurs ; un gros bourdonnet sur lequel on noue le milieu d'un fil ciré

très-fort, long d'un pied et demi ; d'autres bourdonnets moins gros, liés aussi ; de la charpie, deux ou trois compresses pliées en plusieurs doubles et fendues jusqu'à leur partie moyenne ; un bandage en T double, et un morceau de flanelle en double ou de molleton simple, assez grand pour couvrir le ventre du malade. Il faut aussi avoir plusieurs vases dont l'un contiendra de l'huile pour graisser les instrumens avant de les introduire dans la vessie, un autre de l'eau chaude ; un troisième sera rempli d'une décoction de racine de guimauve et de graine de lin, et un quatrième, large et évasé, dans lequel on mettra de la cendre ou du sable et qui sera placé au pied de la table pour recevoir le sang et l'urine; enfin, un rouleau pour placer sous les jarrets du malade lorsqu'il sera dans son lit. Il convient aussi de faire préparer d'avance une potion anti-spasmodique, et une boisson tempérante et adoucissante, telle que du petit-lait clarifié, du bouillon de poulet, de l'eau de veau, ou une légère décoction de graine de lin nitrée et émulsionnée.

Tout étant disposé, le malade est placé sur la table et couché à la renverse, de manière que le tronc soit dans une direction horizontale et la tête un peu élevée. Deux aides soutiennent les cuisses et les jambes du malade, et le Chirurgien placé à sa gauche introduit le cathéter dans la vessie après l'avoir trempé dans l'huile. Il s'assure de nouveau avec cet instrument de la présence de la pierre ; s'il ne la trouve point avec le cathéter, il retire cet instrument et lui substitue l'algalie d'argent avec laquelle il a reconnu ou cru reconnaître précédemment l'existence de la pierre ; mais s'il ne la rencontre d'aucune façon, il doit s'en tenir là et remettre l'opération à un autre moment. Beaucoup de Chirurgiens n'introduisent le cathéter qu'après avoir lié le malade; mais comme dans la position respective où se trouvent alors le malade et le Chirurgien, le cathétérisme est plus difficile, je pense, avec Pouteau, qu'il vaut mieux introduire le cathéter avant de lier le malade qu'après l'avoir lié. Il m'est arrivé quelquefois d'être obligé de délier le bras et la jambe gauches pour introduire le cathéter dans la vessie, n'ayant pu l'y faire pénétrer quand ces parties étaient attachées.

Lorsque le cathéter est dans la vessie, on le fait tenir par un aide pour qu'il n'en sorte pas pendant qu'on lie le malade, ce qui se fait de la manière suivante : on plie chaque lacs en deux et on fait un nœud coulant dans son milieu ; on passe la main du malade dans ce nœud, de manière que le nœud soit placé au côté externe du poignet. On fléchit la cuisse du malade à angle droit sur le bassin, et la jambe à angle aigu, de sorte que le mollet touche la partie postérieure de la cuisse. On étend ses bras le long du corps et l'on approche sa main de son pied qu'elle embrasse de façon que les quatre derniers doigts s'appliquent sur la plante du pied, et le pouce sur le dos. On saisit un des chefs du lacs, après avoir serré le nœud coulant, et on le fait passer de dehors en dedans sur le pouce et le dos du pied ; on le ramène de dedans en dehors en le faisant passer sur le tendon d'achille : ensuite on le porte de dehors en dedans sur le cou-de-pied, puis sur le côté interne de la jambe au-dessus de la malléole, sur le tendon d'achille, sur le côté externe de la jambe et le poignet ; ensuite on le dirige de dehors en dedans sur le pied, et l'on continue à l'employer de la même manière, jusqu'à ce qu'il n'en reste plus qu'environ huit ou dix pouces. On applique l'autre chef du lacs de la même manière, mais en sens inverse ; ensuite on noue ensemble les extrémités du lacs, d'abord par un nœud, puis par un nœud à rosette. Le lacs ainsi disposé forme un 8 de chiffre qui embrasse, d'une part, le pied et la main, et de l'autre, la partie inférieure de la jambe et le poignet, et qui assujettit fortement ces parties ensemble. Cependant, le lien pouvant se relâcher dans les efforts que le malade fait ordinairement pendant l'opération, surtout lorsqu'elle dure long-temps, il faut le serrer avec force. Comme il est impossible d'épargner au malade l'horreur de se voir ainsi garotter, il est bon, pour en prévenir les effets, de lui annoncer d'avance qu'on sera obligé de l'attacher, afin qu'il puisse rester dans la position gênante où il devra être placé et qu'il lui devienne impossible de faire aucun mouvement capable de nuire à l'exécution de l'opération. Et pour que l'application des lacs ne dure que le moins possible, pendant que le Chirurgien en applique un, un aide intelligent applique l'autre.

Lorsque le malade est lié, les deux aides qui doivent maintenir les cuisses et les jambes, appliquent l'avant-bras qui correspond à la tête du malade sur la partie interne du genou, et sur la partie supérieure et antérieure de la jambe, l'autre main sur le coude-pied. S'ils plaçaient cette main sur la plante du pied, comme le font quelquefois les personnes qui n'ont pas l'habitude de remplir cette fonction, le malade, dans les mouvemens involontaires qu'il fait presque toujours, y trouverait un point d'appui pour soulever le bassin. L'aide qui doit tenir le cathéter se placera au côté gauche du malade, près de celui qui maintient la cuisse et la jambe. Le quatrième aide sera derrière la tête du malade, et posera ses mains sur ses épaules pour empêcher qu'il ne recule : enfin celui qui doit présenter les instrumens, se tiendra à la droite du Chirurgien.

Les aides étant ainsi disposés, l'opérateur, debout entre les cuisses du malade et un peu du côté gauche, place le cathéter dans une direction perpendiculaire à l'axe du corps, en incline la plaque vers l'aine droite du malade et le donne à tenir à l'aide, en lui recommandant de ne point changer la situation, ni la direction de l'instrument. Si le scrotum est peu volumineux, il le relève avec le bord cubital de la main gauche, placée dans une forte pronation, et il tend la peau du périnée transversalement avec le pouce et le doigt indicateur ; mais si les bourses sont volumineuses et pendantes, l'aide qui tient le cathéter les relève avec sa main gauche, évitant de comprimer les testicules et de tendre de bas en haut la peau du périnée. Le Chirurgien prend le bistouri convexe de la main droite, et le tient comme pour couper de dehors en dedans ; il fait une incision à la peau et au tissu cellulaire graisseux, du côté gauche du périnée, depuis le raphé, à un pouce environ au-dessus de l'anus, jusqu'à la partie moyenne d'une ligne droite qui s'étendrait de l'anus au sommet de la tubérosité de l'ischion. L'étendue de cette incision sera relative à l'âge et à la grandeur du malade : il vaut mieux qu'elle soit trop grande que trop petite. On recommande en général de faire cette incision à une égale distance du raphé et de la branche de l'ischion ; je pense cependant qu'il vaut mieux la faire un peu plus près du premier que de la seconde ; c'est le moyen d'éviter la branche inférieure de l'artère honteuse interne. Toutefois, en cherchant à éviter cette artère, il faut prendre garde d'intéresser l'intestin rectum, ce qui pourrait arriver si on portait l'incision trop en dedans, surtout chez les sujets dont la partie inférieure de cet intestin est très-évasée, ou si on commençait l'incision aussi bas que le recommande Pouteau. Pour peu que le sujet ait d'embonpoint, il est rare que cette première incision ait assez de profondeur ; on la rend plus profonde en coupant peu-à-peu le tissu cellulaire graisseux.

Lorsque cette incision est faite, le Chirurgien porte le doigt indicateur de la main gauche dans son fond, pour reconnaître la situation du cathéter, et juger de l'épaisseur des parties qui le recouvrent, et s'il s'aperçoit qu'elle est encore trop grande, il augmente la profondeur de l'incision. Si le cathéter est dérangé, il le remet dans la position où il doit être : il dispose ensuite le doigt de manière que son bord radial soit en bas et son bord cubital en haut, et que le bord gauche de la cannelure du cathéter soit logé dans l'enfoncement qui sépare l'ongle de la pulpe du doigt. Alors il prend le bistouri droit, et le tenant comme une plume à écrire, il le conduit à plat sur l'ongle de l'indicateur, et en fait pénétrer la pointe dans la cannelure du cathéter au travers des parois de l'urètre. Lorsqu'elle y est parvenue, ce que l'opérateur reconnaît au contact immédiat des deux instrumens , il change la disposition du doigt indicateur, dont il porte la pulpe sur le dos du bistouri ; il presse légèrement sur cet instrument pendant qu'il le pousse avec la main droite en élevant un peu le manche pour faire glisser la pointe dans la cannelure du cathéter; ensuite il baisse le manche du bistouri pour faire décrire à cet instrument un arc de cercle autour de sa pointe qui reste immobile, et couper toute la partie de l'urètre qui couvre cette pointe. L'incision de l'urètre doit avoir huit à dix lignes de longueur et n'intéresser que sa portion membraneuse ; l'incision du bulbe est absolument inutile, et peut avoir des inconvéniens à cause du grand nombre de vaisseaux qui se distribuent à cette partie. Toutefois il est presque impossible de l'éviter entièrement dans les personnes très-grasses ; mais il faut faire ensorte de n'y toucher que le moins possible.

Quand l'urètre est incisé dans une étendue suffisante , et que l'opérateur sent à nu le cathéter avec le doigt, il dispose ce doigt à l'égard de cet instrument comme il l'était d'abord, c'est-à-dire , de manière que le bord gauche de la cannelure du cathéter soit entre la pulpe et l'ongle du doigt. Il prend le lithotome caché avec la main droite et le tient par le manche, les quatre derniers doigts placés en dessous , le pouce en dessus et le doigt indicateur alongé sur la tige de l'instrument. Il fait glisser la languette sur l'ongle du doigt indicateur jusque dans la cannelure du cathéter : il juge qu'elle y est parvenue par le contact immédiat des deux instrumens , par leur résistance mutuelle , et en frottant légèrement le lithotome contre la cannelure du cathéter. Alors il prend avec la main gauche la plaque du cathéter que l'aide abandonne, et il élève cet instrument sous l'arcade des pubis, pendant qu'il pousse l'extrémité du lithotome de bas en haut pour en tenir toujours la languette appliquée contre la cannelure du cathéter. Ce mouvement simultané des deux instrumens de bas en haut, est de la plus grande importance : par ce moyen il reste entre la convexité du cathéter et la paroi inférieure de l'urètre, un espace qui permet au lithotome d'entrer facilement dans ce canal ; mais l'introduction facile du lithotome dans l'urètre n'est pas le seul avantage du mouvement par lequel on porte le cathéter contre l'arcade des pubis : si l'on tenait la convexité de cet Instrument appliquée contre la paroi inférieure de l'urètre, le lithotome serait arrêté par l'angle inférieur de l'incision de ce canal, et on ne pourrait le faire pénétrer plus avant sans causer un déchirement douloureux ; ou, ce qui serait beaucoup plus fâcheux encore, le lithotome pourrait abandonner le cathéter, et, si on le poussait avec force, pénétrer dans le tissu cellulaire entre la vessie et le rectum. Lorsque les deux instrumens sont placés comme il vient d'être dit, le Chirurgien s'assure encore que la languette du lithotome est logée dans la cannelure du cathéter, en la frottant légèrement contre cette cannelure. Alors il amène un peu à lui la plaque du cathéter, et en même temps il pousse le lithotome et le fait glisser dans la cannelure du cathéter jusqu'à son extrémité où il est arrêté par le cul-de-sac de cette cannelure. Il dégage le lithotome du cathéter, et il retire ce dernier instrument de la vessie. La facilité avec

laquelle il fait mouvoir le lithotome et le contact de cet instrument avec la pierre, sont des
preuves certaines qu'il est arrivé dans la vessie.
Avant de passer outre, le Chirurgien cherche à
s'assurer encore autant que possible, du volume
de la pierre avec la tige du litothome, et il juge s'il
ne s'est pas trompé sur ce volume et sur le degré
d'ouverture qu'il a donné à l'instrument. Il ne
reste plus qu'à inciser la prostate et le col de la
vessie, en retirant le lithotome, ce qui s'exécute
de la manière suivante. Le Chirurgien porte la
tige de l'instrument sous la voûte des pubis et
l'appuie contre le pubis gauche ; comme il est essentiel que cette tige dépasse le col de la vessie
d'environ un pouce, il l'enfonce plus ou moins
avant. suivant l'âge et l'embonpoint du malade :
il saisit la partie de l'instrument où la lame se
joint à la tige, avec le pouce et l'indicateur de la
main gauche, pour le tenir fixe contre la voûte
du pubis, et il fait exécuter au lithotome un
léger mouvement de rotation sur son axe, qui
donne au tranchant de la lame la même direction que l'incision extérieure : ensuite il applique les quatre derniers doigts de la main droite
sur la queue de la lame, et la presse assez fort
pour en appliquer l'extrémité contre le pan du
manche qui lui aura été opposé ; après quoi il
retire à soi l'instrument ouvert dans une direction parfaitement horizontale, jusqu'à ce qu'il
juge à la longueur dont il est sorti de la plaie,
et au défaut de résistance que la prostate et le
col de la vessie sont coupés : il achève de le tirer
en baissant le poignet, crainte de donner trop
de profondeur à l'incision des graisses qui avoisinent le rectum.

Le grand art de conduire le lithotome caché en le retirant de la vessie, consiste à lui donner une direction parfaitement horizontale, et à diriger le tranchant de la lame dans le sens de l'incision extérieure. Si on élevait le manche de l'instrument, l'extrémité de la lame pourrait blesser le bas-fond de la vessie; si on l'abaissait, l'incision de la prostate et du col de la vessie n'aurait pas une étendue proportionnée au degré d'ouverture de la lame; si on dirigeait le tranchant de cette lame trop en dehors, on ouvrirait la branche inférieure et peut-être même la branche profonde de l'artère honteuse interne; enfin, si on tournait le tranchant en bas, on entamerait l'intestin rectum. Il est beaucoup plus difficile de donner et de conserver au tranchant de la lame pendant qu'on retire le lithotome de la vessie une position semblable à celle de l'incision extérieure, que de conserver à l'instrument la direction horizontale dans laquelle on l'a placé sous l'arcade des os pubis ; aussi tombe-t-on plus souvent dans les deux inconvéniens dont nous venons de parler que dans les deux premiers. Pour les éviter, je me sers du lithotome caché de la manière suivante; dans les adultes et les vieillards, je n'ouvre jamais la lame de l'instrument au-delà du n.° 11, quelque volumineuse que me paraisse la pierre, et le plus ordinairement, je ne l'ouvre qu'au n.° 9. Je préfère d'agrandir l'ouverture lorsque je me suis trompé dans l'appréciation du volume du calcul, que de pratiquer d'abord une grande incision dans laquelle je pourrais compromettre des parties qu'il est essentiel de ménager. Au lieu de porter la tige du lithotome contre l'arcade des os pubis, je l'applique contre la partie inférieure du col de la vessie pour la rapprocher du point le plus large de cette arcade : j'appuie la partie concave de cette tige contre la branche du pubis droit, de manière que le tranchant de la lame se trouve tourné presque en dehors ; je fais sortir cette lame de sa gaîne en pressant sur sa queue, et je retire l'instrument dans cette direction ; mais lorsque je juge, par la longueur dont l'instrument est sorti de la plaie et par le défaut de résistance, que la prostate et le col de la vessie sont coupés, je cesse de presser sur la queue de la lame, afin que celle-ci rentre dans sa gaîne, et je retire l'instrument fermé. Cette précaution est d'autant plus nécessaire que si on laissait l'instrument ouvert, on couperait infailliblement les deux branches de l'artère honteuse interne. Depuis plus de dix ans, je me sers du lithotome caché de cette manière ; et il ne m'est jamais arrivé d'ouvrir une artère qui ait donné lieu à une hémorragie un peu considérable, pendant que cet accident est très-fréquent dans la manière ordinaire de se servir de cet instrument. Par la direction que je donne au tranchant de la lame, il est impossible d'intéresser l'intestin rectum ; accident très-grave qui laisse presque toujours une fistule urinaire et stercorale incurable, et qui a lieu plus souvent avec le lithotome caché, employé comme on le fait ordinairement, qu'avec les autres instrumens dont on se sert pour inciser la prostate et le col de la vessie. Dans notre manière d'employer le lithotome caché, l'incision intérieure est presque transversale, et forme un angle très-obtus avec l'incision extérieure ; mais cet angle s'efface aisément par la pression exercée avec le doigt, et n'oppose aucun obstacle à l'introduction de la tenette et à l'extraction de la pierre.

Le lithotome caché est sans contredit un des instrumens les plus ingénineux de la chirurgie. La perfection de la taille latérale, consistant dans l'incision de la glande prostate et dans celle du bourrelet que la base de cette glande forme sur le col de la vessie, pour ouvrir une voie aisée à la sortie de la pierre, on fera cette incision plus sûrement et plus facilement avec le lithotome caché qu'avec la plupart des autres instrumens qui ont été imaginés pour exécuter cette opération. Pour se convaincre de cette vérité, il suffit de considérer que la lame du lithotome, lorsqu'elle est sortie de sa gaîne, formant avec la tige un triangle dont la base est dans la vessie, en sortant de ce viscère, elle doit couper nécessairement et d'une manière fort nette les parties qui se présentent à son tranchant dans une étendue proportionnée à son degré d'ouverture; tandis que les autres instrumens formant avec le cathéter un triangle dont le sommet correspond à la vessie, coupent en entrant et en poussant devant eux, et n'atteignent pas toujours la base de la prostate qui oppose le plus grand obstacle à l'extraction de la pierre, ensorte que cette extraction ne peut être faite sans causer du délâbrement.

On a reproché au lithotome caché d'exposer plus que les autres instrumens dont on se sert pour la taille latérale, à blesser le bas-fond et la paroi postérieure de la vessie, à intéresser l'intestin rectum, à couper l'artère transverse du périnée et les branches de la honteuse interne : mais avec un peu de réflexion, il est facile de voir que ces reproches tombent moins sur l'ins-

trument lui-même que sur la mal-adresse de l'o-
pérateur. Quand cet instrument sera conduit
par une main habile, il n'aura aucun inconvénient qui ne puisse être reproché aux autres
instrumens destinés à la taille latérale. Au reste,
quels que soient les instrumens avec lesquels les
jeunes Chirurgiens se proposent de pratiquer
cette opération, avant de s'en servir sur le vivant, ils devront s'exercer long-temps sur le cadavre. C'est par cet exercice qu'ils acquerront
l'habilité nécessaire pour diriger les instrumens
de manière à couper avec précision et régula-
rité les parties qui doivent l'être, et à ménager
celles dont la lésion pourrait donner lieu à des
accidens graves.

Extraction de la Pierre.

Quel que soit le procédé dont on a fait choix
pour exécuter la taille latérale, aussitôt que la
prostate et le col de la vessie sont· incisés, on
doit procéder à l'extraction de la pierre. L'instrument, en forme de pince, dont on se sert
pour faire cette extraction, est appelé *tenette*. Il
y a deux sortes de tenettes : les anciennes, dont
les branches légèrement concaves du côté par lequel elles se regardent, très-fortes et presque
rondes, se croisent à la manière des branches
des ciseaux ou des pinces à pansement, dans
l'endroit où elles sont unies ensemble par le
moyen d'un clou sur lequel elles se meuvent ;
les tenettes nouvelles dont frère Côme a· pris
l'idée dans Franco, et dont les branches, au
lieu de se croiser à l'endroit où elles sont jointes ensemble, se croisent à leurs extrémités,
près des anneaux, ce qui leur a fait donner le
nom de tenettes croisées.

La grandeur de tenettes croisées varie depuis dix à onze pouces de longueur, jusqu'à six pouces et demi. La longueur totale des tenettes est partagée entre les mords ou cuillers et les branches, de manière que dans une tenette longue de dix à onze pouces, les cuillers ont environ trois pouces de long, et les branches environ huit pouces. La largeur des cuillers augmente insensiblement depuis les branches jusqu'à environ neuf lignes de leur extrémité, où elles ont environ dix lignes de largeur; ensuite elle diminue un peu jusqu'à cette extrémité qui est arrondie. La face externe des cuillers est arrondie et très-lisse, ainsi que les bords; leur face interne est concave, et garnie d'aspérités dans le quart environ de leur longueur, du côté de leur extrémité. Quand la tenette est fermée, les bouts des cuillers doivent laisser entre eux un intervalle d'environ deux lignes : cette disposition est nécessaire pour empêcher la vessie d'être pincée lorsqu'on ferme la tenette sans avoir saisi la pierre.

Les branches des tenettes croisées sont plates du côté par lequel elles se touchent, et légèrement arrondies du côté opposé : leur largeur qui est de quatre lignes près des anneaux, augmente un peu jusqu'à l'endroit où elles sont jointes ensemble par un clou. Leur épaisseur est d'environ deux lignes; elles sont droites jusqu'à dix ou douze lignes des anneaux, où elles se courbent dans le sens de leur largeur, du côté qui correspond à la face concave de la cuiller, de manière que lorsque la tenette est fermée, la concavité d'une branche regarde celle de l'autre ; les deux branches sont appliquées l'une sur l'autre du côté des cuillers dans l'étendue d'environ deux pouces , ensuite elles laissent entre elles un écartement qui augmente jusqu'aux anneaux où elles s'appliquent de nouveau l'une sur l'autre en se croisant. La grandeur des anneaux qui les terminent doit être proportionnée à celle de la tenette. Outre les tenettes droites dont nous venons de parler , il faut en avoir de différentes grandeurs, dont les cuillers soient courbées dans le sens de leur largeur. Ces tenettes courbes sont destinées à saisir la pierre dans le bas-fond de la vessie.

Dans le procédè de frère Côme , aussitôt que le lithotome est retiré de la vessie , on porte le doigt indicateur de la main gauche dans la plaie pour en connaître l'étendue , et pour la dilater lentement lorsqu'on juge qu'elle n'est pas assez grande. Chez les jeunes sujets , et même chez les adultes qui ont peu d'embonpoint et la prostate peu volumineuse , ce doigt peut faire connaître la situation et le volume du calcul et servir de conducteur à la tenette. Mais chez les hommes gras , et dont la prostate est très-volumineuse , il vaut mieux se servir du gorgeret pour conduire la tenette , crainte de se fourvoyer avec ce dernier instrument et de l'enfoncer entre la prostate et le rectum , au lieu de le porter dans la vessie. Alors on place le doigt indicateur dans l'angle inférieur de la plaie , on prend le gorgeret de la main droite , on applique sa concavité sur le bord radial du doigt et on l'enfonce doucement en le dirigeant un peu obliquement de bas en haut. Quand il est parvenu dans la vessie, on retire le doigt , et on fait tourner l'instrument sur lui-même , de manière à ramener sa concavité en haut et sa convexité en bas.

Soit qu'on se serve du doigt ou du gorgeret

pour diriger la tenette dans la vessie , on embrasse les anneaux de ce dernier instrument avec le pouce et les quatre derniers doigts de la main droite, en alongeant l'indicateur sur les branches. On conçoit aisément que si l'on saisissait la tenette par les branches au lieu de l'empoigner par les anneaux, on écarterait les cuillers ce qui rendrait l'introduction de l'instrument difficile. On place le doigt indicateur ou le gorgeret dans l'angle inférieur de la plaie , et ou fait glisser la tenette dessus en la dirigeant un peu obliquement de bas en haut , et en ayant l'attention de tourner un des bords des cuillers en haut et un peu en dehors, de manière que leur face convexe corresponde aux lèvres de la plaie.

On juge que la tenette est parvenue dans la vessie, par le défaut de résistance et par la facilité qu'on a à la mouvoir. Alors , si on s'est servi du gorgeret pour diriger la tenette, on fait faire aux deux instrumens un demi-tour à gauche, au moyen duquel le gorgeret devient supérieur à la tenette et peut être retiré avec plus de facilité. On promène doucement la tenette fer_mée dans la vessie , pour reconnaître la situation de la pierre , et comme elle occupe ordinairement la partie postérieure du bas-fond de ce viscère, c'est là qu'il faut la chercher. On saisit de chaque main une des branches de la tenette; si la pierre se présente à l'extrémité des mords de l'instrument, il suffit de les écarter et de les pousser un peu en avant pour qu'elle s'engage dans leur intervalle ; si elle correspond à leur bord supérieur, elle tombe entre eux par son propre poids, à mesure qu'on les écarte; si elle se trouve au-dessous, on les écarte et on leur fait faire un demi-tour , de manière que l'un d'eux se trouve au-dessous et l'autre au-dessus de la pierre. Lorsque celle-ci est très-petite, et la vessie fort ample, elle fuit devant la tenette qui la touche tantôt d'un côté tantôt de l'autre, et il est difficile de la saisir; il faut alors promener en quelque sorte les cuillers de la tenette sur le bas-fond de la vessie en les écartant et les rapprochant alternativement jusqu'à ce que la pierre soit engagée entre elles.

Dans les jujets dont le bas-fond de la vessie présente un enfoncement considérable, si la pierre est logée dans cet enfoncement, la tenette passe au-dessus d'elle, et lorsqu'on cherche à la saisir, ses bords ne font que l'effleurer. Ce cas exige qu'on se serve de tenettes courbes, dont on dirige la concavité en bas; mais lorsqu'on a saisi la pierre on tourne la concavité de la tenette en haut, et on la tire de bas en haut, afin qu'elle puisse décrire en sortant une courbe qui répond à celle que présentent les os pubis.

Si la pierre est très-grosse, la vessie est pour l'ordinaire tellement endurcie et rétrécie, qu'elle l'entoure et l'embrasse étroitement, de sorte qu'on ne peut la toucher que par un de ses bouts; la vessie même empêche de porter la tenette assez avant sur la pierre, pour prendre celle-ci comme il faut, sans courir le risque de saisir la vessie avec elle. « Si c'est un enfant qu'on opère, dit Le Dran, il faut retirer la tenette, porter dans la vessie le doigt indicateur, dégager la pierre, l'amener près du col de la vessie avec le doigt, réintroduire la tenette et la prendre. Si c'est un adulte, on ne peut pas toucher la pierre avec le doigt pour la dégager: il faut donc alors, quand on aura porté la tenette le plus avant possible, l'ouvrir par degrés pour éloi-

gner proportionnellement les parois de la vessie,
et donner du jeu à la tenette ; ensuite on en-
ferrera, le plutôt qu'on pourra, la partie de la
pierre qui se présente, et avec des demi-tours
qu'on fera faire à la tenette, tant à droite qu'à
gauche, on dégagera la pierre d'entre les parois
de la vessie ; on la tirera un peu en avant, et
posant la tenette avec la pierre sur le bas-fond
de la vessie, on en ouvrira un peu les mords
pour les pousser plus avant, afin qu'ils embrassent la pierre de manière à ce qu'elle ne puisse
leur échapper. » On pourrait aussi dans ce cas,
se servir des tenettes brisées de frère Côme dont
nous parlerons par la suite. Si l'on peut connaître ou conjecturer la figure de la pierre, on
cherchera à la saisir par son plus petit diamètre,
afin que l'écartement des mords de la tenette
soit moins considérable, et l'extraction de la
pierre plus facile.

De quelque manière qu'on s'y soit pris pour
saisir la pierre, on reconnaît qu'elle est placée
entre les cuillers de la tenette, lorsque les anneaux de cet instrument restent écartés et que
l'obstacle qui s'oppose à leur rapprochement offre le degré de résistance qui est propre à un
calcul. Si l'écartement des anneaux de la tenette
est médiocre, on juge que la pierre est peu volumineuse, qu'elle a été saisie de la manière la
plus favorable, et on procède à son extraction ;
mais si cet écartement est très-considérable,
on en conclut que la pierre est très-grosse, ou
qu'étant d'un volume médiocre, elle a une forme oblongue et qu'elle a été prise par l'un de ses
plus grands diamètres, ou bien qu'elle est placée trop près du clou de la tenette. On présume
que le grand écartement des anneaux dépend

du volume énorme de la pierre, lorsque le calculeux est un adulte ou un vieillard, qu'il a
éprouvé fort long-temps les symptômes de la
pierre, et que dans les recherches qui ont été
faites avec la sonde pour reconnaître l'existence
du corps étranger, on a jugé qu'il était d'un
volume considérable. Dans les autres cas, il est
raisonnable de croire que le grand écartement
des anneaux de la tenette tient à la manière défa-
vorable dont la pierre a été saisie. On doit alors l'a-
bandonner, dans l'espoir de la saisir de nouveau
plus convenablement; ou bien, sans cesser de la
tenir entre les mords, en changer la position.
Pour cela, on place une des cuillers de la tenette
sur le bas-fond de la vessie et l'autre en haut;
on tient les branches de l'instrument avec la
main gauche, on prend le bouton avec la main
droite, et en conduisant cet instrument entre
les mords de la tenette, que l'on écarte un peu
de la pierre, on pousse celle-ci de manière à
changer sa position; ensuite on rapproche les
branches de la tenette, et si leur écartement
est moins considérable qu'auparavant, on juge
que la pierre est mieux placée.

Quand on tient bien la pierre, il faut procéder à son extraction. Si elle est peu volumineuse, il est indifférent de tourner les mords de
la tenette, l'un en haut et l'autre en bas, ou
l'un à gauche et l'autre à droite; mais lorsqu'elle
est d'un volume un peu considérable, et surtout lorsqu'elle est très-grosse, comme elle excède plus ou moins les bords des cuillers de la
tenette, il faut tourner ces cuillers vers les lèvres de la plaie, afin que la partie de la pierre
qui dépasse la largeur de l'instrument ne soit pas
arrêtée par ces lèvres qui en seraient déchirées.

Si la pierre est peu volumineuse , et paraît pouvoir être retirée facilement , on engage le pouce
dans l'un des anneaux de la tenette et le doigt
annulaire dans l'autre , pendant que l'on place
le doigt indicateur et celui du milieu au-dessous des branches , en un mot , on tient l'instrument comme des ciseaux. Mais si la pierre est
grosse, ce que l'on reconnaît , comme nous l'avons
dit, au grand écartement des anneaux, on n'aurait pas assez de force pour surmonter les obstacles qui s'opposeront à l'extraction ; il faut alors
placer les branches de la tenette entre le doigt
indicateur et celui du milieu , et embrasser les
deux anneaux avec la main ; on place la main
gauche sur les branches de l'instrument, le plus
près possible de leur jonction , les quatre derniers doigts en dessous et le pouce en dessus.
Lorsque la pierre est très-dure, ce qu'on connaît à la résistance qu'elle oppose aux mords de
la tenette, on doit serrer ces mords assez fortement pour qu'elle ne leur échappe point ; mais
si l'on s'aperçoit que les dents des mords pénètrent facilement dans le calcul , il faut modérer la pression de peur de le rompre. Cependant
s'il fallait absolument que le pierre se brisât, il
vaudrait toujours mieux que les morceaux en
fussent gros et en petite quantité, à moins toutefois qu'ils ne fussent extrèmement petits, ce qu'on
ne peut pas se promettre en essayant de briser et
de moudre, pour ainsi dire, la pierre.

Quand la pierre est saisie, avant de la tirer ,
il faut, lorsqu'elle est d'un volume médiocre et
la vessie ample, faire exécuter aux mords de la
tenette un mouvement de rotation, afin de s'assurer si la pierre est mobile, et si on n'a pas
saisi la vessie avec elle Ensuite, on tire la te

nette directement à soi , et si la pierre a peu de volume, en continuant à agir dans cette direction , on l'extrait facilement ; mais pour peu qu'on éprouve de résistance, et surtout lorsque la pierre est volumineuse, en même temps qu'on tire la tenette à soi , on doit élever et abaisser alternativement ses branches , afin de dégager successivement les parties supérieures et inférieures des mords. Dans ces mouvemens , il faut avoir l'attention d'appuyer sur la partie inférieure de l'incision pour s'éloigner davantage de l'angle des os pubis , endroit où la voie est plus étroite et la résistance invincible. Le doigt indicateur de la main gauche porté dans la partie inférieure de l'incision au moment où on élève les branches de la tenette , peut contribuer efficacement à dégager les mords de l'instrument et la pierre. Lorsqu'ils ont franchi l'incision de la prostate et du col de la vessie, on ne trouve plus d'obstacle , à moins que l'incision de la peau ne soit trop petite pour leur livrer passage ; auquel cas il faut l'agrandir dans sa partie inférieure avec un bistouri ordinaire. Tous les praticiens conviennent que l'extraction de la pierre doit être faite avec lenteur pour éviter la contusion et le déchirement des parties , source d'accidens les plus graves. Ce précepte est de la plus grande importance, et on ne saurait trop le recommander aux jeunes Chirurgiens, qui souvent , pour faire preuve de leur habileté , mettent beaucoup de précipitation dans l'opération.

Il arrive quelquefois que la pierre n'étant pas assez avancée entre les mords de la tenette , les abandonne , et qu'on retire l'instrument seul. Dans ce cas , il faut porter avec précaution le doigt indicateur dans la plaie. Si on n'y trouve pas le calcul, il est retombé dans la vessie : on doit alors porter de nouveau la tenette dans ce viscère, changer la pierre et procéder à son extraction comme la première fois. Si le calcul est resté dans la plaie, on examine son volume et jusqu'à quel point il y est comprimé. S'il est petit et à-peu-près libre, on tâche de l'amener au dehors avec la curette, ou de le saisir avec une petite tenette ; mais s'il remplit exactement la plaie, et s'il ne peut être ni amené au dehors avec la curette, ni saisi avec la tenette, il ne reste d'autre parti à prendre que de le repousser dans la vessie, où on ira le saisir de nouveau.

Malgré toutes les précautions que l'on peut prendre pour conserver la pierre entière, il arrive souvent qu'elle se brise en morceaux plus ou moins gros, et quelquefois qu'elle s'écrase entièrement et se réduit en sable ou en bouillie. On juge jusqu'à un certain point de la grosseur des morceaux qui sont restés dans la vessie ou dans la plaie, par celle de la portion qui est restée entre les mords de la tenette. Le doigt indicateur de la main gauche introduit dans la plaie fera connaître s'il y est resté quelque fragment, et servira à l'extraire : si l'on n'y trouve rien, on conduira le bouton sur le doigt jusque dans la vessie, et par son moyen, on introduira de nouveau la tenette dans ce viscère pour en retirer en une ou plusieurs fois les plus gros débris qui y sont restés. On enlève les plus petits avec la curette. On injecte de l'eau tiède ou une décoction émolliente dans la vessie, afin qu'elle se dilate, ce qui produit quelquefois un bon effet, parce que quand les fragmens de la pierre sout dégagés d'entre les plis que forme la vessie lorsqu'elle est affaissée, on les retire plus facilement. L'injection peut aussi entraîner les petits graviers; et lors même qu'elle ne les entraîne pas au dehors, elle les rassemble dans le bas-fond de la vessie, où il est plus facile de les saisir. Il faut absolument ôter tout ce qu'il reste des fragmens de la pierre, à moins que les forces du malade ne s'affaiblissent au point de faire craindre qu'il ne puisse soutenir sans danger des recherches plus longues.

Le volume excessif de la pierre est un des plus grands obstacles à son extraction. Il serait de la plus grande importance que le Chirurgien pût déterminer *à priori*, le cas où la pierre peut être ôtée par l'incision faite à la prostate et au col de la vessie sans causer un grand délabrement et donner lieu à des accidens mortels, et celui où cette extraction est absolument impossible et ne peut être faite que par le haut appareil; mais la chose est, sinon impossible, au moins très-difficile. En général, lorsque le volume de la pierre est tel, qu'étant saisie de la manière la plus favorable, l'écartement des mords de la tenette n'est pas de plus de deux pouces, ce dont on juge approximativement par l'écartement des anneaux, on pourra espérer d'en faire l'extraction et on y procédera. Mais pour qu'on puisse ôter la pierre sans une grande dilacération des parties, il faut que la prostate, surtout le bourrelet que sa base forme autour du col de la vessie, soient incisés dans toute leur épaisseur. En conséquence, si l'on s'aperçoit que l'incision de ces parties n'a point assez d'étendue, on l'agrandira de la manière suivante. On repousse la tenette un peu au-delà du col de la vessie, sans abandonner la pierre, et on en donne les branches à un aide qui les saisit en passant ses mains par dessus le pubis; on prend le lithotome caché monté au n.° 5; on porte le doigt indicateur gauche dans la partie inférieure de la plaie, et à la faveur de ce doigt on conduit l'instrument jusque dans la vessie; on dirige le tranchant de la lame dans le sens de l'incision déja faite, on fait sortir cette lame de la gaîne en pressant sur la bascule, et en retirant l'instrument on coupe toute l'épaisseur de la prostate, mais sans étendre l'incision plus loin, parce que le tissu cellulaire que l'on couperait au-delà de cette glande n'oppose aucune résistance à l'extraction de la pierre. Dans ce cas, plus encore que dans tout autre, il faut, à raison du plus grand volume du calcul, agir avec beaucoup de lenteur. Quand la grosseur de la pierre est si considérable qu'il paraît absolument impossible de la tirer, ou qu'on ne pourrait le faire qu'en causant un délabrement mortel, il faut, sans faire des tentatives inutiles et dangereuses, avoir recours au haut appareil. Cette opération ne sera pas plus grave alors qu'elle n'a coutume de l'être; mais si l'on avait fait de grands efforts pour extraire la pierre, il est probable que le malade succomberait.

Pour faciliter l'extraction des pierres excessivement volumineuses, on a proposé de les briser dans la vessie avec des tenettes fortes qui ont dans la concavité de leurs mords des dents taillées en pointes de diamant. Mais il est presque toujours impossible de casser avec ces tenettes les pierres très-dures, comme le sont ordinairement celles d'un gros volume; d'ailleurs les différens efforts que l'on fait pour saisir la pierre et pour la rompre avec cet instrument dont le volume est très-considérable, exposent à blesser la vessie qui est toujours alors appliquée exactement sur la pierre, et à causer une inflammation extrèmement dangereuse de ce viscère. Toutefois quelques Chirurgiens ont tenté de briser la pierre dans la vessie; mais ces exemples et leurs résultats n'ont pu faire adopter un procédé aussi vicieux : les Chirurgiens modernes l'ont abandonné d'un commun accord.

Lorsque la pierre est ôtée, on doit l'examiner attentivement. Si sa surface est lisse et polie, on peut présumer qu'elle n'est pas seule; mais si elle présente des facettes, c'est une preuve qu'il y en a d'autres. Le bouton introduit dans la vessie et promené doucement dans toutes les directions, fera connaître plus sûrement encore si elle en contient d'autres. Quoique le poli d'une pierre, et surtout les facettes qu'on voit à sa surface soient réellement une preuve qu'il y en a d'autres dans la vessie, néanmoins on ne doit point croire, par la raison contraire, qu'elle y était absolument seule, bien qu'on la trouve raboteuse et inégale; il peut arriver que les aspérités en soient assez fortes et assez dures pour n'avoir pu être usées ou rompues par les frottemens contre d'autres pierres, comme on l'a vu plusieurs fois. On doit donc toujours, lorsqu'on a retiré un calcul, introduire le doigt, ou mieux encore le bouton dans la vessie pour reconnaître s'il n'en est pas resté quelque autre. Pour n'avoir pas pris cette précaution, il est arrivé plusieurs fois qu'on a laissé dans la vessie une ou plusieurs pierres, pour l'extraction desquelles il a fallu pratiquer peu de temps après une seconde opération.

Lorsqu'il y a plusieurs pierres dans la vessie, on doit les extraire l'une après l'autre ; et, comme les pierres, très-nombreuses sont ordinairement très-petites, si l'ouverture du col de la vessie permet facilement l'entrée d'une grosse tenette, on s'en servira de préférence, parce que les mords pourront saisir plusieurs pierres à la fois, ce qui rendra l'opération moins longue. Dans ce cas, on ne doit regarder l'opération comme terminée que lorsqu'on a ôté toutes les pierres, et que les recherches les plus exactes faites avec le bouton n'en font plus sentir dans la vessie. Cependant, si, comme il arrive quelquefois, le nombre des pierres était très-considérable, que les forces du malade et la violence des douleurs ne lui permissent pas de supporter une opération longue et laborieuse, il faudrait, comme dans le cas où la pierre s'est brisée, remettre à un autre temps l'extraction des pierres restantes. La même conduite devrait être observée, s'il survenait une hémorragie menaçante et que l'écoulement du sang ne pût être suspendu par l'application du doigt d'un aide sur le vaisseau ouvert.

Lorsque ces circonstances, ou d'autres qu'il n'est guère possible de déterminer d'avance, mais qu'un Chirurgien instruit et prudent sait apprécier au moment même de l'opération, forcent à laisser dans la vessie des pierres ou des fragmens de pierres, il faut, autant que possible, en dérober la connaissance au malade, pour prévenir l'impression fâcheuse que cet évènement pourrait produire sur son moral. S'il n'y a point d'hémorragie, il est inutile de placer une canule dans la plaie pour la tenir ouverte. Il suffit, en attendant qu'on puisse procéder à l'extraction des pierres restantes, d'y introduire tous les jours ou tous les deux jours le doigt indicateur bien graissé, afin de prévenir la trop prompte réunion des lèvres de la division. Il arrive quelquefois que les pierres ou leurs fragmens restés dans la vessie sont expulsés dans les premiers jours qui suivent l'opération, par les contractions de ce viscère; mais lorsque cette expulsion spontanée n'a pas lieu, comme c'est le plus ordinaire, on doit procéder à leur extraction aussitôt que l'époque où les symptômes inflammatoires ont coutume de se manifester est passée, et que la suppuration est établie, ce qui a lieu ordinairement du sixième au dixième jour. Pour faire cette extraction, on place le malade en travers sur le bord de son lit, les jambes et les cuisses fléchies et fixées par des aides; on introduit dans la plaie une longue canule de gomme élastique, à la faveur de laquelle on injecte un liquide mucilagineux dans la vessie; après quoi on recherche et on extrait la pierre suivant les règles que nous avons exposées.

Dans les cas dont nous venons de parler, on est forcé, par des circonstances impérieuses, à pratiquer l'opération de la taille en deux temps; c'est-à-dire, de remettre l'extraction d'une pierre unique ou des pierres multiples à un moment plus favorable, pour prévenir les accidens mortels auxquels leur extraction immédiate pourrait donner lieu ; mais, cette manière d'opérer en deux temps, que Celse, Franco et plusieurs autres, réservent aux cas où la pierre ne peut être extraite immédiatement après l'incision, et à ceux où son extraction pourrait produire des accidens funestes, Maret et Louis ont conseillé de l'employer de dessein prémédité dans tous les cas; c'est-à-dire, de faire seulement une incision au col de la vessie le jour fixé pour la taille, et d'attendre jusqu'au troisième, quatrième ou cinquième jour, pour extraire la pierre. Cette méthode a des inconvéniens si grands et si évidens que, malgré les éloges que Maret, Louis et Camper lui ont prodigués, elle n'a point été adoptée. Tous les praticiens conviennent aujourd'hui que la pierre doit être ôtée immédiatement après l'incision, excepté dans les cas dont nous avons parlé.

De toutes les circonstances qui mettent obstacle à l'extraction des pierres, il n'en est pas de plus embarrassante que leur situation dans un kyste, dans un chaton, ou leur adhérence à la vessie.

On reconnaît que la pierre est enkystée ou chatonnée, par l'introduction du doigt dans la vessie, avec lequel on explore attentivement le calcul que le kyste enveloppe en partie ou en totalité. Quelquefois, la résistance que l'on éprouve après avoir saisi le calcul fait connaître qu'il n'est pas libre dans la cavité de la vessie; les mords de la tenette, après les avoir amenés près du col de la vessie, laissent échapper le calcul. Il est d'autant plus difficile de déterminer la conduite que le Chirurgien doit tenir alors, qu'elle est subordonnée, non-seulement à la situation de la pierre dans la vessie, et à d'autres circonstances qu'il est impossible d'apprécier au juste; mais qu'elle doit être différente encore, selon que le calcul est chatonné, ou enkysté ou adhérent.

Les pierres enkystées, c'est-à-dire, renfermées entre les tuniques de la vessie, dans un sac par-

ticulier qui n'a aucune communication avec la
cavité de ce viscère, sont extrêmement rares, et
l'on n'a jamais de signes assez certains de leur
existence pour se déterminer à pratiquer l'opération de la taille, ni même pour employer le
moyen proposé par Littre, pour faire sortir la
pierre hors du kyste qui la renferme, et la faire
tomber dans la vessie. Ce moyen consiste à porter une sonde dans ce viscère, et le doigt indicateur dans le rectum chez l'homme, et dans le
vagin chez la femme; à chercher la pierre avec
l'un et l'autre, et l'ayant trouvée, à la serrer de
part et d'autre, et à la tenir ferme dans cette
situation; ensuite, par différentes allées et venues de la sonde, à amincir et froisser légèrement les parties de la vessie qui couvrent la
pierre, à les déchirer doucement, ou du moins
à donner lieu à la vessie d'achever de les déchirer par l'action de ses fibres charnues, lorsqu'elles se contractent pour en chasser l'urine.
La simple exposition de ce procédé suffit pour
en faire sentir l'insuffisance et les dangers.

Mais, s'il existait en même temps dans la vessie une pierre enkystée et une pierre mobile,
et qu'après avoir extrait celle-ci, on reconnût
la pierre enkystée en la touchant avec le doigt
à travers la membrane qui la recouvre, quelle
conduite conviendrait-il de tenir? Littre conseille dans ce cas de saisir la tumeur formée par
la pierre avec une tenette, de la serrer doucement à plusieurs reprises, afin que les parties
de la vessie qui couvrent le calcul en dedans
étant amincies et déchirées, il tombe dans la
cavité de ce viscère, d'où il pourra ensuite être
tiré par le procédé ordinaire. Je ne sache point
que cette idée de Littre ait été mise en pratique.

Voici eependant une observation où je l'ai à peu-près réalisée et avec le plus grand succès :

Un homme de trente ans éprouvait les symptômes de la pierre. Je constatai l'existence de ce corps étranger par l'introduction de la sonde faite à différentes reprises, et chaque fois je sentis la pierre dans la partie latérale gauche du bas-fond de la vessie; elle était immobile, et toutes les tentatives que je fis pour la déplacer furent inutiles. Cet homme entra à l'hôpital de la Charité, et je le taillai. Il fut très-facile de saisir la pierre avec la tenette; mais, lorsque je voulus la tirer, elle résista et le malade éprouva de la douleur. Je soupçonnai qu'elle était chatonnée, et que pour la dégager de son chaton, il faudrait employer un certain degré de force.

L'épaisseur du périnée ne me permettait pas de l'atteindre avec le doigt, et, par conséquent, d'agrandir l'ouverture de la cavité dans laquelle je pensais qu'elle était logée en partie. Je tirai donc la tenette à moi doucement et lentement ; je la fis tourner sur elle-même tantôt d'un côté, tantôt de l'autre, et je m'aperçus bientôt que la pierre offrait moins de résistance ; en continuant ces mouvemens pendant dix minutes au moins, je parvins à arracher la pierre. Le malade n'éprouva aucun accident, et il fut parfaitement rétabli au bout de deux mois.

La pierre avait le volume d'une noix ordinaire ; elle était composée de deux parties ; l'une était un noyau presque rond, très-dur, et l'autre une écorce épaisse d'environ trois lignes, qui, quoique moins dure, ne s'était pas écrasée sous la tenette. Cette écorce n'enveloppait guère que la moitié du noyau, et en était séparée par une membrane très-mince qui n'était autre chose qu'une portion de la membrane muqueuse de la vessie. A l'endroit où l'écorce finissait, l'on voyait le bord frangé et déchiré de cette portion de membrane. Quand la pierre fut sciée, on reconnut que cette membrane n'était percée d'aucune ouverture, et que, dans aucun point, la face concave de l'écorce n'était en contact immédiat avec la surface du noyau. Il est évident, d'après cela, que ce noyau était enkysté, et que la matière pierreuse dont l'écorce était composée s'était déposée sur la tumeur que formait, dans l'intérieur de la vessie, le noyau que couvrait la membrane interne de ce viscère. Je pratiquai cette opération dans le temps où MM. Fourcroy et Vauquelin s'occupaient de l'analyse des calculs, et je leur fis présent de cette pierre ainsi que de plusieurs autres non moins curieuses par leur volume et par leur forme.

Cette observation prouve que dans le cas de pierres enkystées, la membrane interne de la vessie peut être déchirée sans qu'il en résulte toujours des accidens graves. Cependant, lorsqu'on peut atteindre avec le doigt la tumeur formée par la pierre dans la cavité de la vessie, il vaut mieux inciser la membrane qui la recouvre que de la déchirer de la manière conseillée par Littre. L'instrument le plus convenable pour faire cette incision serait un bistouri semblable à celui dont on s'est servi autrefois pour débrider l'anneau inguinal dans l'opération de la hernie, avec cette différence qu'il serait plus long, que sa lame concave, forte et aiguë, ne serait tranchante que vers la pointe, et que sa gaîne serait terminée par un petit bouton. Nous dirons bientôt la manière de se servir de ce bistouri et la conduite que l'on doit

tenir après avoir incisé la membrane qui couvre
le calcul.

Quoique très-rares, les pierres chatonnées le
sont beaucoup moins, cependant, que les pierres
enkystées. Les pierres chatonnées diffèrent entre
elles à raison de la manière dont elles sont placées dans le chaton qui les renferme. Quelquefois, elles y sont mobiles, et si l'ouverture de
la poche qui les loge et qui communique dans
la vessie a un diamètre plus grand que celui de
la pierre, celle-ci peut passer de l'une de ces cavités dans l'autre. D'autres fois l'ouverture du
chaton est très-petite, et la pierre enveloppée
presque entièrement ne peut quitter sa cellule.
Dans quelques cas, une partie de la pierre est
logée dans son chaton ou dans l'extrémité inférieure de l'urètre, et l'autre est saillante dans la
vessie ; et alors, tantôt c'est la partie la moins
volumineuse qui est dans la cellule, tantôt c'est
la partie la plus grosse. Ordinairement, la portion de la pierre contenue dans le chaton est
libre, quelquefois, cependant, elle est adhérente
aux parois du chaton. De quelque manière que
les pierres soient chatonnées, tantôt l'endroit
qu'elles occupent est accessible au doigt, tantôt
il est au-delà de sa portée.

Lorsque la pierre est mobile dans une cellule
dont l'ouverture est assez large pour lui permettre d'en sortir, si le doigt porté dans la vessie peut la toucher, on conduira sur lui une
tenette jusque dans la cellule et on saisira la
pierre ; dans le cas contraire, le bouton servira
de guide à la tenette.

Quand la pierre est renfermée dans cette cellule, de manière à ne faire aucune saillie dans la
vessie et à ne présenter à nu qu'une petite por-

tion de sa surface, si le lieu qu'elle occupe est inaccessible au doigt, il est impossible d'en faire l'extraction et il faut l'abandonner ; mais si la pierre peut être touchée avec le doigt indicateur, on cherchera à la dégager et à la faire sortir du chaton, en écartant avec le bout du doigt les bords de l'ouverture du chaton ; et, si la chose n'est pas possible, on agrandira l'ouverture avec le bistouri caché dont nous avons parlé : on conduira le bistouri sur le doigt jusqu'à la pierre, et, plaçant l'extrémité de l'instrument entre ce doigt et la partie du chaton qu'on se propose d'inciser, on fera sortir la lame du bistouri de sa gaîne en pressant sur la bascule ; et en retirant l'instrument avec beaucoup de précaution, on coupera le chaton sur la pierre et on la fera sortir de sa cellule avec le doigt, ou on ira l'y saisir avec une petite tenette. On pourrait aussi se servir, pour ouvrir le chaton, d'un bistouri à lame étroite et longue terminée par un bouton, tranchante seulement vers sa pointe et fixée sur un manche. On conduirait ce bistouri à la faveur du doigt, et si l'on pouvait en introduire la pointe entre la pierre et le bord de l'ouverture du chaton, on inciserait ce bord de dedans en dehors ; sinon on couperait le chaton sur la pierre.

Lorsqu'une partie de la pierre chatonnéé est saillante dans la vessie, il est facile de la saisir avec la tenette ; mais il n'est pas toujours également aisé de faire sortir du chaton la partie qui y est contenue. La difficulté peut venir des adhérences que la pierre a contractées avec les parois de la cellule, ou de l'étroitesse de l'ouverture de cette cellule. Le premier cas est infiniment plus rare que le second ; La Peyronie est peut-être le seul qui l'ait rencontré. En 1751 , il fit, à l'Hôtel-Dieu de Paris , à un homme d'environ trente ans , l'opération de la taille. Après avoir fait l'incision de l'urètre et du col de la vessie , il introduisit la tenette et chargea facilement la pierre ; mais dans le mouvement qu'il fit pour retirer ce corps étranger , il fut arrêté par un obstacle qu'il ne pouvait attribuer au col de la vessie ; il l'avait assez ouvert pour permettre librement la sortie d'une pierre beaucoup plus grosse que celle qu'avait saisie la tenette. La Peyronie crut que la pierre pouvait être retenue par quelque adhérence aux membranes de la vessie. Pour détacher doucement les adhérences qu'il avait lieu de soupçonner , il tourna successivement de droite à gauche et de gauche à droite la tenette dans laquelle la pierre était assujettie. Après deux ou trois de ces mouvemens, dans lesquels il avait senti quelque résistance , il aperçut que la pierre était assez mobile pour qu'on pût la tirer sans obstacle : il la tira en effet avec facilité. Le malade ne perdit pas durant l'opération plus de sang qu'à l'ordinaire ; mais quelques heures après , on s'aperçut d'une hémorragie qui venait de l'intérieur de la vessie , et que rien ne put arrêter. Elle provenait des vaisseaux qui avaient été déchirés lorsqu'on avait retiré la pierre de sa niche. La région hypogastrique s'éleva , se tendit , le pouls s'affaiblit , les extrémités devinrent froides , et le malade mourut environ dix-huit heures après l'opération. A l'ouverture du corps on trouva la vessie et la loge de la pierre prodigieusement dilatées et pleines de sang caillé. La pierre pesait deux onces six gros ; elle était longue de deux pouces sur un pouce six lignes de largeur , et elle avait

douze lignes d'épaisseur ; par sa figure elle ressemblait à une calebasse, dont la panse inférieure
est plus grosse que la supérieure ; cette pierre
était sanglante et paraissait sortir d'une cellule
particulière de la vessie : on voyait, sur la partie
qui était renfermée dans cette cellule, quelques
bouts de vaisseaux déchirés qui formaient une
espèce de frange attachée à sa surface

Lorsque la pierre est située dans un endroit
de la vessie où le doigt ne peut atteindre, il est
impossible de dire si la difficulté que l'on éprouve
à la tirer dépend de ses adhérences avec les parois de la cellule où elle est logée en partie, ou
de l'étroitesse de l'ouverture de cette cellule.
Dans ce cas, on doit procéder avec beaucoup
de circonspection, crainte de faire éprouver à la
vessie des déchiremens qui pourraient amener
des accidens funestes. On cherche à ébranler la
pierre doucement et lentement, en faisant exécuter à la tenette des demi-tours sur son axe alternativement de droite à gauche et de gauche
à droite ; en la tirant en même temps un peu à
soi ; on élève, on abaisse les anneaux de l'instrument, on les porte à droite, à gauche, autant
que le col de la vessie peut le permettre. Si l'on
s'aperçoit que la pierre se dégage, on continuera
ces manœuvres jusqu'à ce qu'elle soit entièrement sortie de son chaton, ce que l'on connaîtra
par la facilité qu'on aura à la mouvoir en tous
sens. Toutefois, si les mouvemens que l'on fait
exécuter à la tenette pour dégager la pierre de
son chaton, causaient de vives douleurs au malade, on les suspendrait un instant sans abandonner la pierre, ensuite on les recommencerait
lorsque les douleurs seraient appaisées. Mais si
le calcul est tellement retenu dans sa cellule que

les mouvemens dont nous venons de parler ne puissent l'en faire sortir, il vaut mieux l'abandonner que de la tirer de vive force, pour ne pas exposer le malade aux accidens qui peuvent résulter des tiraillemens et des déchiremens de la vessie. Il arrive quelquefois alors, qu'au bout d'un certain temps la pierre devient plus libre dans son chaton et se dégage peu-à-peu de manière qu'on peut la saisir par une plus grande surface et en faire l'extraction. Le Dran en rapporte un exemple. « En 1752, dit ce célèbre praticien, je taillai un malade dont la pierre était enchâssée dans l'uretère, comme un diamant l'est dans son chaton, et ne débordait dans la vessie que de trois à quatre lignes. Je ne pus saisir la pierre avec la tenette le jour de l'opération ; mais au bout de sept semaines, je sentis qu'elle faisait saillie dans la vessie d'un demi-pouce ou environ : je la pris et je l'ôtai. Elle avait deux pouces de longueur, et sans doute qu'elle n'était sortie de son chaton, plus qu'auparavant, que parce qu'il s'était fait une suppuration dans ce chaton qui la tenait enfermée. (1)» Cette pierre était rugueuse et ressemblait à un cornichon : elle était grosse comme une petite fève par le bout que la tenette avait saisi, et grosse comme le pouce par l'autre extrémité. Le bout de la pierre qui était enchâssé était du double plus gros que celui qu'on sentait dans la vessie. Le Dran pense que cette pierre était enchâssée dans l'uretère et que les injections émollientes qu'il fit dans la vessie pendant un mois, durant lequel il eut soin de tenir la plaie ouverte au moyen d'une canule, en ramollissant l'embouchure de

____

(1) Le Dran, Opérat. de Chirur., p. 275.

l'uretère, et en faisant suppurer l'espèce de chaton où était la pierre, en ont facilité le dégage-
ment. Houstet, qui a rapporté cette observation
fort au long dans son Mémoire sur les pierres
enkystées dans la vessie, est porté à croire que
le resserrement des parois de la vessie, suite
nécessaire de l'écoulement continuel de l'urine
par la plaie, a contribué efficacement à expulser peu-à-peu la pierre de son chaton et à la
rendre de plus en plus saillante dans la vessie,
jusqu'au moment où elle a pu être saisie et retirée.

Lorsque la pierre est située au-delà de la portée du doigt, il est impossible, comme nous l'a-
vons dit plus haut, de déterminer si la difficulté
que l'on éprouve à la tirer lorsqu'elle a été saisie avec la tenette, dépend de ses adhérences
aux parois du chaton dans lequel elle est logée,
ou de l'étroitesse de l'ouverture de ce chaton.
Mais lorsque le doigt peut atteindre la portion de la pierre qui est saillante dans la vessie, et le bord de l'ouverture qui lui donne
passage, il est facile de juger si elle est retenue
dans son chaton par l'étroitesse de cette ouverture. Dans ce cas, sans s'arrêter à des tentatives d'extraction inutiles, douloureuses et très-
dangereuses, il faut avoir recours à une opération particulière, qui consiste à agrandir par
incision l'ouverture du chaton dans lequel une
partie de la pierre est renfermée. Garengeot est,
je crois, le premier qui ait osé entreprendre
cette opération. En 1723, il tailla à Mantes, en
présence de Quesnay, qui était alors établi dans
cette ville, un enfant de dix à onze ans. Lorsque l'incision de la vessie fut faite, et le gorgeret introduit, Garengeot porta son doigt dans

ce viscère au moyen de la gouttière de l'instrument, et aperçut derrière le pubis l'extrémité
de deux pierres qui étaient de niveau. Il introduisit la tenette, et il tira promptement une
pierre de la grosseur d'une petite olive et du
poids d'un demi-gros : il voulut ensuite tirer
la seconde, mais après l'avoir pincée sept à huit
fois sans pouvoir l'ébranler, il prit une tenette
courbe et la poussa très-avant afin de saisir la
pierre par le milieu. Au moindre effort qu'il fit
pour tirer cette seconde pierre, il sentit de
la résistance, et le malade fit un grand cri.
Garengeot s'apercevant en même temps que le
ventre s'enfonçait, jugea à propos de retirer la
tenette sans forcer davantage.

Pour connaître ce qui pouvait ainsi fixer la
pierre et s'opposer à son extraction, il introduisit un doigt assez avant dans la vessie, et s'aperçut que la pierre était enveloppée d'un sac particulier qui avait une ouverture à sa partie inférieure, par où la pointe de la pierre passait.
En tournant le bout de son doigt sur la circonférence de cette ouverture, il le logea dans l'espace qu'occupait la petite pierre avant qu'il l'eût
tirée ; ce qui lui donna la liberté de sentir au
mieux la résistance du sac. Garengeot mit le
doigt indicateur de la main gauche dans la vessie ;
il plaça son extrémité entre le bord du sac et la
pierre qui y était renfermée, et conduisit ensuite
un bistouri le long de ce doigt jusqu'à la pierre ;
il appuya le tranchant de cet instrument dirigé
par le doigt, sur le bord du sac, et il sentit
qu'en appuyant ainsi le bistouri, il coupait une
membrane qui résistait comme pourrait le faire
du parchemin mouillé. Après l'avoir coupée de
bas en haut selon toute sa longueur, il retira le

bistouri pour détacher avec l'ongle du doigt indicateur de la main droite les lambeaux du sac
qu'il trouva un peu adhérens à la pierre, dont
la surface postérieure qu'il découvrait était comme chagrinée; il introduisit ensuite une tenette
dans la vessie, et tira sans beaucoup d'efforts
une pierre de la grosseur d'un œuf de poule et
du poids de seize gros et demi. Le malade guérit parfaitement (1). Une opération semblable
a été pratiquée par Le Blanc (2), Chirurgien à
Orléans, sur un jeune homme de 18 ans, qui
avait deux pierres, dont l'une était mobile et
l'autre chatonnée vers le bas-fond de la vessie,
au-dessous de l'embouchure de l'uretère gauche.
Dans un cas semblable à celui de l'observation
de Le Dran, rapportée plus haut, Desault se
servit avec succès sur une femme âgée de 62 ans,
pour couper la membrane interne de la vessie
et la partie de l'uretère qui couvrait et retenait
le calcul, d'un instrument particulier qu'il appelle *coupe-bride*, parce qu'il l'avait imaginé pour
couper des brides profondément en diverses circonstances, dans le rectum et dans d'autres cavités. Cet instrument est composé d'une gaîne
plate d'argent, fermée à l'une de ses extrémités,
profondément et largement échancrée sur un
de ses côtés, près de cette extrémité, et d'une
lame dont un des côtés est coupé en biseau et
tranchant près de la pointe dans l'étendue d'environ dix lignes, de manière que ce tranchant
en biseau tourné du côté opposé à l'échancrure
de la gaîne, coupe, quand on pousse la lame,

---

(1) Mém. de l'Acad. de Chirur., t. 2, in-12., p. 287
et suivantes.

(2) Préc. d'Opér. de Chir., chap. XVI, p. 161.

les parties logées dans cette échancrure. Cet instrument, très-convenable pour couper des brides dans le rectum et ailleurs, paraît moins propre que le bistouri caché, ou le bistouri boutonné dont nous avons parlé plus haut, à inciser sur une pierre le chaton ou le kyste dans lequel elle est renfermée. *

Il est extrêmement rare qu'une pierre qui n'est ni chatonnée ni enkystée, contracte des adhérences avec la vessie; et lorsque cela a lieu, ces adhérences sont si faibles qu'elles n'apportent presque aucun obstacle à l'extraction de la pierre.

Du Traitement du malade après l'opération de la Taille latérale, et des phénomènes qui succèdent à cette opération.

Aussitôt que l'opération est terminée, on délie le malade et on le transporte sur le lit disposé pour le recevoir. Il doit être couché sur le dos; les cuisses seront maintenues légèrement fléchies sur le bassin, et les jambes sur les cuisses, au moyen d'un rouleau placé sous les jarrets. Quelques praticiens, pour empêcher le malade d'écarter les cuisses, les tiennent rapprochées l'une de l'autre au moyen d'une bande un peu large disposée en 8 de chiffre; mais cette précaution est inutile, surtout pour les personnes raisonnables; elle ne pourrait être nécessaire que pour les enfans qui se livrent ordinairement à des mouvemens désordonnés.

Toute espèce de pansement est inutile lorsque l'opération est simple. Il convient seulement de relever le scrotum avec une compresse longuette pour prévenir son infiltration et empêcher que les testicules, pendans entre les cuisses, ne

soient froissés. On peut aussi placer sur le ventre un morceau de flanelle plié en deux, imbibé
d'une décoction très-forte de racine de guimauve, de graine de lin et de têtes de pavots,
dans le but de prévenir les accidens inflammatoires qui suivent assez souvent la lithotomie.

Après avoir placé le malade dans son lit, on
lui donne une ou deux cuillerées d'une potion
anti-spasmodique, dans laquelle on fait entrer
vingt-cinq à trente gouttes de teinture d'opium,
et on continue, s'il est nécessaire, de lui faire
prendre une cuillerée de cette potion toutes les
deux heures. Son usage est surtout important
chez les malades qui ont eu du spasme pendant
l'opération. Le régime doit être très-sévère pendant les premiers jours. On prescrit une boisson
adoucissante et légèrement diurétique, telle
que le petit-lait clarifié, l'eau de poulet ou l'infusion de graine de lin émulsionnée et nitrée.
Dans le choix de cette boisson, on consultera
le goût du malade, afin qu'il la prenne avec
plaisir et en boive une plus grande quantité;
c'est le moyen de rendre l'urine plus aqueuse
et moins irritante pour la vessie et pour la plaie.
La plus grande tranquillité morale et physique
est nécessaire au malade qu'on vient de tailler,
et l'on doit écarter de lui avec soin tout ce qui
pourrait troubler cette tranquillité. Les secousses
de la toux pouvant avoir les suites les plus fâcheuses, on doit prendre toutes les précautions
possibles pour que le malade ne s'enrhume point;
on doit surtout avoir l'attention de couvrir sa poitrine et son ventre, lorsqu'on le découvre pour
changer l'alèze. Dans le reste de la cure, on se
conduit comme nous le dirons après avoir exposé les phénomènes qui accompagnent l'opé-

ration, et la marche de la nature dans la guérison de la plaie, lorsque son travail n'est troublé
par aucun accident.

A peine le malade est-il dans son lit, qu'il
éprouve une douleur plus ou moins vive au
col de la vessie, à l'anus, le long de l'urètre, et
surtout au bout du gland; cette douleur est
plus vive quand il sort par la verge quelques
gouttes de sang ou quelques caillots. Elle in-
quiète d'autant plus le malade qu'il s'attendait
à ne plus souffrir dès qu'il serait débarrassé de
sa pierre. On la modère en instillant dans l'u-
rètre et en étendant sur le gland quelques gouttes
d'un mélange par parties égales d'huile d'a-
mandes douces, de baume tranquille et de teinture d'opium, que l'on a soin de faire tiédir au
bain-marie avant de l'employer.

Pendant l'opération, le malade a perdu une
quantité de sang plus ou moins grande, selon
le nombre et la grosseur des vaisseaux divisés;
quand il est dans son lit, ce liquide continue à couler et se coagule sur l'alèze, entre
les cuisses et dans la plaie même; mais ordinairement, il ne remplit pas assez exactement
celle-ci pour que l'urine ne puisse pas s'écouler
par cette voie. Ce liquide, en passant sur les
caillots, les lave et prend une teinte rouge plus
ou moins foncée. Il conserve cette couleur pendant les deux ou trois premiers jours que la
plaie continue à saigner encore, ensuite il prend
sa couleur naturelle.

L'urine passe entièrement par la plaie pendant
les huit ou dix premiers jours; quelquefois il
en sort une certaine quantité par la verge, dans
les trois ou quatre premiers jours, lorsque les
lèvres de la plaie sont tuméfiées, et cela a lieu

particulièrement chez les personnes qui ont de l'embonpoint, surtout si l'extraction de la pierre a été facile et la distension des lèvres de la plaie peu considérable. Mais, lorsque la suppuration est établie et que les bords de la plaie commencent à se dégorger, l'urine prend en entier son cours par cette voie. Ce n'est guère que vers le cinquième ou sixième jour que ce dégorgement commence, et alors la plaie, qui jusque-là avait une couleur pâle et blafarde, devient rouge et vermeille; ses bords s'affaissent, son étendue diminue de jour en jour, et dès que la plaie du col de la vessie est fermée, et que l'urine cesse d'y passer, la plaie extérieure ne tarde pas à se cicatriser.

L'époque à laquelle l'urine commence à couler par la verge varie beaucoup. Ordinairement, c'est du dixième au quatorzième jour que cette sortie a lieu. Il ne passe d'abord qu'une petite quantité d'urine par l'urètre; cette quantité augmente à mesure que la plaie du col de la vessie diminue d'étendue; lorsqu'elle est fermée, l'urine sort en totalité par la verge, et la plaie est entièrement guérie du vingtième ou trentième jour. Les auteurs font mention de malades qui ont été guéris en deux ou trois jours; ces faits paraissent incroyables si l'on entend par guérison la cicatrisation complète de la plaie; mais, si l'on regarde comme guéris les malades chez lesquels l'urine ne passe plus par la plaie, il est certain que la guérison peut être très-prompte. Toutefois je n'ai vu que deux individus chez lesquels l'urine ait cessé de passer par la plaie au huitième et neuvième jour de l'opération. L'un d'eux fut complètement guéri, c'est-à-dire, que la plaie extérieure fut entièrement cicatri-

sée le dix-septième jour, et l'autre le dix-neu-
vième. J'ai remarqué qu'en général, toutes
choses égales d'ailleurs, les malades que j'ai
taillés avec le lithotome caché, en me servant
de cet instrument comme je l'ai indiqué, urinent
plutôt par la verge et sont plus promptement
guéris que ceux sur lesquels je me suis servi de
cet instrument suivant la manière ordinaire. La
raison de cette différence est si facile à comprendre qu'il serait inutile de nous y arrêter.
Mais il est beaucoup plus ordinaire de voir des
malades chez qui l'urine ne commence à sortir
par la verge qu'au vingtième ou trentième jour,
et même plus tard encore. Cela a lieu particulièrement lorsque l'extraction de la pierre a été
très-laborieuse, lorsque le sujet est très-maigre
et lorsqu'on a été obligé de tamponner la plaie
pour arrêter une hémorragie. Alors, la guérison complète n'a lieu qu'au cinquantième jour,
et quelquefois même beaucoup plus tard.

On voit des malades chez lesquels, lorsque
le spasme, inséparable d'une opération aussi
effrayante et aussi douloureuse, est dissipé, le
pouls conserve son état naturel et ne donne aucun indice de fièvre. Mais, chez la plupart des
taillés, le jour de l'opération, vers le soir, il se
manifeste un peu d'élévation dans le pouls qui
revient bientôt à son état naturel, surtout si le
malade a du sommeil pendant la nuit. Vers la
fin du deuxième jour ou au commencement du
troisième, une légère fièvre, qui n'est point précédée de frissons, s'annonce par la chaleur de
la peau, l'élévation et la fréquence du pouls,
et ne dure guère que jusqu'au lendemain. Le
ventre n'est ni tendu ni douloureux, et on peut
le presser dans toutes ses régions sans que le

malade donne aucun signe de souffrance. Quand les choses restent dans cet état jusqu'au sixième jour, on doit bien augurer de sa guérison. Il est rare, en effet, qu'après cette époque il survienne des accidens dépendans immédiatement de l'opération; mais, comme il peut en survenir qui lui sont étrangers, et dont elle n'est pour ainsi dire que la cause occasionnelle, on ne doit point se relâcher sur le régime et sur les autres précautions propres à prévenir ces accidens.

Lorsque le malade a perdu une certaine quantité de sang durant et immédiatement après l'opération, et que l'alèze est couverte de caillots qui s'étendent jusque dans plaie et remplissent l'intervalle qui se trouve entre les cuisses, on ne doit la changer qu'au bout de douze, quinze ou vingt-quatre heures. En tirant plus tôt de dessous les fesses du malade la partie de l'alèze qui s'y trouve, on enlèverait les caillots qui bouchent l'orifice des vaisseaux ouverts, et on renouvellerait l'effusion de sang. Mais, lorsque l'alèze a été changée une fois, on doit la changer ensuite aussitôt qu'elle est mouillée. En laissant sous le malade du linge pénétré par l'urine, on exposerait la peau des fesses à l'irritation, à l'inflammation et à des excoriations, ce qu'il faut éviter, non-seulement en ne laissant sous ces parties que des linges secs, mais encore en les lavant fréquemment avec de l'eau de guimauve, et en les enduisant avec du cérat.

Comme nous l'avons dit précédemment, le malade doit être assujetti au régime le plus sévère pendant les deux ou trois premiers jours; ensuite, on lui permet du bouillon coupé, puis du bouillon pur, et si son état continue à être satisfaisant, vers le cinquième ou sixième jour,

on lui donne quelques cuillerées de crème de
riz ou de potage ; ensuite, on augmente par degrés la quantité et la consistance des alimens
jusqu'à parfaite guérison. Il est bon d'observer
que, chez les vieillards, les enfans et les sujets
épuisés par la longueur et la violence des douleurs, le régime doit être moins sévère, et qu'il
faut surtout permettre dès les premiers jours
une nourriture légère aux enfans chez lesquels
on soupçonne des vers. Pendant toute la durée
de la maladie, on doit entretenir la liberté du
ventre au moyen de lavemens, ou en donnant
tous les trois ou quatre jours une cuillerée d'huile
de *palma christi* avec une cuillerée de sirop de
fleurs de pêcher. Il importe aussi de continuer
l'usage des boissons adoucissantes et légèrement
diurétiques ; mais on en diminue la quantité à
mesure qu'on approche du terme de la guérison.

Après avoir exposé les phénomènes qui succèdent à l'opération de la taille latérale, la marche de la nature dans la guérison de la plaie qui
résulte de cette opération, et la conduite que
le Chirurgien doit tenir pour favoriser cette
marche et pour écarter tout ce qui pourrait la
contrarier, il convient de parler des accidens
qui sont la suite de cette opération.

Des Accidens qui résultent de l'opération de la Taille latérale.

L'opération de la taille latérale peut causer des
accidens nombreux et variés. Parmi ces accidens, les uns arrivent au moment même de
l'opération, les autres ont lieu quelques jours
après, et d'autres ne se déclarent qu'au bout

d'un temps plus ou moins long. Nous exposerons successivement ces divers accidens, ainsi que les moyens d'y remédier.

— Il est des personnes si pusillanimes que la vue seule des apprêts d'une saignée les fait tomber en syncope : à plus forte raison cet effet est-il produit par l'appareil effrayant de l'opération de la taille. Si donc un malade auquel on doit pratiquer cette opération tombe en syncope avant que d'être placé sur la table, ou aussitôt qu'il y est placé, il est prudent alors de le remettre dans son lit et d'attendre un moment plus favorable pour le tailler. Une simple défaillance qui survient pendant l'opération, cède à l'emploi de quelques cuillerées de vin, à l'aspersion d'eau froide sur la figure et aux autres moyens usités en pareil cas ; si elle persiste et que l'opération ne puisse être terminée de suite, à cause de la difficulté de saisir la pierre, de son volume, de ses fragmens lorsqu'elle vient à se briser, ou du nombre considérable des pierres, il en faut remettre la fin à un autre moment, dans la crainte que le malade ne périsse sous l'instrument.

— Les convulsions qui se manifestent quelquefois pendant l'opération de la taille sont presque toujours funestes ; aussi dès qu'elles commencent faut-il suspendre l'opération, délier promptement le malade, le transporter dans son lit, et lui administrer promptement les remèdes les plus propres à diminuer et à faire cesser l'état de spasme où il se trouve.

— L'hémorragie est un des accidens les plus

ordinaires de la lithotomie. Cet accident a souvent été mis sur le compte de l'opérateur, ou sur celui du procédé dont il a fait choix ; mais presque toujours injustement, parce que les artères du périnée offrent dans leur situation et dans leur direction des variétés telles, que le chirurgien le plus habile n'est jamais absolument certain de les éviter, quel que soit le procédé dont il se serve.

Les artères dont la lésion peut avoir lieu et fournir une hémorragie plus ou moins considérable sont : la branche inférieure de la honteuse interne, sa branche supérieure, la traverse du périnée ou artère du bulbe, et rarement le tronc même de la honteuse interne. En décrivant le procédé du frère Côme, nous avons indiqué les précautions que l'on doit prendre pour éviter ces artères. Ces précautions suffisent presque toujours pour mettre à l'abri de toute atteinte cette dernière artère, ainsi que sa branche profonde et la traverse du périnée, parce que leur situation et leur direction ne varient pas ou ne varient que très-peu. Il n'en est pas de même de la branche inférieure de la honteuse interne, dont la situation, la direction et la grosseur sont très-rarement les mêmes chez plusieurs individus. Aussi cette artère est-elle presque toujours la source de l'hémorragie qui accompagne l'opération de la taille ; elle verse du sang en plus ou moins grande quantité selon qu'elle est ouverte ou plus près ou plus loin de son origine.

Dans la lithotomie , comme dans les autres opérations, le sang s'échappe des vaisseaux au moment même où ils sont ouverts. Si les artères qui le repandent sont situées superficiellement on aperçoit leurs orifices et les jets que le sang

forme en s'échappant ; mais si les artères coupées sont situées profondément, le sang ne forme
pas de jets, il coule en nappe par la plaie avec
l'urine, lorsque le col de la vessie est incisé. Cependant le froissement des lèvres de la plaie par
la tenette et la pierre dont elle est chargée, surtout lorsque celle-ci est volumineuse et son extraction difficile, l'impression de l'air et le
spasme général produisent le resserrement des
vaisseaux, et modèrent l'effusion du sang, ce
qui rassure sur la crainte de l'hémorragie, et on
transporte le malade dans son lit. Néanmoins au
bout de quelques heures le spasme se dissipe,
la circulation qui avait été ralentie se ranime ;
alors les orifices des vaisseaux coupés n'offrent
plus assez de résistance au *momentum* du sang,
et ce liquide coule en plus ou moins grande
quantité. Delà la distinction de l'hémorragie
qui accompagne l'opération de la taille, en primitive et en consécutive.

Lorsque le sang coule abondamment au moment même de l'incision, on doit avant de passer
outre, chercher à connaître l'endroit d'où il
s'échappe. S'il est fourni par la branche inférieure de la honteuse interne dans un sujet
maigre ou d'un embonpoint médiocre, il est
presque toujours facile d'apercevoir dans la lèvre
externe de la plaie l'orifice du vaisseau par lequel le sang s'échappe en jet, de saisir ce vaisseau avec une pince et d'en faire la ligature. Si
au lieu de faire cette ligature sur le champ, on
continuait l'opération en laissant couler le sang,
ou en faisant appliquer le doigt d'un aide sur le
vaisseau ouvert, il pourrait arriver qu'après
l'extraction de la pierre, le sang ne sortant plus
en jet, il serait impossible de découvrir le vais-

seau et parconséquent de le saisir et de le lier ;
de manière qu'on serait privé du moyen le plus
propre à arrêterles hémorragies, sans exposer
le malade aux inconvéniens du tamponnement
de la plaie.

Lorsque les vaisseaux ouverts sont situés à une
telle profondeur qu'on ne peut ni les apercevoir,
ni en faire la ligature, si le sang ne coule pas
avec abondance, on doit continuer l'opération ;
s'il sort très-abondamment et si la difficulté de
trouver la pierre et de la saisir alonge l'opération, on fera appliquer le doigt d'un aide sur
l'endroit de la plaie où l'on présume que se
trouve le vaisseau qui cause l'hémorragie pour
la suspendre pendant le reste de l'opération;
enfin si ce moyen ne suffit pas pour arrêter l'effusion du sang, on tamponnera la plaie et l'on
remettra l'extraction de la pierre à un autre
temps.

Quand la ligature des vaisseaux n'a pas pu
être faite, et que le malade a perdu une certaine quantité de sang pendant l'opération, aussitôt qu'elle est terminée, on doit examiner s'il
convient de tamponner la plaie pour prévenir
une hémorragie consécutive. Cet examen doit
être fait avec d'autant plus de soin et de réflexion
que si l'on tamponnait la plaie dans le cas où
l'hémorragie consécutive n'est point à craindre,
on exposerait le malade aux inconvéniens in-
hérens au tamponnement, et on le priverait des
avantages qui résultent de la sortie d'une certaine quantité de sang ; tandis que si on négligeait la compression dans le cas où une hémorragie consécutive peut avoir lieu, on ferait courir au malade les risques de cette hémorragie.
Si le malade est jeune, fort, d'un tempérament

sanguin et pléthorique, si la quantité de sang qu'il a perdu n'est pas fort considérable ; si l'extraction de la pierre a été fort laborieuse, on peut se dispenser de tamponner la plaie : l'hémorragie consécutive est peu à craindre dans ce cas, et en supposant qu'elle ait lieu, si elle n'est pas excessive, loin d'être fâcheuse, elle deviendra salutaire en diminuant les forces vitales et la disposition aux inflammations. On a remarqué en effet que les malades qui ont perdu une certaine quantité de sang pendant l'opération sont moins sujets à l'inflammation de la vessie et du péritoine, qui est un des accidens les plus redoutables de la lithotomie. Si le malade est avancé en âge, d'une faible constitution ; s'il a perdu beaucoup de sang pendant l'opération, l'hémorragie consécutive est redoutable, et pour la prévenir, la plaie doit être tamponnée : dans ce cas la moindre hémorragie pouvant devenir très-fâcheuse, il vaut mieux exposer le malade aux inconvéniens d'un tamponnement inutile que de lui faire courir les risques d'une hémorragie qui pourrait devenir funeste.

Lorsqu'on juge le tamponnement nécessaire, il faut y procéder sur le champ, avant de délier le malade et de le transporter dans son lit. Pratiqué dans ce moment, le tamponnement n'effraye point le malade et ne lui cause aucune inquiétude ; il le regarde comme le pansement nécessaire et indispensable, et non comme une manœuvre propre à remédier à un accident ou à le prévenir. Si au contraire, on attend pour tamponner la plaie que le malade soit dans son lit et que le sang ait déjà coulé en abondance, il en résultera un trouble moral et physique qui pourra avoir les suites les plus fâcheuses.

L'hémorragie n'a guères lieu que chez les malades qui ont perdu une certaine quantité de sang pendant l'opération. Ainsi on ne saurait apporter trop d'attention dans l'appréciation de la quantité de sang qui a coulé, afin de se tenir en garde contre l'hémorragie consécutive. L'époque où elle arrive n'a rien de fixe : le plus ordinairement elle survient deux, trois ou quatre heures après l'opération, rarement le lendemain ou le surlendemain, et plus rarement encore le neuvième et le douzième jour après l'opération. Lorsqu'il y a lieu de craindre cette hémorragie, on doit visiter fréquemment le malade et examiner attentivement le sang qui est caillé entre ses cuisses et sur l'alèze ; si les caillots sont en petite quantité, si le pouls se soutient et que le visage ne soit point altéré, on laissera le malade dans cet état et on lui recommandera la plus grande tranquillité d'esprit et de corps ; cette légère perte de sang devient une saignée locale qui prévient une trop grande inflammation. Mais si les caillots sont gros et nombreux, si le visage est altéré et le pouls faible, on doit changer l'alèze, débarrasser la plaie des caillots qui l'environnent, observer la quantité de sang que perdra le malade dans un temps donné, et d'après cette quantité et l'état du pouls, se déterminer sur le choix des moyens propres à arrêter l'hémorragie.

Cette hémorragie est dangereuse sous plusieurs rapports ; si le malade n'est secouru à temps et efficacement, il peut périr par la perte de son sang ; si la compression devient nécessaire pour arrêter l'hémorragie, elle peut donner lieu à l'inflammation de la vessie ou des parties voisines, ou du moins augmenter les chances de cette inflammation ; enfin le sang peut refluer dans la vessie, y être retenu avec l'urine et causer des accidens fâcheux.

Ce dernier effet de l'hémorragie qui accompagne l'opération de la taille a pour cause les caillots de sang qui, par leur présence dans le trajet de la plaie et par leur adhérence à ses parois, empêchent le sang de se reporter au dehors, le font refluer dans la vessie et l'y retiennent ainsi que l'urine. Des douleurs vives dans les régions hypogastrique et lombaire, le défaut de sortie de l'urine par la plaie, des envies fréquentes d'uriner, le ténesme de la vessie et surtout une tumeur au-dessus des pubis, ne laissent aucun doute sur cet accident ; pour y remédier il faut introduire le doigt dans la plaie jusque dans la cavité de la vessie, briser le caillot, l'extraire par parties, afin de faciliter l'issue du sang et de l'urine qui remplissent la vessie, et faire ensuite dans ce viscère des injections d'eau de guimauve pour procurer la sortie du sang coagulé qui pourrait y être encore.

Lorsque l'hémorragie est peu considérable, on parvient quelquefois à l'arrèter en appliquant sur l'hypogastre, les bourses et le périnée, des compresses trempées dans de l'eau très-froide, à laquelle on ajoute un peu de vinaigre ; on renouvelle fréquemment cette application, et l'on fait garder au malade le plus parfait repos. Il est rare qu'on soit obligé de recourir à la saignée pour faire cesser les hémorragies traumatiques, lorsque les vaisseaux ouverts peuvent être ou liés ou comprimés. Cependant dans le cas dont il s'agit, si le malade est vigoureux, si le pouls est dur, fort et fréquent; s'il y a de la céphalalgie et que le visage soit rouge, animé, on pratiquera une ou deux saignées, dans la double intention de modérer l'hémorragie en diminuant l'impétuosité du mouvement du sang et de prévenir l'inflammation à laquelle le malade est disposé par la nature de son tempérament. Mais si l'hémorragie est considérable, il faut avoir recours à des moyens plus efficaces, tels que la ligature et la compression.

La ligature est beaucoup plus sûre dans ses effets que la compression, et n'expose point, comme celle-ci, les parties à la contusion, à la meurtrissure et à l'inflammation ; mais elle est très-difficile ; on a cru même qu'il était impossible de la pratiquer à cause de l'étroitesse de la plaie, de la profondeur à laquelle l'artère ouverte est située, et de l'incertitude où l'on est sur le lieu précis qu'elle occupe. Il est certain qu'alors l'artère ne peut pas être saisie avec une pince à dissection et liée immédiatement ; qu'il n'est possible de l'embrasser qu'en passant un fil autour d'elle au moyen d'une aiguille, et que la plaie est trop étroite pour qu'on puisse employer une aiguille ordinaire. Mais la difficulté disparaît si on se sert de l'aiguille que M. Deschamps a inventée pour lier les artères profondément situées. Cette aiguille, dont je me suis servi plusieurs fois avec succès, représente un peu plus de la moitié d'un cercle dont le diamètre est d'environ un pouce ; elle est perpendiculaire à une tige presque ronde avec laquelle elle se continue, et cette tige, qui a environ trois pouces et demi de longueur, est montée sur un manche. La largeur de l'aiguille augmente un peu depuis la tige jusqu'à la pointe, qui est un peu mousse et légèrement tranchante sur les côtés. A quelques lignes de distance de cette pointe, il y a une ouverture destinée à recevoir le fil. Voici comment on se sert de cette aiguille :

Le malade étant couché en travers sur le bord du lit, les cuisses et les jambes fléchies et tenues par deux aides, on débarrasse la plaie des caillots de sang qui la remplissent, on fait même une ou plusieurs injections dans la vessie, si on le juge nécessaire. On porte ensuite le doigt indicateur de la main gauche dans la plaie, et on en applique l'extrémité sur la partie inférieure de sa lèvre externe; on presse fortement avec le doigt, et si le sang cesse de couler, on juge que l'endroit comprimé est celui où se trouve l'artère; alors, sans retirer le doigt, on prend de la main droite l'aiguille chargée d'un fil ciré aplati; on l'enfonce au niveau du bord cubital du doigt qui lui sert de conducteur; on la dirige de dedans en dehors, en faisant exécuter à la main droite un mouvement de rotation qui la porte de la pronation vers la supination; de cette manière, l'instrument passe le plus près possible de la tubérosité de l'ischion, et sa pointe vient sortir à côté du bord radial du doigt qui est dans la plaie; lorsqu'elle est assez avancée pour que l'on puisse apercevoir le fil dont elle est enfilée, on le saisit avec une érigne mousse ou une pince à dissection, et on le dégage; ensuite on retire l'aiguille par le chemin qu'elle a parcouru en entrant. On tire à soi avec la main droite les deux extrémités du fil, pendant qu'on presse dans leur intervalle avec l'indicateur de la main gauche, et si dans ce moment le sang cesse de couler, on juge que l'artère est embrassée par le fil, dont on noue les deux extrémités comme à l'ordinaire.

Lorsque la ligature paraît impossible ou qu'elle a été tentée sans succès, il faut recourir à la compression. La manière ordinaire de la pratiquer consiste à entourer une canule de gomme élastique ou d'argent flexible avec de la charpie ou de l'agaric que l'on attache avec un fil, et à l'introduire dans la plaie, de sorte que son extrémité soit à l'entrée de la vessie et même un peu dans la cavité de ce viscère, et que la charpie ou l'agaric corresponde à l'endroit d'où sort le sang. Quand le sujet est maigre, le doigt indicateur placé dans la plaie suffit pour conduire la canule jusque dans la vessie; mais lorsqu'il a beaucoup d'embonpoint, on doit se servir du gorgeret crainte de se fourvoyer et de porter la canule entre le rectum et la prostate, au lieu de la faire pénétrer dans la vessie. Ce mode de compression ne remplit pas toujours l'objet qu'on se propose. La plaie ayant une forme ovale, il est évident que la canule conique comprimera plus ses parties latérales que ses angles ; et c'est précisément le contraire de ce qu'il faudrait faire, puisque les vaisseaux ouverts se trouvent ordinairement dans les extrémités de la plaie, qu'il n'y a guères que la branche supérieure de la honteuse interne qui corresponde à son côté externe, et il est très-rare que cette branche soit coupée. La canule entourée de charpie ou d'agaric ayant une forme conique, pour pouvoir être introduite plus facilement, agit plus fortement en dehors qu'en dedans ; or, si le vaisseau est situé un peu profondément, il échappera à la compression et l'hémorragie ne sera point arrêtée ; mais comme le sang ne pourra se porter librement au-dehors à cause de la base du cône qui remplit exactement l'extérieur de la plaie, il refluera du côté de la vessie, s'y accumulera et donnera lieu à des accidens d'autant plus fâcheux qu'il sera facile de les méconnaître et de les confondre avec d'autres maladies, telles que la cystite ou la péritonite, comme cela est arrivé plusieurs fois.

On évite ces inconvéniens en employant le mode de compression conseillé par J.-L. Petit pour arrêter l'hémorragie qui a lieu quelquefois après l'opération de la fistule à l'anus. L'idée de me servir de cette manière de comprimer me fut suggérée par la nécessité des circonstances. Appelé à Provins en 1791 pour tailler un homme d'environ soixante ans, auquel on avait quelques jours auparavant incisé l'urètre comme pour le grand appareil, sans pouvoir faire pénétrer le gorgeret ni la tenette dans la vessie, je fus obligé, à cause de cette incision, de latéraliser la mienne un peu plus qu'à l'ordinaire. Au moment de cette incision, le sang coula abondamment, et comme l'artère qui le versait était située trop profondément pour que je pusse le saisir avec une pince à dissection et en faire la ligature, je fis appliquer le doigt d'un aide sur le vaisseau ouvert; le sang cessa de couler et je continuai l'opération; elle fut promptement terminée, parce que la pierre était peu volumineuse, et que je la chargeai facilement. La compression devenait indispensablement nécessaire pour prévenir l'hémorragie consécutive. Voici comment je la pratiquai : n'ayant point de canule, je pris une algalie de femme; je l'entourai jusqu'à un pouce de son extrémité d'une bandelette de linge que je fixai solidement avec un fil. Je plaçai cette sonde dans la partie inférieure de la plaie, et je l'enfonçai assez avant pour que toute la partie

qui n'était pas recouverte de linge se trouvât dans
la vessie. Je portai dans la plaie, au-dessus de la
sonde, avec une pince à anneaux, un gros bourdonnet de charpie sur lequel j'avais noué la partie moyenne d'un gros cordonnet formé de plusieurs brins de fil ciré, et j'eus soin d'enfoncer
ce bourdonnet jusqu'au col de la vessie; ensuite,
je plaçai d'autres bourdonnets liés entre les deux
bouts écartés du cordonnet, et je remplis exactement la plaie de charpie, ayant l'attention de
la disposer tout autour de la sonde, afin qu'aucun point de la surface de la plaie n'échappât à
la compression; après quoi je mis sur l'extérieur
de la plaie, entre les deux bouts du cordonnet,
un gros tampon de charpie bien serré; j'appuyai
la main gauche dessus pendant qu'avec la main
droite je tirai à moi les deux bouts du cordon
que je nouai sur le tampon de charpie. Le tout
fut soutenu avec des compresses fendues et un
bandage en T double, auquel j'attachai les extrémités d'un petit ruban de fil noué sur la sonde.
L'hémorragie fut arrêtée. Ne pouvant rester
auprès du malade, je recommandai au Chirurgien qui devait en prendre soin de ne point
toucher à l'appareil, et d'attendre que la suppuration le détachât, ce qui eut lieu le huitième
jour. Le malade n'éprouva aucun accident et fut
complètement guéri au bout de cinquante jours.
Depuis ce temps, je n'ai employé que ce mode
de compression, et il m'a toujours réussi; mais
au lieu de me servir d'une sonde de femme,
j'emploie une canule de gomme élastique garnie
d'un mandrin de bois, dont les parois ont assez
de solidité pour n'être pas affaissées par la compression. Cette canule est moins sujette que la
sonde, à cause de son plus grand diamètre, à

être obstruée par des caillots de sang. Il importe d'autant plus d'arrêter sûrement le sang dans le cas dont il s'agit, que les hémorragies successives sont presque toujours funestes. Je n'ai jamais vu de taillé mourir immédiatement d'hémorragie ; mais j'en ai vu plusieurs qui ont succombé à des hémorragies successives. Il est présumable que ces malades auraient survécu, si, au lieu d'employer des moyens insuffisans pour arrêter le sang, on eût d'abord recouru à une compression plus sûre pour s'en rendre maître. Ces hémorragies sont surtout très-dangereuses lorsqu'elles arrivent le neuvième ou le dixième jour de l'opération.

L'hémorragie qui accompagne l'opération de la taille ne vient pas toujours des vaisseaux ouverts dans le trajet de la plaie ; elle est fournie quelquefois par les vaisseaux de la vessie déchirés dans les cas de pierres chatonnées et adhérentes aux parois de la poche qui les renferme. Cette hémorragie est presque toujours mortelle, heureusement elle est extrèmement rare. La Peyronie en rapporte un exemple que nous avons cité plus haut : le malade mourut dix-huit heures après l'opération. Les seuls moyens que l'on puisse employer dans ce cas sont des applications d'eau à la glace sur l'hypogastre, les bourses, les aînes et le périnée, des injections toniques et astringentes dans la vessie ; mais ces moyens sont un secours bien faible pour un mal aussi grave.

— L'inflammation de la vessie, du tissu cellulaire qui l'environne et du péritoine est de tous les accidens qui peuvent survenir après l'opération de la taille, le plus fréquent et le plus redoutable : c'est elle qui fait périr les trois quarts,

au moins, des malades qui succombent après
cette opération. Elle est d'autant plus à craindre que le calcul est plus volumineux et que
l'opération a été plus laborieuse. Toutefois les
circonstances les plus heureuses n'en mettent
pas à l'abri, et l'inflammation s'est plusieurs fois
développée après l'opération la plus simple et
la plus courte. C'est ordinairement dans les premières vingt-quatre heures, quelquefois le second ou le troisième jour, qu'elle se déclare.
Elle ne survient presque jamais après le quatrième. Le frisson en marque communément l'invasion ; il est suivi de chaleur générale, puis
de douleur dans l'hypogastre ou dans quelqu'autre région de l'abdomen ; mais le plus souvent, la douleur commence dans la région de
la vessie, et s'étend delà vers les parties voisines. Cette douleur, plus ou moins vive, est
constamment augmentée par la moindre pression sur l'abdomen. Il s'y joint du gonflement,
de la tension, de la résonnance et par intervalle
des tranchées très-vives, des nausées, des bor-
borygmes, des vomituritions, enfin des vomissemens ; la respiration est gênée, le pouls fréquent, petit, la soif vive et l'anxiété extrême.
Si l'on examine la plaie, sa surface est ordinairement sèche, et ses bords quelquefois renver-
sés. Dans la plupart des cas où ces symptômes
se montrent avec quelque intensité, les malades succombent dans l'espace de quelques jours.
Lorsque l'affection est moins grave, on peut
encore espérer quelque effet des remèdes convenables.

Les saignées du bras, les bains tièdes prolon-
gés le plus long-temps possible, les embrocations et les fomentations émollientes et ano-

dines sur l'abdomen, les boissons adoucissantes
et rafraichissantes à petite dose et souvent répétées, les laxatifs et l'huile d'amandes douces
en particulier, les demi-lavemens émolliens sont
les moyens généralement recommandés contre
cet accident : le plus souvent ils échouent. L'application d'un grand nombre de sangsues sur
le ventre dès les premiers signes d'inflammation, la fait quelquefois avorter. Nous avons eu
recours plusieurs fois à ce moyen ; mais nous
l'avons employé avec plus d'énergie qu'on ne le
faisait autrefois : nous avons, pour ainsi dire,
fait couvrir le ventre de sangsues ; quelques
malades en ont eu jusqu'à soixante ou quatre-
vingts à la fois, et chez plusieurs nous en avons
fait appliquer jusqu'à cent cinquante et même
plus en vingt-quatre heures. Nous en avons obtenu de très-bons effets dans un assez grand
nombre de cas, bien que plusieurs fois ce moyen
ait échoué comme tous les autres contre une
maladie si redoutable. L'application des sangsues n'empêche pas d'y joindre les autres remèdes précédemment indiqués.

— La rétention de l'urine qui a lieu quelquefois après l'opération de la taille est produite
par la tuméfaction des lèvres de la plaie, ou par
un caillot qui en bouche complètement l'ouverture ; c'est-à-dire, par les mêmes causes qui
concourent à produire l'accumulation du sang
dans la vessie. On reconnaît facilement la rétention d'urine, à l'absence de ce liquide sur
l'alèze, et à la tumeur ovoïde qui s'élève dans
l'hypogastre. On remédie à cet accident en portant le doigt dans la plaie pour rompre les caillots qui la remplissent, et en y plaçant une ca-

nule, si le spasme seul des parties incisées est la cause de l'accident ; mais si la rétention de l'urine est accompagnée d'hémorragie, on a recours ensuite au tamponnement.

— Il survient quelquefois après l'opération de la taille des accidens dus à l'existence de vers intestinaux, particulièrement chez les enfans qu'on soumet, avant et après l'opération, à une diète trop sévère. Des signes particuliers peuvent faire connaître d'avance la présence des vers dans le conduit intestinal, et c'est un motif pour éviter une diète trop rigoureuse. Quelquefois c'est seulement après l'opération qu'on s'aperçoit de cette affection vermineuse, et c'est dans l'usage d'alimens légers mais nutritifs qu'on trouve un préservatif contre les accidens qui peuvent en résulter. Dans quelques cas des symptômes d'inflammation du bas-ventre se sont développés, les enfans ont succombé, et à l'ouverture des corps on a reconnu que les simulacres d'inflammation étaient uniquement dus à des vers. D'autres fois l'expulsion de ces vers par l'anus a fait disparaître ces prétendues inflammations.

Pour prévenir et pour combattre les accidens causés par les vers, on doit permettre aux enfans des alimens légers le jour même de l'opération, et en augmenter progressivement la quantité les jours suivans. On leur prescrit en même temps des anthelmintiques amers et quelques purgatifs doux, comme l'huile de ricin et le calomélas.

— L'ecchymose du scrotum est un accident rare à la suite de la taille latérale, et lorsqu'elle a lieu, elle n'est jamais fort considérable. Le défaut de parallélisme entre l'angle supérieur de l'incision de la peau et celui de l'incision de l'urètre, soit qu'il dépende de ce que la peau a été tirée en haut, ou de ce que la pointe du bistouri a été enfoncée obliquement de bas en haut, est la cause de cette ecchymose. Quand elle n'est pas considérable, elle se dissipe d'elle-même; et quand elle est forte, on aide à la résolution du sang infiltré par les moyens ordinaires contre la contusion. Si l'infiltration de sang dans le tissu cellulaire était très-considérable, et surtout si l'urine y avait simultanément filtré, il faudrait pour prévenir l'inflammation gangréneuse des parties, pratiquer des scarifications profondes, afin de donner issue aux matières infiltrées, et se conduire ensuite comme nous l'avons dit en parlant des dépôts urineux.

— L'engorgement des testicules est rarement l'effet de l'opération de la taille. On a pensé qu'il pouvait dépendre de la contusion des vaisseaux éjaculateurs. Quelle que soit la cause qui le produise, on le traite par les antiphlogistiques quand il est inflammatoire, et par les **résolutifs** quand il est indolent.

—La plaie que laisse l'opération de la taille dégénère quelquefois en une fistule par laquelle l'urine s'échappe lorsque le malade satisfait au besoin d'uriner. Il y a lieu de craindre que la plaie reste fistuleuse, lorsque, au bout de cinquante ou soixante jours l'urine y passe encore. Cependant comme on vu des taillés dont la plaie n'a été complètement guérie qu'après six à sept mois, on ne doit pas se hâter de prononcer qu'abandonnée à elle même elle ne se cicatrisera pas et qu'elle deviendra fistuleuse. Toutefois, lorsque sa guérison se fait attendre au-delà de cinquante à soixante jours, il faut chercher à découvrir la cause qui y met obstacle, et la combattre par des moyens appropriés à sa nature. La contusion et les déchiremens du col de la vessie et de l'urètre, la maigreur extrême du malade et le rétrécissement de l'urètre, telles sont les causes les plus ordinaires qui empêchent la guérison de la plaie et la font dégénérer en fistule.

Lorsque l'extraction de la pierre a été très-difficile à cause de son volume ou de sa forme, il est à craindre que les tiraillemens et les déchiremens que la plaie a éprouvés, ne rendent sa guérison complète difficile et même impossible ; il convient alors pour favoriser sa cicatrisation d'introduire par l'urètre une sonde de gomme élastique dans la vessie, lorsque l'époque ordinaire de la guérison est passée, et de l'y laisser à demeure, avec l'attention de la renouveller de temps en temps.

Si le malade est très-maigre avant l'opération, ou si à la suite de cette opération, il perd son embonpoint et tombe en quelque sorte dans le marasme, il n'est point douteux que sa maigreur ne soit la cause qui empêche la plaie de guérir. La structure de la partie où elle est située, ne permet point à ses bords de se rapprocher et de se réunir. Dans ce cas l'usage de la sonde ne peut être d'aucune utilité : il n'y a que le retour de l'embonpoint qui, en augmentant le volume des parties, puisse procurer le rapprochement et la réunion des lèvres de la plaie. J'ai rencontré plusieurs fois ce cas dans ma pratique, et j'ai observé que chez les malades qui conservent leur maigreur, la plaie reste fistuleuse; tandis que chez ceux qui prennent de l'embonpoint, elle se consolide au bout d'un temps plus ou moins long. Il n'y a autre chose à faire dans le premier cas que de prescrire au malade une nourriture très-succulente, de l'envoyer à la campagne lorsque la saison est favorable, de lui conseiller un exercice modéré, et d'écarter avec soin tout ce qui pourrait troubler la tranquillité de son esprit.

Il est extrèmement rare qu'une petite pierre ou un fragment de pierre arrêté dans la plaie, en empèche la réunion et la rende fistuleuse. Cependant, quand les circonstances commémoratives font soupçonner l'existence de ce corps étranger, on fait les recherches convenables pour le découvrir et en faire l'extraction.

Lorsqu'une personne qui a un rétrecissement de l'urètre est en même temps attaquée de la pierre, si le rétrécissement est assez considérable pour s'opposer à l'introduction du cathéter, on le combattra d'abord par l'usage des bougies; ensuite, lorsque l'opération de la taille sera pratiquée, et que l'époque à laquelle les accidens inflammatoires qui surviennent quelquefois après cette opération sera passée, on introduira par l'urètre dans la vessie une sonde de gomme élastique, et l'on en continuera l'usage jusqu'à la guérison complète de la plaie. Si l'on néglige cette précaution, ou si quelque circonstance particulière empêche de la prendre, le cours de l'urine par l'urètre ne se rétablira qu'incomplètement, une partie de ce liquide continuera de passer par la plaie et la rendra fistuleuse. Mais ce cas est très-rare; je n'en ai point trouvé d'exemples dans les auteurs, et il ne s'est présenté à moi qu'une fois.

Un homme âgé de quarante-huit à cinquante ans était attaqué depuis long-temps d'un rétrécissement de l'urètre pour lequel il avait employé les bougies, mais sans mettre beaucoup de suite dans leur usage. Il éprouvait en même temps des symptômes qui faisaient soupçonner l'existence d'une pierre dans la vessie. Pour m'en assurer, je cherchai à introduire dans ce viscère une sonde d'argent très-fine ; mais je ne pus la faire pénétrer au-delà de la partie moyenne de l'urètre. Je fis faire usage au malade de bougies, et lorsque l'urètre fut assez dilaté pour permettre le passage de la sonde dont je m'étais servi d'abord, je le sondai de nouveau et je trouvai la pierre. Le malade désirant en être débarrassé le plus tôt possible, je fis fabriquer un cathéter de la grosseur de la sonde d'argent, et je l'opérai. L'opération fut simple, parce que la pierre était d'un volume médiocre et que je la chargeai facilement. Mon intention était d'introduire par l'urètre une sonde dans la vessie, et de l'y laisser aussitôt que les huit ou dix premiers jours seraient passés, afin de fournir un libre cours à l'urine et de favoriser la guérison de la plaie. Mais, à cette époque, le malade ayant été pris tout d'un coup d'une douleur rhumatismale très-vive à l'épaule gauche, son médecin ordinaire lui fit appliquer, sans m'en prévenir, un large vésicatoire au bras. Les cantharides portèrent leur action sur la vessie, et dès-lors cet homme éprouva tous les symptômes d'un catarrhe vésical qui s'opposa à l'exécution du dessein que j'avais formé. Ce malade est guéri ; mais il lui est resté une petite fistule par laquelle il sortait plusieurs gouttes d'urine chaque fois qu'il urinait. On aurait pu guérir cette fistule

par l'usage de la sonde de gomme élastique, si
un reste de catarrhe de vessie, qui ne s'est jamais dissipé complètement, ne se fût opposé à
leur emploi. Je proposai les bougies qui, n'étant
pas introduites jusque dans la vessie, ne l'auraient point irritée ; mais comme le malade était
peu incommodé de sa fistule, il ne voulut point
se soumettre à ce moyen et préféra vivre avec
son incommodité.

Quelle que soit la cause qui retarde ou empêche la guérison de la plaie, si cette cause ne
peut être enlevée, l'urine continue à passer par
la plaie, et il reste une fistule. Le moyen le
plus efficace pour la guérison de cette fistule
est la sonde de gomme élastique que le malade
doit porter constamment, et que l'on ne retire
que pour la nettoyer de temps en temps, ou pour
la remplacer par une autre lorsqu'elle est altérée. Il arrive cependant quelquefois que malgré
l'usage long-temps continué de la sonde la fistule ne guérit pas, soit parce que le col de la
vessie a été tellement distendu, tiraillé et déchiré, qu'il reste, pour ainsi dire béant et ne
peut retenir l'urine qui coule en plus ou moins
grande quantité entre ses parois et la sonde, et
se glisse dans le trajet fistuleux qu'elle entretient, soit parce que la fistule n'a pas elle-même
les conditions nécessaires pour se cicatriser,
quoique l'urine passe entièrement par l'urètre.
Dans le premier cas la fistule est large, et a la
forme d'un entonnoir : il y passe une grande
quantité d'urine, et il est presque toujours impossible de la guérir. Dans le second cas, elle
est très-étroite, et ne donne passage qu'à quelques gouttes d'urine : son orifice est couvert
d'une pellicule ou cicatrice, ses parois sont mol-

molles, fongueuses, quelquefois dures, calleuses et privées par conséquent des conditions nécessaires à leur cicatrisation. Pour leur donner ces conditions, il faut détruire la pellicule et les chairs fongueuses qui les recouvrent au moyen de trochisques de minium, en même temps qu'on empêche l'urine de se porter dans le trajet fistuleux, en employant la sonde. Quand l'escarre produite par les trochiques est tombée, on peut faire concourir utilement à la guérison de la fistule, une compression qui en rapproche les parois et les applique fortement l'une contre l'autre. Lorsque cette méthode, que j'ai employée plusieurs fois avec succès, ne réussit point, la fistule peut être regardée comme incurable.

— L'incontinence d'urine succède rarement à l'opération de la taille par l'appareil latéral. Ce n'est guères que dans le cas où le col de la vessie a été fortement contus et déchiré, au moment de l'extraction du calcul, qu'on a vu survenir cet accident, dû presque toujours à la gangrène des parties froissées. Lorsque l'urine s'écoule au-dehors à mesure qu'elle arrive dans la vessie, la maladie est ordinairement au-dessus des ressources de l'art. Lorsque l'excrétion de l'urine a lieu involontairement, mais seulement après qu'une certaine quantité d'urine s'est accumulée dans la vessie, l'incontinence est alors incomplète, et les moyens généraux joints aux astringens locaux, la font quelquefois cesser. Quand l'incontinence d'urine persiste pendant plusieurs mois, malgré l'emploi des remèdes convenables, elle est généralement incurable. On se borne alors aux moyens palliatifs dont nous avons parlé en traitant de l'incontinence d'urine.

— L'impuissance est un accident moins rare à la suite de l'opération dont il s'agit, où l'incision de la prostate est faite à quelques lignes en dehors des conduits éjaculateurs. Il est vraisemblable que lorsque l'impuissance succède à l'opération de la taille latérale, elle dépend, comme l'incontinence d'urine, d'escarres formées dans le trajet de la plaie, ou de la dilacération des conduits éjaculateurs au moment où le calcul a été retiré. Cet accident est sans remède.

— Il nous reste à parler d'un accident bien fâcheux qui arrive quelquefois au moment de l'opération de la taille latérale; c'est la blessure de l'intestin rectum. Cet accident est dû quelquefois au défaut d'attention de l'opérateur, ou à son peu d'adresse, mais le Chirurgien le plus attentif et le plus habile n'est pas certain de l'éviter toujours. Dans certains sujets habituellement constipés, le rectum est si large, si évasé qu'il occupe presque toute la cavité du petit bassin, et qu'il couvre les parties latérales de la prostate, de manière qu'il est bien difficile, sinon impossible, de ne pas l'intéresser. Il est probable que c'est dans des cas de cette espèce qu'il est arrivé à des hommes très-expérimentés de blesser le rectum. On a reproché au lithotome caché, comme nous l'avons dit précédemment, d'exposer beaucoup plus que tout autre instrument à ouvrir cet intestin; mais il n'y en a aucun qui mette à l'abri de cet accident, si ce n'est le gorgeret d'Haukins. C'est un avantage propre à cet instrument, et dont se sont privés ceux qui, sous le prétexte de le perfectionner, l'ont presque entièrement dénaturé en le gâtant. Au reste, ce n'est pas seulement en incisant la prostate et le col de la vessie que l'on peut blesser le rectum avec l'instrument qui sert à faire cette incision, on peut aussi l'atteindre en pratiquant l'incision extérieure avec un bistouri ordinaire. Dans le premier cas, on blesse le rectum parce que le tranchant de l'instrument n'est pas assez dirigé en dehors ; et dans le second, parce que l'on commence l'incision de la peau trop près de l'anus. Dans l'un et dans l'autre cas, la largeur extraordinaire de cet intestin en favorise la blessure. Quelquefois le Chirurgien s'aperçoit de cet accident au moment de l'opération, par la sortie des matières fécales à travers la plaie et par l'odeur des gaz qui s'échappent ; mais en général, ce n'est que quelques jours après que les matières stercorales sortent par la plaie, et qu'on a la certitude que le rectum est ouvert.

Les suites de la blessure de cet intestin sont différentes selon qu'elle est près de l'anus ou beaucoup au-dessus de cette ouverture, selon que la plaie est grande ou petite, parallèle ou non à celle de l'urètre ou du col de la vessie, et que la couche de tissu cellulaire qui se trouve entre ces parties et le rectum est plus ou moins épaisse. Lorsque cet intestin a été ouvert dans le temps de l'incision extérieure, parce que cette incision a été commencée trop bas, si l'ouverture est très-petite, elle peut se guérir d'elle-même, surtout lorsque le malade a de l'embonpoint; si l'ouverture a plus d'étendue il y passe une plus grande quantité de matières stercorales ; mais comme elles n'y passent que lors-

que le malade va à la garde-robe, et que l'ouverture de l'intestin est séparée de celle de l'urètre
par une couche épaisse de tissu cellulaire, le
cours de l'urine par ce canal se rétablit, et lorsque la totalité de ce liquide sort par cette voie,
la plaie se consolide, et il ne reste qu'une fistule stercorale dont on obtient facilement la guérison en incisant la portion du rectum comprise entre son ouverture et l'anus : en un
mot, en pratiquant l'opération de la fistule à
l'anus. Dans ce cas, si le cours de l'urine par
l'urètre tarde trop à se rétablir, on favorisera
la guérison de la plaie de l'urètre et du col de
la vessie, en introduisant dans ce viscère par
l'urètre une sonde de gomme élastique dont on
continuera l'usage jusqu'à l'entière guérison de
la plaie de ce conduit. Voici un exemple de ce
cas. En taillant un homme d'environ cinquante
ans, d'un embonpoint assez considérable, j'in-
téressai l'intestin rectum dans la première incision, sans doute, parce que je commençai
cette incision trop bas, et peut-être aussi parce
que cet intestin était très-ample. Je m'aperçus
de cet accident le huitième jour de l'opération,
par la sortie de quelques matières fécales à travers la plaie pendant que le malade allait à la
garde-robe. Le quinzième jour, la moitié environ de l'urine sortait par la voie naturelle. Je
plaçai une sonde de gomme élastique dans
la vessie ; dès-lors l'urine ne passa plus par la
plaie qui fit des progrès rapides vers sa guérison. Le trentième jour je retirai la sonde, et
je vis avec satisfaction que l'urine sortait entièrement par la verge, ce qui me confirma dans
l'idée que l'incision de l'urètre était cicatrisée.
Il resta une fistule stercorale dont j'obtins faci-

lement la guérison en incisant l'intestin. Les auteurs rapportent des exemples de lésions de l'intestin rectum qui n'ont point été suivies de fistule, particulièrement chez les enfans. Il est probable que dans ces cas, l'intestin avait été blessé dans la première incision, que sa blessure était peu considérable et située très-près de l'anus.

Quand on ouvre le rectum en incisant la portion membraneuse de l'urètre, la prostate et le col de la vessie, l'ouverture peut être plus ou moins éloignée de l'anus, et avoir une étendue plus ou moins grande. Lorsqu'elle est voisine de l'anus et peu étendue, le malade peut guérir sans fistule, si l'on a soin de placer de bonne heure une sonde de gomme élastique dans la vessie et d'empêcher l'accumulation des matières fécales dans le rectum. Mais lorsque la blessure du rectum est grande et éloignée de l'anus, il en résulte une fistule au périnée tout-à-la-fois stercorale et urinaire, presque toujours incurable. Cependant il arrive quelquefois que la plaie extérieure se cicatrise ; mais il reste intérieurement une communication entre l'urètre ou le col de la vessie et le rectum ; ensorte que le malade rend une plus ou moins grande quantité d'urine par l'anus, et un peu de matière stercorale liquide par la verge.

Dans le cas dont il s'agit, soit qu'il y ait une fistule au périnée, ou que la plaie extérieure soit entièrement guérie, le seul moyen dont on puisse espérer de bons effets, est la sonde de gomme élastique. On doit en commencer l'usage de bonne heure et le continuer pendant long-temps. On seconde les effets de ce moyen par un régime propre à rendre au malade l'embonpoint qu'il a perdu. Mais si malgré l'emploi de la sonde et le retour de l'embonpoint, l'urine continue à passer dans le rectum et à sortir par l'ouverture du périnée, quand il y en a une, la maladie peut être regardée comme incurable. On a conseillé de fendre, dans ce cas, toute la partie de l'intestin comprise entre sa blessure et l'anus inclusivement, de manière que la plaie faite pour l'extraction de la pierre et la cavité du rectum ne fassent qu'une même cavité. Mais la moindre réflexion suffit pour faire voir qu'une pareille opération ne peut qu'augmenter la maladie et la rendre moins supportable. L'incision du rectum ne peut être utile et nécessaire que dans le cas dont nous avons parlé précédemment ; c'est-à-dire, lorsqu'il reste une fistule stercorale après que la plaie du col de la vessie et de l'urètre est guérie, et que l'urine a pris entièrement son cours par l'urètre.

De la Taille au haut appareil, ou Taille hypogastrique.

La taille hypogastrique ou le haut appareil, consiste à faire une incision à la paroi du ventre, au-dessus des pubis, et à ouvrir la partie antérieure de la vessie pour extraire une pierre contenue dans ce viscère. Franco est le premier qui ait imaginé et qui ait fait cette opération vers l'an 1560. Voici comme il raconte le fait dans son Traité des Hernies imprimé à Lyon en 1561.

« Je réciterai ce qu'une fois m'est advenu vou-
» lant tirer une pierre à un enfant de deux ans
» ou environ, auquel ayant trouvé la pierre de
» la grosseur d'un œuf ou à-peu-près, je fey tout
» ce que je pus pour l'amener bas ; et voyant que
» je ne pouvoye rien avancer par tous mes efforts,

» avec ce que le patient était merveilleusement
» tourmenté, et aussi les parens désirans qu'il
» mourut plutost que de vivre en tel travail :
» joint aussi que je ne vouloye pas qu'il me fut
» reproché de ne l'avoir peu tirer (qui était à
» moi grande folie) je deliberay avec l'impor-
» tunité du père, mère et amis de copper ledit
» enfant par dessus l'os pubis, d'autant que la
» pierre ne voulut descendre bas, et fut coppé
» sur le pénil, un peu à côté et sur la pierre,
» car je levoys icelle avec mes doigs, qui éstoyent
» au fondement, et d'autre côté en la tenant
» subjette avec les mains d'un serviteur qui com-
» primoit le petit ventre au-dessus de la pierre
» dont elle fut tirée hors par ce moyen, et puis
» après le patient fut guari (nonobstant qu'il
» en fut bien malade) et la plaie consolidée ;
» combien que je ne conseille à homme d'ainsi
» faire. »

Franco n'entre dans aucun détail sur les accidens que l'enfant éprouva, il ne parle pas non
plus des raisons qui l'ont porté à avertir de ne
pas l'imiter. Toutefois il est probable que ce
conseil est fondé sur l'opinion où l'on était alors
d'après l'autorité d'Hippocrate, que les plaies
du corps de la vessie sont mortelles. Le conseil
de Franco, quoique démenti par son propre
succès, avait apparemment intimidé les Chirurgiens qui l'ont suivi, jusqu'à François Rousset, qui, vingt ans après, fit l'apologie de cette
opération et enseigna plusieurs manières de la
pratiquer dans un ouvrage intitulé : Traité
de l'enfantement césarien, imprimé à Paris
en 1581. Fabrice de Hildan, après lui, blâ-
ma d'abord, puis conseilla l'opération dont il
s'agit, pour les pierres d'un volume considé-

rable. Depuis ce temps, le haut appareil a été blâmé et proscrit par les uns, défendu, loué et recommandé par les autres ; mais en général il a été très-peu pratiqué, et peut-être même n'y en a-t-il pas d'exemple bien avéré jusqu'en 1700, que Thomas Proby, Chirurgien de Dublin, pratiqua cette opération sur une fille de vingt ans, d'un tempérament robuste, pour lui ôter de la vessie une aiguille à cheveux en ivoire, longue d'environ quatre pouces, et recouverte d'une couche pierreuse, qu'il avait inutilement essayé d'extraire par l'urètre. Groenvelt, Hollandais, dit dans un Traité de lithotomie publié en 1710, en Anglais, qu'il fut contraint aussi de tirer une pierre de la vessie par une incision au-dessus du pubis : mais il ne fait pas connaître la raison de cette nécessité. Cependant la taille hypogastrique était en quelque sorte tombée dans l'oubli, lorsque, en 1718, Jacques Douglas, communément appelé le docteur Douglas, lut à la Société royale de Londres une dissertation dans laquelle il établit les avantages de cette opération. Bientôt après, c'est-à-dire en 1719, son frère, Jean Douglas, Chirurgien, membre de la Société royale de Londres et lithotomiste de l'hôpital de Westminster, entreprit cette opération pour la première fois sur le vivant. Le sujet âgé de 16 à 17 ans, fut guéri au bout de cinq semaines. Dans le même temps l'exemple de Douglas fut imité par Cheselden, Chirurgien de l'hôpital St.-Thomas, Paul Macgill et Thornhill. Douglas et Cheselden ont donné leurs ouvrages dans lesquels on voit que, depuis décembre 1719 jusqu'en juin 1723, de quinze malades taillés selon cette méthode, il n'en était mort que deux. Dans l'ouvrage du docteur Middleton,

il est dit que Thornhill en avait taillé douze et
gueri dix, que Macgill en avait opéré quatre et
guéri trois : de sorte que de trente et un malades
en tout taillés selon cette méthode, il n'en est
mort que cinq. Les Français imitèrent l'exemple
des Anglais, et le haut appareil fut pratiqué à
St.-Germain-en-Laye par Berryer, Chirurgien
de cette ville, et à l'Hôtel des Invalides , par
Morand, sur un officier qui, après avoir donné
les plus grandes espérances de guérison, mourut à force de commettre des imprudences. Ces
deux dernières opérations furent faites en 1727.
Vers le même temps le haut appareil fut pratiqué en Allemagne par plusieurs Chirurgiens,
et notamment par Heister.

Malgré les succès obtenus en Angleterre et
tous les efforts de Morand et de Heister pour
assurer au haut appareil , la préséance sur
les autres méthodes usitées jusqu'alors, cette
opération fut négligée dès que l'attention des
gens de l'art se porta vers la taille latérale qui
commençait à s'établir ; et lorsque cette dernière
méthode fut arrivée au degré de perfection qu'elle
atteignit bientôt, on abandonna entièrement le
haut appareil, ou du moins on en restreignit
l'usage au cas où la pierre est si volumineuse
qu'il serait impossible de la tirer par l'incision
du col de la vessie, quelque grande qu'on la
suppose.

Franco a coupé les parties molles sur la pierre
même qu'il avait soulevée avec deux doigts introduits dans le fondement ; mais ce procédé
ne pourrait convenir que dans le cas d'une pierre
excessivement grosse et que l'on sentirait à travers la paroi abdominale, dans la région hypogastrique. Dans ce cas, qui est extrêmement

rare, le malade étant couché sur le côté droit de son lit, un aide pousserait la pierre de bas en haut et de derrière en devant, avec le doigt du milieu et l'indicateur introduits dans le rectum, pendant que le Chirurgien couperait la peau, la partie inférieure de la ligne blanche et la vessie : quand celle-ci serait entamée, on pourrait, pour plus de sûreté et de commodité, agrandir la plaie avec un bistouri concave et boutonné, conduit de haut en bas ; ensuite on procéderait à l'extraction de la pierre et au pansement de la plaie.

Pour rendre la taille hypogastrique applicable à tous les cas, en même temps pour faciliter l'incision de la vessie et éloigner le péritoine de l'endroit où cette incision doit être faite, Rousset et tous ceux qui l'ont suivi ont recommandé d'injecter dans la vessie une assez grande quantité d'eau tiède ou d'eau de guimauve pour la distendre et lui faire faire au-dessus du pubis une saillie qui puisse servir de guide à l'opérateur. Voici comment se pratiquait cette opération : le malade étant situé sur le bord droit de son lit, ou d'une table garnie d'un matelas, et suffisamment assujetti par des aides, on introduisait une algalie dans la vessie et on y poussait lentement de l'eau tiède ou de l'eau de guimauve avec une seringue ; la quantité d'eau était subordonnée à la capacité de la vessie ; elle devait être de huit onces au moins, de seize au plus. Lorsque la vessie était suffisamment distendue et qu'elle faisait saillie au-dessus du pubis, le Chirurgien retirait la sonde et il donnait la verge à tenir à un aide qui la comprimait entre ses doigts et qui l'abaissait entre les cuisses du malade pour empêcher la sortie de l'injection.

Il tendait en travers les tégumens de l'hypogastre avec le pouce et le doigt indicateur de la main gauche, pendant qu'avec un bistouri convexe tenu de la main droite, comme pour couper de dehors en dedans, il incisait longitudinalement, dans l'étendue de trois ou quatre pouces, la peau, le tissu cellulaire et la ligne blanche; cela fait, il portait le doigt indicateur de la main gauche dans l'angle supérieur de la plaie, la paume de la main tournée en haut, et l'appuyant sur la partie supérieure de la vessie, il y plongeait la pointe du bistouri qu'il tenait comme une plume à écrire et dont le tranchant était tourné vers le pubis. L'eau sortait aussitôt et la vessie se serait affaissée si le Chirurgien n'eût enfoncé promptement le doigt indicateur de la main gauche dans ce viscère; il courbait ce doigt de bas en haut pour en soutenir les parois, comme avec un crochet, pendant qu'il achevait de l'inciser de haut en bas et jusque sous le pubis, avec un bistouri concave et boutonné. Enfin, il retirait le bistouri, sans cesser de tenir la vessie suspendue, et cherchait la pierre avec les doigts de la main droite ou une tenette, et terminait l'opération. Depuis Rousset, on a fait subir différentes modifications au procédé opératoire qu'il avait proposé ; mais comme ces modifications ne touchent point au fond même du procédé et qu'elles ne remédient pas à ses principaux inconvéniens, nous pensons qu'il serait inutile d'en parler. Voici quels sont ces inconvéniens : 1.° la distension subite de la vessie par un liquide qu'on y injecte, même avec lenteur, est si douloureuse que beaucoup de malades n'ont pas pu la supporter, et que ceux qui l'ont soutenue ont avoué qu'elle avait été plus

douloureuse que l'incision même de la paroi
du ventre et de la vessie. Cette distension est
impossible lorsque la vessie est racornie, comme
cela n'est pas rare chez les adultes et les vieillards affectés de la pierre depuis long-temps,
et on court risque alors d'ouvrir le péritoine.
Pour obvier aux inconvéniens de l'injection, on
a recommandé aux malades de s'habituer à retenir leur urine, afin de distendre, s'il est possible, la vessie par des degrés insensibles ; mais
les malades n'ont pas pu exécuter cet ordre à
cause du besoin pressant d'uriner qu'éprouvent
ordinairement les calculeux, surtout ceux qui
portent une grosse pierre qui remplit exactement la vessie ; 2.° après l'opération, l'urine
ayant plus de facilité à s'échapper par la plaie
de la vessie qu'à sortir par le canal de l'urètre,
s'infiltre dans le tissu cellulaire du bassin et
donne lieu à des abcès gangréneux ; cette infiltration est favorisée encore par le défaut de parallélisme entre la plaie de la ligne blanche et
celle de la vessie, effet inévitable de la contraction de ce viscère qui, en revenant sur lui-même,
s'enfonce derrière les os pubis. C'est envain que,
pour éviter cet accident, on a conseillé de faire
tenir les malades couchés sur le ventre dans
une position horizontale, et de leur introduire
une algalie dans la vessie, suivant le conseil de
Rousset, renouvellé par Morand ; mais l'expérience a appris que, malgré ces précautions, cet
accident n'était ni moins fréquent, ni moins funeste ; 3.° en supposant que l'urine ne s'infiltre
point dans le tissu cellulaire du bassin, elle sort
d'abord en abondance et sans interruption par
la plaie pendant les quinze ou vingt premiers
jours. Les tégumens du ventre, toujours mouil-

lés par ce liquide, s'enflamment et s'excorient ;
et comme ce n'est qu'avec la plus grande difficulté qu'il reprend, même dans les jeunes sujets, sa route naturelle par l'urètre, ce n'est
aussi qu'avec beaucoup de peine que l'on parvient à guérir la plaie de la vessie et celle de la
paroi abdominale. Si on laisse une sonde à demeure dans la vessie pour dévier l'urine, ce liquide n'y passe qu'en très-petite quantité et continue à refluer par la plaie, parce que, en effet,
il n'y a point de proportion entre la plaie de la
vessie et le diamètre d'une sonde ou celui de
l'urètre. Quand la vessie contient du pus, du
sang, des glaires ou des graviers, la sonde ne
peut les transporter au dehors : elle irrite elle-
même la vessie par sa présence et cause des douleurs inutiles au malade. 4.° Enfin, quelque précaution qu'on apporte en incisant la vessie, pour
ne point intéresser le péritoine, il est arrivé
quelquefois que ce sac membraneux a été ouvert, et que les intestins se sont échappés par
cette ouverture ; ou, ce qui est plus fâcheux
encore, que l'urine s'est épanchée dans le ventre. Tous ces inconvéniens de la taille hypogastrique pratiquée suivant le procédé de Rousset,
modifié par ceux qui ont fait revivre cette opération, l'avaient fait abandonner, et cette méthode serait restée dans l'oubli où elle était tombée, sans la nouvelle manière de la pratiquer
imaginée par frère Côme et publiée par lui en
1779, dans un ouvrage qui a pour titre : *nouvelle Méthode d'extraire la pierre de la vessie au-
dessus du pubis* ; il fait connaître dans cet écrit les
épreuves nombreuses qu'il en a faites et leur
réussite. Le procédé de frère Côme n'a aucun
des inconvéniens dont nous venons de parler.
Le voici :

On place le malade sur une table ni trop
haute, ni trop large, tournée un peu obliquement de gauche à droite en face du jour, et couverte d'un ou de deux draps pliés en plusieurs
doubles : il est assujetti comme dans l'appareil
latéral, excepté qu'on peut se dispenser de le
lier, si c'est un adulte, et se contenter de lui
faire tenir, par deux personnes fortes, les cuisses
et les jambes pliées et écartées; mais si c'est un
enfant, on ne peut se dispenser de le lier comme
dans la taille au-dessous du pubis.

Lorsque le malade est situé et assujetti, on
introduit un cathéter dans la vessie et on le con-
fie à un aide qui le tient ferme, en inclinant
son manche vers l'aîne droite. Le Chirurgien
tend les tégumens du périnée avec le pouce et
le doigt indicateur de la main gauche, pendant
qu'avec un bistouri saisi de la main droite comme
pour couper de dehors en dedans, il incise la
peau et le tissu cellulaire dans l'étendue d'environ un pouce, au même endroit et suivant la
même direction que dans la taille latérale; il
ouvre ensuite la portion membraneuse de l'u-
rètre dans la longueur de sept à huit lignes, en
s'approchant le plus qu'il lui est possible de la
prostate. Il prend alors une sonde droite terminée par une crête ou languette semblable à
celle d'un gorgeret, présentant elle-même sur
sa longueur une gouttière d'environ deux lignes
de large; il fait glisser la languette de cette
sonde le long de la cannelure du cathéter jusque
dans la vessie. Le cathéter est ensuite retiré, et
la sonde qui le remplace sert de conducteur
pour porter dans la vessie une autre sonde en
argent, longue, et faite comme une algalie ordinaire, mais ouverte en forme de cannelure

dans toute la concavité de sa courbure : les bords de la cannelure présentent au milieu de cette concavité une petite expansion d'environ une demi-ligne de saillie sur deux lignes et demie de longueur; l'extrémité obtuse, ou le bec de cette sonde est plein, de façon que la cavité de la cannelure se termine extérieurement au devant de ce bec, en plan incliné. Cette sonde renferme une tige ou flèche d'argent forgé à froid, pour qu'elle soit ferme et élastique, plus longue que la sonde d'environ deux pouces et demi, et large d'environ deux lignes sur une ligne d'épaisseur, un peu courbée suivant sa longueur, et un peu arrondie du côté convexe, conformément à la cavité de la sonde, pour y glisser plus aisément. Cette flèche est cannelée du côté de la concavité de sa courbure, dans les deux tiers de sa longueur, jusqu'à l'extrémité supérieure qui est terminée en vis pour y ajouter une petite lame ou pique d'acier, taraudée dans sa base, bien trempée, tranchante, et pointue, de cinq à six lignes de longueur sur deux lignes de large. L'autre extrémité de la flèche est terminée par un bouton applati, d'environ cinq lignes de largeur, pour pousser et retirer cette flèche suivant le besoin. La sonde à flèche parvenue dans la vessie, on ôte la sonde cannelée et on donne la sonde à flèche à tenir à un aide.

Cela fait, on change la situation du malade, et on le place de manière que le bassin réponde au milieu de la table sur laquelle il est couché tout de son long. Pendant ce changement de situation, l'aide qui tient la sonde à flèche doit suivre les mouvemens du corps, afin que l'instrument n'abandonne point la vessie. Le malade est fixé dans cette position par des aides, mais il est inutile de le lier.

Le Chirurgien, placé au côté droit du malade, tend la peau de l'hypogastre avec le pouce et le doigt indicateur de la main gauche, et l'incise longitudinalement sur la ligne blanche, dans une étendue qui ne doit guère être moindre que la moitié de l'intervalle qui sépare le nombril du pubis. La peau incisée jusqu'à la partie supérieure de la symphise des os pubis, il divise le tissu cellulaire graisseux pour mettre la ligne blanche à découvert; ensuite il plonge à la partie inférieure de cette ligne un petit trois-quarts dont la tige est fendue à jour dans toute sa longueur, et renferme une lame tranchante qui lui est unie près de sa pointe, au moyen d'une vis ou d'un clou, de manière qu'on peut la faire sortir de la fente où elle est logée. On doit enfoncer cet instrument immédiatement au dessus de la symphise des os pubis, le diriger obliquement de devant en arrière et de haut en bas, et le faire pénétrer au-delà de la moitié ou aux deux tiers de sa longueur, plus ou moins selon la taille du malade. Alors, si le tranchant de la lame n'est pas tourné vers l'ombilic, le Chirurgien la ramène à cette direction en faisant tourner l'instrument sur lui-même, et pendant qu'il tient son manche avec la main droite, il écarte la lame de la tige avec la main gauche et coupe ainsi la ligne blanche dans une étendue proportionnée à l'écartement des deux parties de l'instrument. Au défaut de ce trois-quarts-bistouri, on peut se servir, pour entamer la ligne blanche, d'un bistouri ordinaire dont on applique le dos contre la symphise des os pubis. Lorsque la partie inférieure de la ligne blanche

est ouverte , le Chirurgien retire le trois-quarts
pour prendre un bistouri légèrement concave
sur son tranchant et dont la pointe est terminée
par une lentille plate d'environ deux lignes de
largeur : il introduit et engage l'extrémité de ce
bistouri dans l'ouverture faite à la ligne blanche,
entre cette aponévrose et le péritoine, le tranchant tourné vers l'ombilic. Alors, prenant avec
sa main gauche le manche de cet instrument ,
pendant qu'avec le pouce et l'indicateur de sa
main droite il saisit fortement le dos de la lame,
il la pousse avec le doigt du milieu. On est
même obligé d'employer un peu de force pour
fendre à diverses reprises, sans glisser, la ligne
blanche jusque vers l'angle supérieur de la plaie
des tégumens, et même au-delà si on le juge
nécessaire, évitant toutefois de donner atteinte
au péritoine.

La ligne blanche étant suffisamment fendue ;
l'opérateur retire et quitte le bistouri lenticulé.
Prenant alors de la main droite le pavillon de
la sonde à flèche, tenu jusqu'alors par un aide,
il en pousse doucement le bec de bas en haut ,
depuis le pubis jusqu'à la partie supérieure de
la face antérieure de la vessie, pendant qu'avec
le doigt indicateur de la main gauche introduit
dans la plaie de l'hypogastre, il juge des progrès
de l'instrument et soulève en même temps le
péritoine, au-dessous duquel le bec de la sonde
doit s'arrêter. Il abaisse le pavillon de l'instrument et en relève le bec, qui se présente à
l'entrée de la plaie de l'hypogastre recouvert par
la vessie. Quand il est bien assuré que la partie de ce viscère, ainsi poussée par l'extrémité de
la sonde, est au-dessous du péritoine, et que
cette membrane ne peut être intéressée, il saisit

avec le pouce et le doigt indicateur de la main
gauche le bec de la sonde avec la portion de la
vessie qui le recouvre, et tenant en même temps
avec sa main droite le pavillon de cette sonde
bien ferme, il fait pousser doucement par
un aide le bouton de la flèche; dans le même
moment la lance perce la vessie en se faisant
jour entre les doigts de l'opérateur qui tiennent
le bec de la sonde assujetti avec la portion de
la vessie qui le recouvre : la flèche sort de deux
pouces environ de longueur. Dès que la flèche
est hors du bas-ventre, l'opérateur la saisit,
fait contenir le pavillon de la sonde par un
aide, pour avoir la liberté de ses deux mains,
glisse la pointe d'un bistouri courbe, fixe sur
son manche, dans la cannelure de la concavité
de la tige de la flèche, porte le tranchant du bistouri de haut en bas, aussi loin qu'il lui est possible, et incise de cette manière la paroi antérieure de la vessie. Aussitôt que cette incision
est faite, le Chirurgien introduit le doigt indicateur de la main gauche dans la vessie, pour la
suspendre avec ce doigt courbé en haut en manière de crochet. Il ordonne en même temps à
l'aide qui tient la sonde, de la retirer hors de la
vessie, après y avoir fait rentrer la flèche. S'il
juge que l'incision de la vessie n'est pas assez
grande, il l'augmente en bas au moyen d'un
bistouri caché dans une gaîne, ou mieux encore
avec un bistouri boutonné. Si elle n'avait pas
assez d'étendue en haut vers l'ouraque, on l'a-
grandirait dans ce sens avec le bistouri lenticulé
conduit de la même manière que pour l'incision
de la ligne blanche; mais, en général, il ne
faut agrandir l'incision de la vessie par en haut
que dans le cas de nécessité indispensable, et on

doit le faire avec la plus grande circonspection crainte de blesser le péritoine.

L'incision de la vessie n'est pas toujours aussi facile qu'on pourrait l'imaginer, d'après ce que nous venons de dire sur la manière de la pratiquer. Quelquefois le volume de la pierre est si considérable que la vessie l'embrasse et la serre aussi exactement et aussi fort que le ferait une main qui la presserait : le bec de la sonde à dard rencontrant une résistance qui l'empêche de se présenter à la plaie de l'hypogastre, le Chirurgien doit alors avancer le doigt indicateur de la main gauche jusqu'à ce qu'il découvre le bout de la sonde à travers les parois de la vessie qui, dans ce cas, ont une épaisseur considérable. Quand il l'a trouvé, il l'arrête avec le doigt et fait pousser la flèche dont il dirige la lance jusqu'au niveau de la plaie extérieure ou aussi avant qu'il le peut; ensuite, conduisant un bistouri droit dans la cannelure de la flèche, il en porte la pointe jusqu'au commencement de la cannelure de la sonde pour fendre environ un travers de doigt de la vessie, s'y faire jour, et y placer le bout du doigt indicateur. Il fait rentrer la flèche, retire la sonde, conduit le bout du bistouri caché, ou du bistouri boutonné, le long du doigt indicateur, l'insinue entre la pierre et la vessie, et incise ce viscère jusqu'auprès de son col; il agrandit l'incision par en haut avec le bistouri lenticulé, en prenant les précautions convenables pour ne point intéresser le péritoine.

Dans certains cas, la pierre est tellement pressée par la vessie qu'il est impossible de porter la sonde à flèche assez haut pour que son bec puisse être touché par le doigt enfoncé dans la

plaie de l'hypogastre. Alors, cet instrument ne
peut être d'aucune utilité, et l'on est obligé d'inciser la vessie sur la pierre même. Pour cela,
on glisse la lame d'un bistouri droit et pointu
le long du doigt indicateur, le tranchant tourné
du côté des os pubis, et on plonge sa pointe sur
la pierre, pendant que le bout du doigt recule
la cloison du péritoine. Cette pointe, en trai-
nant sur la pierre du côté du col de la vessie ,
peut faire une ouverture assez grande pour y
porter le bout du doigt et y insinuer la pointe du
bistouri courbe boutonné, dans la vue de prolonger l'incision jusqu'au col de ce viscère.
On en fait ensuite autant du côté opposé avec
le bistouri lenticulé, jusqu'à ce qu'on puisse
procéder à l'extraction de la pierre.

L'incision de la vessie présente beaucoup plus
de difficulté lorsque la pierre qui la remplit
exactement est hérissée sur toute sa surface de
tubercules ronds semblables à ceux qu'on voit
sur les truffes noires. Ces tubercules se terminent
quelquefois en pointe, d'une ou de plusieurs
lignes de hauteur, laissant entre eux des intervalles assez profonds occupés par des expansions
de la membrane interne de la vessie, d'où résulte un entrelacement réciproque de ces appendices avec les tubercules de la pierre. Il est aisé
de sentir que, dans ce cas, la sonde à dard ne
peut être employée, et qu'il faut inciser la vessie sur la pierre comme dans le cas précédent.
On se servira, pour faire cette incision, d'un bistouri tranchant sur sa concavité, et dont la
pointe sera très-aiguë et forte cependant. On
pointera sur la pierre le plus près qu'il sera possible du col de la vessie; on fera une incision de
ciuq à six lignes de longueur, la dirigeant vers

l'ombilic, et aussitôt qu'on pourra introduire le doigt entre la pierre et la vessie, on se servira du bistouri boutonné pour étendre l'incision de ce viscère vers son col, et du bistouri lenticulé pour la prolonger vers l'ouraque.

De quelque manière qu'on ait fait l'incision de la vessie, lorsqu'on a donné à cette incision l'étendue convenable, on doit procéder à l'extraction de la pierre. Le Chirurgien substituera d'abord au doigt indicateur de la main gauche, dont il s'est servi jusqu'alors pour suspendre la vessie, l'extrémité annulaire d'un crochet suspenseur, dont il engagera l'anneau sous l'angle supérieur de l'incision de ce viscère, vers l'ouraque; il confiera cet instrument à un aide qui, saisissant sa plaque coudée, la tiendra ferme et soutiendra la vessie, en la tirant sans violence vers l'ombilic. Cet instrument occupe peu d'espace dans la vessie, gêne moins que le doigt indicateur, et rend les deux mains libres pour procéder à l'extraction de la pierre; il a aussi l'avantage de soutenir avec sa tige l'effort que les viscères du bas-ventre font pour pousser le péritoine en avant, et pour le faire bomber à la partie supérieure de la plaie des tégumens. Ensuite, l'opérateur portera ses doigts dans la vessie, et s'il peut atteindre la pierre, il la saisira et en fera l'extraction; s'il ne peut la prendre de cette manière, même en la soulevant avec les doigts introduits dans le rectum chez l'homme, et dans le vagin chez la femme, il se servira de la tenette qu'il enfoncera perpendiculairement dans la vessie et avec laquelle il enlèvera le calcul.

Lorque la vessie est ample et la pierre peu volumineuse, il est facile de la saisir et de l'extraire. Dans le cas contraire, cette partie de l'opération présente souvent de grandes difficultés qu'il est presque toujours impossible de surmonter avec une tenette ordinaire : on est alors obligé de se servir d'une tenette à forceps ; on prend une branche de cette tenette qu'on glisse le long du doigt indicateur pour la conduire entre la vessie et la pierre du côté opposé à soi, et l'ayant placée jusqu'au delà du diamètre du corps étranger, on conduit l'autre branche sur l'autre diamètre de ce corps; on joint les branches de l'instrument et on tire la pierre. Si les incisions de la vessie, de la ligne blanche et des tégumens n'ont pas assez d'étendue pour lui donner passage, on les agrandit de la manière qui a été indiquée plus haut. Si la pierre se casse, on doit en retirer tous les fragmens, soit avec la tenette, soit avec la curette.

L'extraction de la pierre étant faite, il faut panser le malade. On introduit dans la vessie, par la plaie du périnée, à la faveur d'une sonde droite cannelée, une canule droite. d'argent ou de gomme élastique, dont la longueur doit être proportionnée à la taille du malade et à son embonpoint. Si l'on éprouve quelque difficulté à faire entrer dans la vessie la sonde droite cannelée qui doit servir de conducteur à la canule, il faut remettre le cathéter, et faire glisser cette sonde le long de sa cannelure jusque dans la vessie. Pour retenir la canule en situation, on passe dans chacun des deux anneaux de son pavillon, un gros fil double qu'on y arrête par un nœud. puis séparant le double fil de chaque anneau, on en passe un par devant et l'autre par derrière chaque cuisse, pour les réunir, les nouer ensemble et les fixer de chaque

côté sur la région des lombes avec un petit emplâtre fait avec la gomme ammoniac broyée et
dissoute dans du vinaigre, et qu'on applique à
nu sur les nœuds pour les coller à la peau. On
attache à l'extrémité de la canule un petit bout
de ruban de fil pour diriger la chute de l'urine
dans une petite cuvette placée au-dessous pour
la recevoir.

Comme la guérison de la plaie de la vessie et
de celle de l'hypogastre dépend essentiellement
de l'épuisement de l'urine par le périnée, la canule exige beaucoup d'attention et de soin, et
on doit la débarrasser des caillots de sang, des
flocons glaireux, purulens, des concrétions gyp-
seuses, etc., qui peuvent s'y engager et l'ob-
struer. Pour cet effet, on broie en quelque façon
les matières qui s'y arrètent avec un stylet terminé par trois ou quatre ailes en forme de petit
moussoir ou de pignon de montre, que l'on introduit dans la canule, et auquel on donne en
mème temps un mouvement de rotation pour
débarrasser ses yeux intérieurement de quelques
expansions membraneuses qui s'y glissent quelquefois, ainsi que l'expérience l'a fait connaître.
On a soin de tourner entre les doigts cette espèce
de goupillon dans la canule. Enfin, on change
celle-ci quand le besoin le requiert; car il est de
toute nécessité d'entretenir par le périnée un
libre cours à l'urine.

Quant à la plaie de l'hypogastre, le pansement
consiste particulièrement, après l'extraction de
la pierre et le placement de la canule, à porter
avec une pince à anneaux, à la faveur du doigt
indicateur, le bout d'une bandelette de linge,
large d'un pouce et longue de six à sept, jusque
dans la vessie, pendant qu'on pose l'autre bout

sur l'un des côtés de la plaie externe, afin que le dégorgement de cette plaie se fasse par elle au-dehors; on la couvre, ainsi que la plaie, d'un plumasseau et d'une compresse qu'on change lorsque l'humidité excessive ou quelqu'autre circonstance l'exige.

Le troisième ou le quatrième jour, on retire cette petite bande, et on se borne à tenir les lèvres de la plaie à demi-rapprochées par le moyen d'un emplâtre agglutinatif fendu ou fenêtré dans sa partie moyenne; on met par-dessus cet emplâtre, à l'endroit de la plaie, un plumasseau sec et une compresse. On renouvelle cet appareil une ou deux fois par jour, selon qu'il s'imprègne plus ou moins vîte. Il arrive souvent que l'humidité de l'appareil s'arrête au bout de peu de jours, et que d'autres fois elle continue pendant plusieurs semaines. Ce dernier cas suppose de longues souffrances antécédentes et de l'altération dans les organes urinaires. Quelquefois l'abondance des glaires et du sédiment de l'urine bouche les yeux ou engorge la cavité de la canule, ce qui favorise plus ou moins long-temps le reflux de l'urine par la plaie de l'hypogastre. Lorsque cette plaie est en suppuration, que ses lèvres sont dégorgées, et qu'elle ne laisse plus sourdre d'humidités séreuses, on rapproche ses bords avec des bandelettes agglutinatives, comme dans les plaies simples. S'il survient des accidens après l'opération, on les combat par des moyens appropriés à la nature de ces accidens.

Le procédé de frère Côme est exempt de la plupart des inconvéniens attachés à celui de Rousset. Cependant, malgré les avantages de ce procédé et les succès que son inventeur en a obtenus, la plupart des praticiens s'accordent aujourd'hui pour ne pratiquer la taille hypogastrique chez l'homme, quelorsque la pierre est si volumineuse, qu'il serait impossible d'en faire l'extraction par l'incision du col de la vessie, ou qu'on ne pourrait la tirer par cette voie sans exposer le malade à des accidens mortels, et ce cas se présente rarement. On a pensé qu'il serait convenable alors de commencer par faire une incision au col de la vessie, afin de s'assurer exactement du volume de la pierre, et de juger si on peut l'extraire par cette incision sans exposer le malade à des accidens funestes. L'impossibilité de reconnaître au juste le volume de la pierre par le cathétérisme, l'introduction du doigt dans le rectum et les circonstances commémoratives, nous paraît un motif suffisant pour justifier ce précepte; mais il faudrait bien se donner de garde alors de faire des tentatives longues et infructueuses avant d'en venir au haut appareil : le malade, épuisé par cette première opération, mourrait infailliblement. Il serait donc essentiel de recourir immédiatement à la taille hypogastrique après s'être assuré du gros volume de la pierre en ouvrant le col de la vessie.

De l'opération de la Taille chez les femmes.

L'opération de la taille se fait plus rarement sur les femmes que sur les hommes, parce que chez elles l'urètre étant très-court, presque droit, susceptible d'une grande dilatation, et le col de la vessie dépourvu de prostate, les sables et les graviers qui viennent des reins, et même les petits calculs qui pourraient servir de noyau à une pierre plus grosse, peuvent sortir beaucoup plus facilement avec les urines. Il résulte encore de cette disposition des parties , qu'une pierre lisse et polie, d'un petit volume, d'une forme ronde ou oblongue, peut aisément être expulsée dans la femme par un jet d'urine, sur-tout si pendant l'éjection de ce liquide le corps est courbé en devant, afin que la pierre tombe directement dans le col de la vessie. Non-seulement l'expérience prouve que de petites pierres ont souvent été ainsi chassées par un flot d'urine, mais des observations multipliées prouvent encore que des femmes ont rendu spontanément, et par les seuls efforts de la nature, de grosses pierres. du poids de deux, de trois et même de quatre onces. La sortie de ces pierres se fait très-lentement et comme par une espèce d'accouchement ; le col de la vessie et l'urètre ne se dilatent que par des degrés insensibles ; la pierre, en s'engageant dans l'orifice par son petit diamètre, n'est quelquefois entièrement expulsée que dans l'espace d'un an et plus. Pendant tout le temps que dure ce travail, la femme éprouve des douleurs plus ou moins vives, et lorsqu'elle est enfin délivrée du corps étranger, il lui reste presque toujours une incontinence d'urine qui subsiste pendant toute la vie.

Chez la femme comme chez l'homme, l'opération de la taille peut être pratiquée au-dessous ou au-dessus du pubis. Il y a deux manières de faire la lithotomie au-dessous du pubis sur les femmes ; savoir par la dilatation de l'urètre et du col de la vessie, et au moyen de l'incision de ces parties. Quelle que soit celle dont on se propose de faire usage, la malade doit être située et assujettie comme il a été dit en parlant de la taille chez les hommes.

La sortie spontanée des pierres hors de la

vessie a fait naître l'idée de dilater l'urètre et le col de la vessie pour faire l'extraction de ces corps étrangers. Il y a plusieurs manières de faire cette dilatation. Les uns, après avoir écarté les grandes et les petites lèvres avec deux doigts pour découvrir l'orifice de l'urètre, introduisent par ce canal, jusque dans la vessie, un conducteur mâle trempé dans de l'huile, et avec lequel ils s'assurent de la présence de la pierre ; ils introduisent ensuite le conducteur femelle, et prenant un conducteur de chaque main, ils les écartent en différens sens, et s'en servent comme de deux leviers avec lesquels ils dilatent l'urètre et le col de la vessie, jusqu'au point de pouvoir y introduire une tenette entre les conducteurs. D'autres se servent d'un dilatatoire à deux ou trois branches réunies, qui peuvent s'écarter à volonté et conséquemment dilater l'urètre. Aujourd'hui la plupart des praticiens se servent, pour opérer cette dilatation, du procédé suivant :

Le Chirurgien introduit d'abord le long de l'urètre, jusque dans la vessie, une sonde cannelée mousse, plus longue que les sondes cannelées ordinaires avec laquelle il s'assure de la présence de la pierre ; il prend ensuite l'extrémité de cette sonde avec la main gauche, et fait glisser sur sa cannelure un gorgeret beaucoup moins large que celui dont on se sert ordinairement pour tailler les hommes et qui ne fait qu'une petite dilatation ; après avoir retiré la sonde, il saisit le manche du gorgeret avec la main gauche, et à la faveur de ce gorgeret, il en introduit un autre moins étroit, et successivement d'autres gorgerets de plus en plus larges, jusqu'à ce qu'il puisse, en tenant le plus large de tous de la main gauche, porter le doigt indicateur de la main droite dans sa gouttière et dilater lentement l'urètre, au point d'y pouvoir introduire une tenette.

Douglas propose de mettre dans l'urètre une tente d'éponge préparée ou de racine de gentiane, à laquelle on attache un fil, de peur qu'elle ne tombe dans la vessie, et d'en mettre tous les jours une nouvelle plus grosse que la précédente. De cette manière on fait la dilatation de l'urètre comme on fait celle des sinus fistuleux. On a vu quelquefois ce moyen réussir : au bout de sept ou huit jours de l'usage de ces tentes, on pouvait facilement introduire un gorgeret et une tenette. Mais la plupart des femmes sur lesquelles on a employé ces tentes n'ont pu supporter leur présence sans éprouver à l'instant l'envie d'uriner, ce qui fait qu'elles n'ont pu en garder une petite que pendant un très-court espace de temps. Outre que ce moyen est alors inutile, il est douloureux et très-fatigant.

La dilatation ne doit être pratiquée que lorsqu'il s'agit d'extraire des pierres d'un très-petit volume. Si elles étaient médiocrement grosses, et surtout si elles étaient volumineuses, cette manière d'opérer, outre qu'elle pourrait donner lieu à des accidens inflammatoires graves, serait suivie infailliblement d'une incontinence d'urine, à raison des extensions forcées de l'urètre et du col de la vessie, et de la perte de leur ressort : aussi le plus grand nombre des praticiens lui préfèrent-ils la méthode de l'incision.

Il est difficile de comprendre comment les anciens la pratiquaient. Celse dit que chez les femmes il faut introduire un ou deux doigts dans le vagin, amener la pierre vers le col de la vessie, et couper transversalement sur le corps étranger, entre l'urètre et le pubis : chez les filles, les doigts doivent être placés dans l'anus, et la pierre étant amenée en bas, il faut aussi couper transversalement au-dessous de l'orifice de l'urètre, du côté gauche. Albucasis prescrit aussi, comme Celse, d'introduire deux doigts dans le vagin ou dans le fondement, de chercher la pierre, de l'amener doucement vers le périnée, et de la pousser aussi bas qu'il est possible, jusqu'au côté gauche de l'anus, c'est-à-dire près de la tubérosité de l'ischion. Lorsqu'on l'a fixée en cet endroit, de façon qu'on puisse la sentir avec les doigts, on y fait une incision assez étendue qui pénètre jusqu'à la pierre, et quand on a mis celle-ci à découvert, on la fait sortir avec les doigts placés dans le vagin ou dans l'anus, et on la tire de la même manière que chez les hommes. Les inconvéniens de ce procédé sont si évidens qu'on ne doit pas être surpris qu'il ait été universellement rejeté. C'est celui que suivait le frère Jacques. Nous avons dit quel en était le résultat malheureux. Souvent le rectum était ouvert ; le vagin l'était presque toujours en deux endroits opposés, et il survenait fréquemment des hémorragies.

Les modernes, en opérant par la méthode de l'incision, ne se proposent point de parvenir à la vessie par le périnée, ils suivent une route plus simple et plus facile ; ils fendent l'urètre dans toute son étendue et entament le col de la vessie plus ou moins profondément. On peut faire cette incision avec tous les instrumens qui ont été imaginés pour la taille latérale des hommes ; mais le lithotome caché est celui qui nous paraît le plus propre à remplir cet objet ; aussi lui donnons-nous la préférence. On intro-

duit cet instrument dans la vessie, sans conducteur, ou en le faisant glisser dans la cannelure d'une sonde droite qui a été introduite
préliminairement dans ce viscère, et avec laquelle on s'assure de la présence de la pierre.
On applique sa tige contre la symphise des os
pubis; on dirige le tranchant de la lame obliquement en bas et à gauche, dans le sens de la
petite lèvre de ce côté; on l'ouvre au degré 5, 7
ou 9, suivant la grandeur du sujet et le volume
de la pierre, et on tire l'instrument horizontalement. On porte un gorgeret dans la vessie, et
si l'on juge que l'ouverture de l'urètre et du col
de la vessie n'a pas assez d'étendue, on l'agrandit
en glissant doucement le doigt indicateur de la
main droite dans la gouttière du gorgeret dans
laquelle on porte ensuite la tenette.

La disposition anatomique des parties ne permettant pas de donner à l'incision une étendue
suffisante pour l'extraction d'une pierre volumineuse, sans s'exposer à blesser le vagin ou les
vaisseaux honteux, quelques-uns ont pensé qu'on
rendrait cette extraction plus facile en incisant
l'urètre et le col de la vessie à droite et à gauche.
Dionis paraît être le premier qui ait eu l'idée
de cette double incision, mais il conseille de ne
couper l'orifice externe de l'urètre avec un bistouri étroit à droite et à gauche, qu'après avoir
élargi doucement ce canal avec un dilatatoire
qui doit être ouvert pour faciliter l'action du
bistouri. On doit, suivant Dionis, ouvrir l'u-
rètre un peu plus ou un peu moins, selon qu'on
juge que la pierre est plus ou moins volumineuse. Mais quelle que soit l'étendue de ces incisions, comme elles n'intéressent pas le col de
la vessie, l'extraction de la pierre n'en est pas

plus facile, et elle ne peut avoir lieu sans causer une distension et des déchiremens qui peuvent devenir la source d'accidens inflammatoires très-graves et de l'incontinence d'urine.

Dans l'intention de couper en même temps les deux côtés de l'urètre et le col de la vessie, Louis a imaginé un instrument composé de deux parties, dont l'une est une lame et l'autre un conducteur. La lame est tranchante des deux côtés, et sa figure est assez semblable à celle du lithotome dont les anciens se servaient pour pratiquer le grand appareil chez l'homme: cette lame est placée à l'extrémité d'une tige dont l'autre bout est terminé par une petite plaque qui sert à la tenir. Il y a des lames de diverses largeurs. Le conducteur est composé de deux parties, une supérieure et une inférieure, entre lesquelles glisse la lame dont il vient d'être parlé; à la partie inférieure il y a un anneau pour assujettir l'instrument avec un doigt de la main gauche; la partie supérieure a une arête pour conduire la tenette dans la vessie. Ces deux parties se réunissent au bec du conducteur; la plaque supérieure a une rainure en dessous, pour recevoir une arête qui règne sur toute la longueur de la tige, depuis la plaque jusqu'à la lame.

Pour pratiquer l'opération, Louis introduisait dans l'urètre le bec de son instrument jusqu'à la platine, et dirigeant ce bec vers l'ombilic, et, par conséquent abaissant l'autre extrémité, il tenait ferme l'instrument par le moyen de l'anneau. Alors saisissant la petite plaque qui est au bout de la tige de la lame, il poussait cette lame en avant, et la faisait pénétrer dans l'urètre jusqu'à l'entrée de la vessie, et même dans ce viscère s'il croyait devoir faire une grande ouverture ; par ce moyen l'urètre était coupé en même temps des deux côtés promptement et sûrement. L'incision faite, Louis retirait la lame en la cachant entre les deux platines, introduisait son doigt pour reconnaître les parties divisées, et conduisait sur la vive arête de la platine supérieure, la tenette dans la vessie. Les inconvéniens de ce procédé sont si évidens qu'il serait inutile de les décrire. Il doit suffire de dire que personne n'a adopté l'instrument de Louis, et qu'il est complètement tombé dans l'oubli.

Flurant, Chirurgien de Lyon, a proposé un autre instrument pour couper en même temps et de dedans en dehors, les deux côtés de l'urètre et du col de la vessie. Cet instrument est une espèce de syringotome à deux lames droites qui sortent d'une gaine ou tige d'acier, comme la lame du lithotome caché sort de la sienne quand on appuye sur la bascule. La manière d'employer cet instrument est trop évidente, pour avoir besoin d'être décrite. Son inventeur ne s'en étant point servi sur le vivant, et n'en ayant fait que des essais sur le cadavre, l'expérience n'a point encore prononcé en sa faveur. Au reste, si la double incision de l'urètre et du col de la vessie paraissait nécessaire pour l'extraction d'une grosse pierre, on la ferait plus sûrement et avec plus de facilité en deux fois avec le lithotome caché qu'avec les instrumens de Louis et de Flurant, qui, je le répète, sont entièrement oubliés.

Si une pierre, à force de poser sur les bas-fond de la vessie, y causait une ulcération qui pénétrât dans le vagin, il faudrait agrandir cet ulcère avec le bistouri, et tirer la pierre. Fabrice de Hildan (1) rapporte une observation de cette espèce. Une femme souffrait depuis deux ans les douleurs les plus cruelles à l'occasion d'une pierre dans la vessie. En l'examinant, Fabrice sentit cette pierre à nu avec la sonde, et même avec le doigt introduit dans le vagin, ce corps étranger ayant détruit la cloison formée par l'adossement de la vessie et du vagin. Il agrandit cette ouverture, en partie avec le doigt et en partie avec la pointe d'un bistouri; il tira par cette voie, à la faveur d'un crochet, une pierre de la grosseur d'un œuf de poule. La malade guérit. Le même auteur rapporte ailleurs (*Cent. III*, *Obs.* 69) qu'une femme, après être accouchée d'un enfant mort, éprouva de vives douleurs au fond de la vessie et au col de la matrice ; l'urine, ainsi que les liqueurs qu'on injectait dans la vessie, passaient dans le vagin par lequel la malade rendit plusieurs petites pierres qui furent tirées par son mari et par Fabrice. Cette malade fut encore très-bien guérie. La vessie recueillit et expulsa l'urine comme si elle n'eût été jamais lésée.

C'est d'après ces deux observations que Fabrice de Hildan pense qu'une incision faite avec art au vagin et au bas-fond de la vessie sur la pierre ne serait pas plus difficile à guérir que des ulcères déterminés par des corps étrangers, et serait préférable à l'incision de l'urètre et du col de la vessie ; en conséquence, il propose une nouvelle méthode d'extraire la pierre de la vessie par le vagin. Voici, en peu de mots, en quoi elle consiste.

On introduit par l'urètre dans la vessie une

______

(1) *Cent. I*, *Obs.* 68, *page* 52.

9.   51

curette déliée, un peu courbe à son extrémité et on engage la pierre dans la cuiller de la curette. Un aide saisit le manche de l'instrument et l'élève vers l'os pubis, de manière que la cuiller de la curette et la pierre qui y est engagée soient portées près du col de la vessie et y soient maintenues ferme. Le Chirurgien alors incise sur la pierre, la met à découvert et la retire avec une tenette courbe.

Après Fabrice de Hildan, Méry, dans ses observations sur les opérations de frère Jacques, imprimées en 1700, a proposé de tailler la femme par le vagin. Voici comment il conseille de procéder dans cette opération :

« Qu'on introduise, dit-il, dans la vessie de la femme, une sonde cannelée semblable à celle que l'on introduit dans la vessie de l'homme ; qu'avec la partie convexe de sa courbure on abaisse la partie du vagin sur laquelle porte l'extrémité du corps de la vessie et le commencement de l'urètre qui lui est joint, et qu'on fasse une incision sur la partie du vagin qui se présente sur la rainure de la sonde, on entrera dans la vessie sans aucune difficulté, et on évitera de blesser l'urètre pour peu qu'on coupe profondément dans le vagin. Par ce moyen, faisant passer la pierre par le vagin, on la tirera par la partie la plus large de l'angle que forment les os pubis par leur union. Ce moyen, qu'on peut aussi employer dans les filles, est donc plus sûr et moins douloureux que celui dont on se sert en incisant l'urètre ; car, quoiqu'on perce le vagin, on n'y fait néanmoins qu'une plaie qui n'a tout au plus que deux lignes de profondeur. D'ailleurs, le moyen que je propose me paraît encore plus avantageux que la méthode de tirer la pierre par l'urètre, puisque ne touchant point à ce canal, ni au sphincter de la vessie, on doit éviter l'incontinence d'urine qui suit presque toujours l'opération ordinaire, par laquelle on détruit le plus souvent les fibres musculeuses du sphincter. »

Bussière, en admettant avec Méry qu'on peut pratiquer l'opération de la taille par le vagin, fait cependant la distinction suivante : si la pierre est petite, dit-il, il faut l'extraire par l'urètre, selon la méthode ordinaire et vulgaire ; mais, si elle est très-volumineuse, il vaut mieux introduire les doigts dans le vagin, amener la pierre aussi près qu'il est possible du col de la vessie, et inciser le vagin et la vessie sur la pierre. C'est ainsi, ajoute-t-il, que j'ai opéré avec succès une femme qui avait une pierre de cinq onces et demie. D'ailleurs, on prévient par ce procédé l'incontinence d'urine (1). Cette méthode, que Fabrice de Hildan et Méry se contentent de proposer, et qu'ils n'ont jamais mise en pratique, est d'une exécution très-difficile sur les femmes et impossible sur les vierges. D'ailleurs, elle expose les malades, non-seulement à une fistule incurable, mais encore à tous les accidens qui peuvent résulter des dilatations du vagin et de la vessie, lors de la recherche et de l'extraction de la pierre, pour peu qu'elle soit volumineuse.

Quand on a pratiqué une voie pour l'introduction de la tenette et pour l'extraction de la pierre, soit en dilatant l'urètre et le col de la vessie, soit en les incisant, on doit procéder à cette extraction en suivant les règles que nous avons indiquées en traitant de la taille chez

____

(1) *Transact. philosoph.*, ann. 1699, *p.* 106.

l'homme. Si la pierre s'échappait de la tenette dans l'urètre, le Chirurgien introduirait un doigt dans le rectum, si c'était une fille, et dans le vagin si c'était une femme, pour faciliter l'extraction de la pierre, en la soutenant et la dirigeant vers l'orifice de l'urètre.

L'opération faite, on porte la malade dans son lit; on la met à la diète pendant quelques jours, on la baigne, on lui fait prendre des boissons adoucissantes, et l'on bassine fréquemment la vulve avec de l'eau de guimauve tiède. S'il survient des accidens, on les combat par des moyens appropriés à la nature de ces accidens. Dans les cas simples, la cure est ordinairement terminée dans l'espace de quinze ou vingt jours.

L'expérience a appris que, chez les femmes, l extraction par l'urètre d'une pierre volumineuse ou même d'un volume médiocre, est presque toujours suivie de l'incontinence d'urine, et qu'on ne peut prévenir cet accident qu'en pratiquant la taille hypogastrique. Dionis est un des premiers qui ait senti la nécessité de faire cette opération. Voici les paroles de cet auteur : « De toutes les femmes qu'on taille, il y en a plus des trois-quarts à qui il reste un écoulement involontaire d'urine, surtout de celles dont on a tiré une grosse pierre. Cet accident est immanquable par la trop grande dilatation qui force et rompt le ressort des fibres de l'urètre et du sphincter. Si on pouvait tirer la pierre par le haut appareil, on éviterait cette incommodité; mais je n'ose pas le conseiller avant que d'en avoir vu plusieurs expériences. Toutefois, comme ce moyen a pu réussir à des hommes, je ne doute point qu'il ne convienne aussi aux femmes. Il serait donc à souhaiter que ceux qui sont dans un usage ordinaire de tailler fissent des essais de cette pratique sur des sujets privés de vie, et qu'ils se hasardassent de la tenter sur des femmes qu'ils croiraient ne pouvoir être délivrées que très-difficilement et avec beaucoup de danger par le grand et le petit appareil, toujours plus pénibles aux malades que le haut appareil. » Le conseil de Dionis a été suivi. On a fait des essais multipliés, et il en résulte que cette méthode est préférable à l'extraction de la pierre par l'urètre. Aussi, la plupart des praticiens taillent-ils aujourd'hui les femmes au-dessus du pubis, à moins que la pierre ne soit très-petite. Cette opération a presque toujours un heureux succès dans la femme, et elle est en même temps moins compliquée que chez l'homme, à raison de la conformation des parties.

Le procédé de frère Côme est le seul qui convienne pour la taille hypogastrique des femmes. Il s'exécute comme chez l'homme, excepté qu'on ne pratique point d'incision préliminaire au périnée pour l'introduction de la sonde à dard et pour celle de la canule qui doit servir à l'écoulement de l'urine après l'opération. On les introduit l'une et l'autre par l'urètre.

En traitant de la hernie de la vessie, nous avons dit ce qu'on doit faire pour l'extraction des pierres contenues dans une portion herniée de ce viscère ou dans celle qui est entraînée par la matrice, lorsque celle-ci se précipite entièrement au-dehors.

Du Traitement palliatif des calculs vésicaux.

Diverses circonstances empêchent le Chirurgien de pratiquer l'opération de la taille, et l'o-, bligent d'employer des moyens palliatifs dans le but d'adoucir les accidens produits par la présence des calculs dans la vessie.

Les circonstances qui contre-indiquent l'opération sont assez nombreuses. Les principales sont l'âge extrêmement avancé du malade, lorsqu'il est accompagné d'une grande faiblesse et de tous les autres phénomènes de la décrépitude; une constitution détériorée par d'autres maladies; la complication de quelque affection incurable, comme le squirrhe du rectum, de la prostate, de l'utérus; un ulcère de la vessie, qu'on reconnaît à la sanie purulente mêlée avec l'urine, et à la fétidité extrême de ce liquide; la présence de calculs dans les reins, le volume excessif de la pierre contenue dans la vessie, certains vices de conformation qui s'opposeraient à son extraction. Dans tous ces cas où le Chirurgien reconnaît que l'opération ne présente aucune chance favorable, il est réduit à diminuer le plus possible un mal qui lui paraît incurable.

A cet effet, on conseille au malade des boissons rafraîchissantes, mucilagineuses, et des bains tièdes. Si la pierre, en frappant le col de la vessie au moment de l'excrétion de l'urine, provoque des douleurs vives, on engage le malade à uriner dans la position horizontale, ou, si cela lui est impossible, en s'appuyant sur les genoux et les coudes, de manière à ramener la pierre vers la paroi antérieure et supérieure de la vessie.

Si ces moyens ne suffisaient pas pour prévenir les douleurs, et qu'elles fussent très-vives, on devrait laisser à demeure dans la vessie une sonde de gomme élastique qui, si le malade pouvait la supporter, éloignerait du col de ce viscère le corps étranger qui l'irrite.

On a proposé aussi, dans le cas où la pierre blesse le col de la vessie et gène l'excrétion de l'urine, de pratiquer l'opération appelée *boutonnière*, et d'introduire une canule dans ce viscère; mais cette opération a de trop graves inconvéniens pour qu'il soit permis d'y recourir, lorsque l'introduction d'une sonde par l'urètre n'est pas absolument impossible.

On prescrit des calmans pour diminuer la violence des douleurs et procurer du sommeil. Les injections, les lavemens mucilagineux et anodins, ne doivent pas non plus être négligés.

On recommande aux malades de s'abstenir de tout exercice violent, de fortes secousses, et on leur prescrit un régime approprié à leur constitution et aux complications que peut offrir la maladie des voies urinaires.

Des Pierres arrêtées dans l'Urètre.

Les pierres poussées hors de la vessie par la contraction des fibres de ce viscère, ou entraînées par les flots de l'urine, peuvent s'arrêter dans les divers points de l'urètre, souvent même au col de la vessie. Elles déterminent dans le point où elles séjournent des symptômes particuliers, et réclament divers moyens de traitement.

Des Pierres arrêtées dans le col même de la Vessie.

La forme en entonnoir que présente l'urètre à sa jonction avec la vessie, dans l'endroit qu'on nomme le col de ce viscère, est propre à y favoriser le séjour des calculs. Aussi n'est-il pas rare d'en rencontrer dans cette partie.

Les pierres arrêtées dans le col de la vessie sont quelquefois petites, d'autres fois d'un certain volume. Dans le premier cas, l'excrétion de l'urine n'est pas suspendue et le malade éprouve seulement les symptômes produits ordinairement par la présence d'un calcul dans la vessie. Mais si la pierre est un peu grosse, et qu'elle bouche plus ou moins exactement le col, alors il y a rétention d'urine complète ou incomplète. Enfin, si le calcul est d'une forme irrégulière qui s'oppose à ce qu'il soit embrassé exactement par le col, il y a incontinence d'urine. Quelquefois lorsque le calcul est lisse et volumineux, il diminue le ressort du col de la vessie, et cause seulement un besoin fréquent d'uriner et une douleur vive après l'excrétion, au moment où le col revient sur lui-même et s'applique de nouveau sur le calcul. Une douleur profonde au périnée, une pesanteur vers le rectum, une cuisson vive et permanente dans tout le trajet de l'urètre, et particulièrement au bout de la verge, accompagnent ordinairement la présence d'un calcul dans le col de la vessie. Pour peu qu'il soit volumineux, on le reconnaît plus sûrement encore à l'aide du doigt introduit dans le rectum. Mais c'est surtout au moyen de la sonde qui rencontre le calcul avant de pénétrer dans la vessie, qu'on établit son jugement sur l'existence de ce ce corps étranger et sur le lieu qu'il occupe.

Si la sonde, en entrant dans la vessie, repousse la pierre dans ce viscère, on se conduit comme dans le cas de calcul nageant dans l'urine au sein de la vessie. Si la pierre reste dans le col, elle peut ou arrêter la sonde, ou la laisser pénétrer dans la vessie, entre elle et le canal. Dans la première supposition, l'excrétion de l'urine ne pouvant avoir lieu, il faudra de suite recourir à l'opération : dans la seconde, l'extraction du calcul sera également indiquée ; mais il ne sera pas aussi urgent d'y recourir.

Voici de quelle manière on doit opérer dans le cas où la sonde passe entre la pierre et le col. Le malade étant situé comme dans l'opération de la taille latérale, et la peau du côté gauche du périnée incisée, le Chirurgien, au moyen d'un bistouri conduit dans la cannelure du cathéter, coupera une portion de la partie membraneuse de l'urètre et le sommet de la prostate ; il retirera le bistouri et portera dans la plaie le doigt indicateur, afin de connaître l'étendue de la division et le volume du calcul. Si l'incision est insuffisante, elle sera agrandie et le cathéter retiré. On portera alors dans le rectum un ou deux doigts de la main gauche, afin de pousser la pierre en avant, de la saisir plus facilement avec la tenette et d'empêcher qu'elle ne fuie devant cet instrument et ne s'enfonce davantage du côté de la vessie. Si l'extraction du calcul présente quelque difficulté, le Chirurgien charge un aide d'introduire ses doigts dans le rectum, et de cette manière il conserve ses deux mains libres pour saisir et enlever la pierre.

Lorsque la sonde, parvenue jusqu'au calcul, ne pourra être poussée dans la vessie, le Chirurgien incisera sur le cathéter la portion membraneuse de l'urètre avec le bistouri. Il portera dans la cannelure du cathéter le conducteur de Le Dran, qu'il enfoncera jusqu'à l'obstacle. La forme du conducteur et la direction dans laquelle il agit peuvent faire qu'il pénètre dans la vessie où le cathéter n'avait pu arriver ; si cela a lieu, on termine l'opération comme dans le cas précédent. Si le conducteur parvenu à l'obstacle, est également arrêté, il faut inciser sur la pierre même, après avoir substitué au conducteur une sonde cannelée droite, ouverte à son extrémité. On fait faire saillie au calcul à l'aide des doigts introduits dans le rectum; on a soin de couper avec exactitude toutes les brides qui peuvent le retenir, surtout lorsqu'il est inégal; après quoi on cherche à l'entraîner au-dehors, soit avec la curette, soit avec des pinces à polype ou une tenette. Cette opération est d'ailleurs presque semblable à la taille de Celse; elle offre les mêmes difficultés et les mêmes inconvéniens.

Après avoir extrait le calcul, on porte le doigt profondément dans la plaie et ensuite le bouton dans la vessie, pour s'assurer qu'il n'y a pas d'autre calcul. Collot en a trouvé vingt-deux dans le col de la même vessie. L'opération finie, on se conduit comme après la taille ordinaire.

Des Pierres arrêtées dans la partie membraneuse de l'Urètre.

Les calculs poussés dans le col de la vessie y séjournent rarement. Très-petits, ils sont entrainés au-dehors; médiocres, ils passent dans la partie membraneuse de l'urètre, qui, étant faible et très-extensible, se prête facilement à leur séjour. Les calculs ne restent pas longtemps dans cette portion de l'urètre sans prendre un nouvel accroissement dû à la cristallisation des sels que l'urine tient en dissolution. Si leur présence ne détermine pas d'accidens fâcheux, tels qu'une douleur vive, la dysurie ou la rétention d'urine, leur volume continue à augmenter; ils ulcèrent, ils usent peu-à-peu les parois de l'urètre, et finissent par se faire jour dans le tissu cellulaire où leur accroissement continue encore. Le plus souvent, ce déplacement du calcul se fait avec lenteur et ne produit pas d'infiltration d'urine dans le tissu cellulaire. Une sorte d'inflammation lente précède la perforation de l'urètre, et cette inflammation, en réunissant entre elles les lames du tissu cellulaire, en forme une espèce de cavité isolée dans laquelle peuvent séjourner la pierre et l'urine. Enfin, au bout d'un temps indéterminé, par son accroissement continuel, et par la pression qu'il exerce sur les parties qui le renferment, le calcul se fait jour au travers des tégumens eux-mêmes, et il s'établit une fistule urétrale qu'aucune opération ne saurait guérir.

La présence d'une pierre dans la partie membraneuse de l'urètre est facile à reconnaître. Les douleurs que le malade éprouve, le trouble dans l'excrétion de l'urine, conduisent l'attention du Chirurgien vers le siège de la maladie. L'introduction du doigt dans le rectum fait aisément sentir le calcul sous l'arcade des pubis; on a recours ensuite à la sonde, qui confirme le jugement qu'on avait porté. Toutefois, si le corps étranger avait abandonné le canal et qu'il se fût frayé une voie dans le tissu cellulaire, il serait possible que la sonde ne le heurtât point; mais, alors, il serait nécessairement très-facile à distinguer au travers des parois du rectum. Un abcès urineux au périnée n'a pu être pris pour un calcul que par des hommes peu attentifs et fort ignorans.

Si la pierre contenue dans l'urètre s'oppose à la sortie de l'urine, il est nécessaire d'éloigner le plus promptement possible la cause qui produit cet accident. On introduit avec précaution une sonde dans l'urètre; si la pierre recule devant la sonde et se rapproche de la vessie, il est à craindre qu'elle n'y rentre; il vaut mieux l'extraire de suite que d'exposer le malade à subir plus tard une opération beaucoup plus grave. On s'aperçoit que le calcul fuit devant la sonde, non-seulement par l'intermède de cet instrument, mais encore à l'aide d'un ou de deux doigts de la main gauche, placés dans le rectum et dirigés vers le calcul, dont ils suivent les mouvemens.

Soit que le calcul rétrograde vers la vessie, soit qu'il s'oppose à l'introduction de la sonde, on doit retirer cet instrument et procéder à l'extraction de la pierre. Cette extraction est plus facile que dans le cas où le calcul est situé dans le col de la vessie. Voici comme on opère :

Le Chirurgien porte dans le rectum le doigt indicateur de la main gauche et pousse la pierre vers le périnée. Un aide est chargé de tendre la peau de cette région. Le Chirurgien y pratique une incision oblique, un peu au-dessous de la voûte des os pubis, et la prolonge vers la tubérosité de l'ischion gauche, dans une étendue proportionnée au volume de la tumeur. Quand la première incision est faite, il introduit le doigt dans la plaie pour reconnaître le calcul et inciser de haut en bas, ou de bas en haut, avec la pointe du bistouri, les parties molles qui le recouvrent encore; quelquefois, une troisième incision est nécessaire lorsque la pierre offre beaucoup d'inégalités. Quand rien ne s'oppose plus à son extraction, on la pousse en dehors avec le doigt placé dans le rectum, jusqu'à ce qu'elle fasse saillie; on la saisit alors avec une pince à polype ou à anneaux, une curette, ou tout autre instrument que la forme particulière du calcul rendrait d'un usage plus commode. Si les angles de la pierre étaient retenus par ceux de la plaie, on agrandirait ceux-ci de manière à éviter le tiraillement et le déchirement des parties divisées.

Après l'extraction du calcul, on examine avec soin si l'urine qui s'échappe par la plaie a un écoulement facile, si elle ne séjourne pas dans le tissu cellulaire, et si elle ne peut pas donner lieu à une infiltration dangereuse. Dans ce cas, on donnerait au liquide une pente plus libre On s'assurera ensuite que la vessie ne contient pas de calculs; s'il s'en présentait un, on prolongerait jusqu'à la prostate l'incision de l'urètre et l'on procéderait tout de suite à son extraction.

S'il ne se trouve pas de calcul dans la vessie, et si celui qui a été extrait de l'urètre est peu volumineux, il ne reste qu'à rapprocher les parties divisées; mais si le calcul est d'un volume considérable, il a presque toujours déterminé de l'engorgement dans les parois de l'urètre et dans le tissu cellulaire, et il sera nécessaire d'employer des topiques émolliens et résolutifs, des bains, etc. Dans tous les cas, on introduira par l'orifice de l'urètre une grosse sonde de gomme élastique, qui, remplissant le mieux possible le canal et pénétrant dans la vessie, transmettra l'urine au-dehors et s'opposera à son écoulement par la plaie.

L'extraction du calcul contenu dans la partie membraneuse de l'urètre serait plus facile, si le cathéter pouvait être introduit entre la pierre et le canal, jusque dans la vessie. Ce serait lui, et non le calcul, qui servirait de conducteur à l'instrument tranchant.

Il arrive fréquemment, à la suite de l'extraction d'un calcul contenu dans cette portion de l'urètre, qu'il reste une fistule urinaire incurable. Le désordre produit par le séjour prolongé de la pierre dans ces parties, est bien plus que l'opération elle-même, la cause de cet accident.

Divers moyens ont été tentés pour la guérison de ces fistules. On a eu recours à la compression, aux caustiques, à l'excision des callosités, etc. Ils ont plusieurs fois été nuisibles et toujours insuffisans.

Des Pierres arrêtées dans la partie spongieuse de l'Urètre.

La présence des pierres dans la partie spongieuse de l'urètre est toujours facile à reconnaître. La douleur locale, la gêne dans l'excrétion de l'urine, la tumeur distincte au toucher, l'obstacle qu'offre le calcul à l'introduction de la sonde, sont autant de signes qui se présentent réunis et qui ne peuvent laisser aucun doute sur la nature du mal.

Les calculs retenus dans cette partie de l'urètre ne sont pas toujours solitaires. Tulpius parle d'un enfant chez qui les pierres étaient au nombre de vingt-cinq.

Les indications curatives ont pour objet de favoriser la sortie du calcul par les voies naturelles, ou de leur frayer une voie artificielle. Dans le premier but, on a recours aux bains émolliens et relâchans, aux injections huileuses ; on a proposé aussi la perforation du calcul, l'insufflation, la succion, l'extraction avec la curette ou les pinces. Dans le second but, on incise sur le calcul, qu'on tire par la plaie faite à l'urètre.

Les bains émolliens et relâchans, les injections huileuses, n'ont, il est vrai, que peu d'efficacité; mais aussi ils n'offrent aucun inconvénient, et l'on doit toujours y recourir lorsque la maladie est récente et que les délais n'entraînent pas de danger.

La perforation conseillée par plusieurs Chirurgiens, d'après Albucasis, a été pratiquée dans l'intention de rendre la pierre friable, et de la réduire en plusieurs fragmens à l'aide de la pression exercée sur elle à travers les parois de l'urètre. Les uns ont conseillé de percer le calcul avec une tarière introduite par l'orifice de l'urètre; les autres avec un petit vilbrequin poussé au travers des parois de ce canal et caché dans la canule d'un trois-quarts. Cette perforation n'a, je crois, jamais été pratiquée, bien qu'on cite un exemple de la seconde espèce, plus difficile et plus condamnable encore que la première.

L'insufflation a été plusieurs fois employée avec succès : elle a pour but de dilater la partie de l'urètre dans laquelle le calcul doit passer, en sorte qu'en avançant il arrivera d'un endroit étroit dans un autre plus large. Ce moyen a paru convenir spécialement dans le cas où la pierre occupe la partie de l'urètre qui correspond au scrotum, là où l'incision n'est pas praticable, à raison de l'infiltration d'urine qui en serait la suite; on peut favoriser l'effet de ce moyen en recommandant au malade de retenir quelque temps l'urine, et de la chasser avec force en même temps qu'on cesse de comprimer le canal distendu par l'air insufflé dans le trajet que la pierre doit parcourir.

La succion consiste à aspirer ce qui est contenu dans l'urètre, soit en mettant le bout de la verge dans la bouche, soit en y introduisant un tuyau ou même l'extrémité d'une pompe aspirante. Ce procédé est fort ancien, car Franco en parle comme d'une chose qui n'était pas nouvelle de son temps. La succion ne peut avoir été employée avec avantage que dans les cas où le calcul était placé fort près de l'orifice de l'urètre. Sans cela elle n'aurait pu avoir aucune action sur le corps étranger renfermé dans un canal dont les parois sont en contact, et où la succion ne peut par conséquent point produire la raréfaction de l'air, comme dans un tuyau solide. Pour que la succion produisît quelque effet, il faudrait que le tuyau aspirant fût conduit jusque sur le calcul; dans ce cas s'il s'adaptait exactement à lui, il pourrait l'entraîner au dehors.

L'extraction des pierres contenues dans l'urètre a été faite au moyen d'instrumens divers, selon la profondeur à laquelle elles étaient situées. Les pierres voisines de la fosse naviculaire ont pu être extraites à l'aide des instrumens les plus simples, de petites curettes, par exemple. Mais quand elles étaient placées plus loin elles ont exigé des instrumens construits exprès, et c'est pour les cas de ce genre qu'on a imaginé diverses espèces de pinces. Ces pinces, renfermées dans une tige creuse qui leur sert de gaine, sont formées de plusieurs branches ou serres qui s'écartent d'elles-mêmes aussitôt qu'on retire la tige qui les contient, et qui se rapprochent quand on les ramène dans l'intérieur de la gaine.

Le nombre des serres n'a pas été constamment le même : quelques-uns en ont donné quatre à cet instrument, d'autres trois, et d'autres seulement deux. Voici comment on se sert de ces pinces. On commence par retirer les serres dans la canule, et l'on introduit l'instrument dans l'urètre jusqu'à l'endroit où le calcul est arrêté. On retire alors un peu la canule afin que les serres s'écartent, après quoi on les porte en avant vers le calcul qu'elles embrassent : on pousse ensuite la canule dans le même sens afin de serrer les branches sur la pierre et de pouvoir l'entraîner au dehors.

D'autres Chirurgiens ont cherché à extraire les calculs contenus dans l'urètre, au moyen d'une espèce de sonde recourbée, ou plutôt de crochet. Mais un instrument de ce genre est plus propre à déchirer l'urètre qu'à retirer les calculs qui y sont engagés. Il n'en est pas de même de l'anse ovale conseillée par Marini, qu'on introduit dans l'urètre jusque derrière le calcul. Celui-ci se trouve alors engagé dans l'anse métallique, et en prenant la pierre entre ses doigts avec la main qui est libre, on fait ensorte qu'elle n'échappe pas à l'instrument qui l'entraîne peu-à-peu au dehors. J'ai employé une fois ce moyen avec succès.

L'incision est un moyen plus direct d'extraire les calculs contenus dans la partie spongieuse de l'urètre. Toutes les fois que leur volume est considérable, qu'ils sont hérissés d'aspérités, leur extraction par les voies naturelles serait impraticable, ou en admettant qu'elle ne fût pas impossible, elle aurait des inconvéniens beaucoup plus graves que ceux qui résultent de l'incision.

Voici de quelle manière on exécute cette opération, à laquelle quelques Chirurgiens ont donné le nom d'urétrotomie.

On commence par reconnaître exactement le lieu qu'occupe la pierre; on charge un aide de tirer la peau de la verge vers le gland, afin que l'incision de cette membrane ne soit point parallèle à celle de l'urètre ; la pierre doit être fixée par le pouce et le doigt indicateur de la main gauche; la main droite tient le bistouri avec lequel on fait aux tégumens une incision longitudinale dont l'étendue dépasse un peu le diamètre du corps étranger ; par une seconde incision faite avec la pointe de l'instrument qui appuie sur le calcul, on divise les parois mêmes de l'urètre. Si la pierre était très-inégale , et que son volume permît d'introduire une sonde cannelée, ce serait sur cette sonde qu'on introduirait le bistouri, et l'incision serait plus nette , circonstance d'un grand avantage pour sa prompte guérison.

Lorsque l'incision est achevée , on courbe la verge en haut , ce qui rend la pierre plus saillante. Dans le même but , on presse entre les doigts les deux côtés de la verge, dans l'endroit qu'elle occupe. Quelquefois elle s'échappe ainsi presque d'elle-même ; d'autres fois il faut la saisir et l'enlever avec une curette , le bout d'une spatule , ou des pinces à anneaux.

Quand la pierre est extraite , on introduit dans la vessie une grosse sonde de gomme élastique, pour empêcher que l'urine ne passe dans la plaie et ne s'infiltre dans le tissu cellulaire. Cette précaution , qui est toujours utile , n'est pas indispensable quand la plaie est petite ; elle est de rigueur quand l'incision a une certaine étendue. On panse ensuite comme dans le cas de plaie simple, et l'inflammation adhésive qui s'empare des parties incisées amène une prompte cicatrisation.

Il n'en est pas de même lorsque le calcul a séjourné pendant un certain temps dans le lieu d'où on l'extrait : le désordre qu'il a causé dans les parois de l'urètre est tel, qu'il en résulte presque toujours une fistule urinaire incurable. C'est ce qui arrive toutes les fois qu'un calcul volumineux est renfermé dans ce qu'on appelle une poche urétrale.

L'incision est encore applicable dans le cas où un calcul qui a parcouru toute la longueur de l'urètre est arrêté dans la fosse naviculaire. Si les moyens ordinaires, tels que la succion et les pinces, ne suffisent pas, on introduit dans l'orifice de l'urètre la pointe d'un bistouri, et l'on fait, du côté du frein, une incision suffisante pour dégager le calcul que l'on déplace avec une curette et qu'on saisit avec des pinces à pansement.

Lorsque la pierre occupe la portion de l'urètre qui correspond au scrotum, l'incision offre de si grands inconvéniens, qu'on ne doit y recourir que quand on a reconnu l'entière impossibilité d'extraire le calcul par tout autre moyen. En effet, l'incision donne presque toujours alors naissance à l'infiltration d'urine dans le scrotum. Aussi doit-on essayer l'insufflation, la succion, les pinces et l'anse de Marini, avant de recourir à l'incision.

Si celle-ci est absolument nécessaire, voici comment on y procédera. Au lieu de disposer la peau de manière à ce que l'incision des tégumens ne corresponde pas à celle de l'urètre, on aura soin qu'il y ait entre elles parallélisme exact.

32..

En conséquence, on fait tendre la peau du scrotum que l'on approche le plus possible du calcul, on porte les testicules sur les côtés, et l'on
fait une incision sufffisamment grande et prolongée du côté de l'anus, afin que l'écoulement
de l'urine se fasse le plus librement possible.
Après que le calcul est ôté, on passe dans l'u-
rètre une très-grosse sonde ; on panse la plaie,
et l'on maintient le scrotum relevé à l'aide d'un
bandage convenable. On aura soin que la plaie
des tégumens et celle de l'urètre soient parfaitement parallèles, et qu'aucune partie de l'appareil n'empêche l'urine qui pourrait passer
dans la plaie de s'écouler au dehors.

Si, comme on a eu occasion de l'observer,
l'urètre était rempli de petits calculs agglutinés
entre eux, et qu'il en résultât une rétention
d'urine, il faudrait, si l'introduction de la sonde
était impossible, inciser le col de la vessie sur
les calculs ou faire la ponction à son corps. C'est
le seul moyen de soustraire le malade à une
mort inévitable et de prolonger son existence.

Les mêmes moyens qui conviennent pour
l'extraction des calculs sont convenables pour
enlever toute espèce de corps étranger engagé
dans l'urètre.

Des Calculs arrêtés dans l'Urètre des Femmes.

Il est rare que, chez la femme, les calculs
échappés de la vessie et parvenus au méat urinaire, ne soient pas poussés au dehors. Toutefois on a observé cet accident, dont il a été facile
de reconnaître la nature. La difficulté ou l'impossibilité d'uriner, la douleur produite par la
présence du calcul, la tumeur qu'il forme et

qu'on peut sentir avec le doigt porté dans le vagin, ou mieux encore avec la sonde introduite dans le canal lui même, sont autant de signes qui rendent le diagnostic aussi facile que sûr.

Le séjour prolongé des calculs dans l'urètre des femmes n'a pas des inconvéniens tout-à-fait aussi graves que chez l'homme. Les infiltrations d'urine n'ont presque jamais lieu ; mais s'il y a rétention complète d'urine, les accidens les plus fâcheux peuvent en être la suite ; et si le calcul reste long-temps dans le méat urinaire, il peut altérer l'organisation de la paroi vésico-vaginale, et donner naissance à des fistules incurables.

Le traitement qu'exigent les calculs ainsi engagés et retenus, varie selon les accidens qu'ils produisent et le temps depuis lequel ils sont dans l'urètre. Quand les accidens sont légers, on a d'abord recours aux demi-bains tièdes, aux injections huileuses, aux boissons abondantes : on recommande à la malade de retenir long-temps son urine, et de l'expulser ensuite avec force. On employerait même la saignée si la présence du calcul déterminait une douleur vive, des mouvemens fébriles, etc.

Si ces premiers moyens sont inutiles, il faut recourir à d'autres. Le doigt introduit dans le vagin chez les femmes, dans le rectum chez les jeunes filles, fait connaître si le calcul est en totalité dans l'urètre ou s'il est encore en partie dans la vessie. Dans ce dernier cas, on le repousse dans ce viscère et l'on procède à l'opération, suivant la méthode ordinaire.

Si le calcul est entièrement hors de la vessie, on essaye de le saisir avec une petite tenette introduite dans l'urètre préalablement dilaté. Un doigt placé dans le vagin ou dans le rectum sert

de point d'appui au calcul , et empêche qu'il
ne soit rejeté dans la vessie. Une fois saisi , il
est entraîné doucement au dehors avec l'instrument qui l'embrasse. S'il était très-volumineux,
l'extraction serait impossible de cette manière ; il
faudrait d'abord faire à l'urètre , au moyen d'une
sonde cannelée enfoncée sur le côté du calcul ,
et d'un bistouri conduit dans sa rainure , une
incision latérale qui comprît la portion du canal
que le calcul doit parcourir. Les mêmes moyens
sont applicables dans les cas où le calcul occupe
le milieu du méat urinaire.

Si c'est auprès de l'orifice extérieur qu'il est
arrêté , on parvient facilement à l'extraire , soit
avec une curette, une pince, ou au moyen d'une
incision simple ou double faite sur la membrane
qui couronne le calcul , avec un bistouri que
l'on insinue entre cette membrane et le calcul ,
ou que l'on pointe sur celui-ci quand il n'est
pas possible de le faire pénétrer sous la membrane. Le pansement n'offre rien de particulier.

Des Calculs urinaires arrêtés ou formés hors des voies naturelles de l'urine.

Les calculs urinaires que l'on rencontre hors
des voies naturelles de l'urine peuvent être
sortis des canaux que l'urine parcourt, ou des
réservoirs dans lesquels elle séjourne, ou bien
s'être formés dans les parties mêmes où ils sont
situés lorsque l'urine y parvient.

Les pierres peuvent abandonner les voies naturelles de l'urine et passer dans d'autres parties par des causes très-diverses. Tantôt c'est à
la suite d'une blessure de ces organes ou d'une
opération dans laquelle ils ont été intéressés, chez

les taillés, par exemple; tantôt c'est une ulcération spontanée des couloirs de l'urine, ou produite par la présence du calcul et qui lui permet de les abandonner.

Les signes qui indiquent la présence de ces calculs dans le tissu cellulaire, où en général ils sont situés, sont rarement obscurs. Une tumeur dure, presque indolente, placée dans le trajet d'une cicatrice, dans un lieu violemment contus, et souvent une fistule urinaire dans laquelle on reconnaît, par l'introduction d'un stylet, la résistance propre aux corps solides, sont autant de signes qui ne peuvent laisser aucun doute sur la nature de la maladie. Lorsqu'il n'y a pas de fistule, le diagnostic est moins facile, et dans quelques cas, c'est seulement lorsqu'il survient de l'inflammation autour du calcul, et que la tumeur phlegmoneuse qu'elle forme vient à s'abcéder, qu'on reconnait à l'aide de la sonde ou du doigt, la présence de la pierre. Plusieurs fois celle-ci s'est échappée au dehors avec le pus au moment de la rupture de l'abcès. Ce n'est souvent que très-long-temps après la blessure qui a intéressé les voies urinaires, que le calcul commence à manifester sa présence. Nous avons déjà vu par quel mécanisme il augmente de volume; nous y reviendrons bientôt en parlant des pierres formées hors des voies naturelles de l'urine.

Dans certains cas, les calculs vésicaux, au lieu de passer dans le tissu cellulaire, ont pénétré dans le rectum au moment de l'opération de la taille ou peu après. Quelquefois aussi l'ulcération et la perforation de la paroi recto-vésicale, ou vésico-vaginale chez la femme, a permis à des pierres de se glisser dans le vagin ou dans le rectum.

Lorsqu'on trouve des pierres hors des voies naturelles de l'urine, il n'est pas toujours possible de connaître si elles se sont échappé toutes formées de la vessie ou de l'urètre, ou si elles ont pris naissance par une infiltration lente de l'urine, dans le lieu même qu'elles occupent. Louis, dans un Mémoire inséré parmi ceux de l'Académie de Chirurgie, a expliqué, d'une manière fort claire, la formation de ces calculs. C'est tantôt à la suite de la rétention d'urine, tantôt après l'opération de la taille, et sur-tout par le grand appareil qu'on pratiquait autrefois, que se forment ces concrétions urinaires. Dans tous les cas, elles doivent leur naissance à quelques gouttes d'urine qui, à chaque excrétion, passent dans le tissu cellulaire par un pertuis de la membrane interne de l'urètre. Cette urine n'est pas en quantité suffisante pour produire un abcès urineux ; ses parties les plus ténues sont promptement résorbées ; les sels se cristallisent et forment le noyau d'un calcul dont le volume augmente chaque jour par la cristallisation de nouveaux sels. Lorsque l'urine pénètre dans plusieurs cellules, il arrive quelquefois qu'il se forme plusieurs pierres qui ne sont séparées les unes des autres que par quelques lames très-minces du tissu cellulaire, qui leur forme à chacune une sorte de membrane.

Dans le grand appareil, le défaut de parallélisme entre l'incision de la peau et celle de l'urètre rendait cet accident assez commun. La rétention d'urine en devient la cause lorsqu'il se fait une rupture dans quelque point des voies urinaires ; si la rétention d'urine vient ensuite à cesser et qu'il n'y ait point ou que fort peu d'obstacle à son excrétion, la petite quantité de ce liquide qui s'insinue dans le tissu cellulaire donne naissance à ces calculs ; une plaie qui intéresse les reins, les uretères, la vessie ou l'urètre, un abcès formé dans le voisinage de ces parties, une déchirure faite à leurs parois par un calcul qui les parcourt, sont autant de circonstances qui peuvent donner lieu à la formation des pierres qui se montrent hors des voies de l'urine. En conséquence, ces pierres peuvent exister partout où l'urine peut filtrer à la suite de quelqu'un de ces accidens. On les a trouvées dans le voisinage des reins et des uretères, dans l'épaisseur des parois de la vessie, dans la prostate, dans la substance spongieuse de l'urètre, dans les vésicules séminales, et plus communément dans le tissu cellulaire du périnée et du scrotum ; on en a vu dans le tissu cellulaire de l'ouraque.

Les signes qui indiquent la présence des pierres hors des voies naturelles de l'urine, sont les mêmes que ceux qui font connaître la présence des calculs sortis de ces voies et arrêtés dans le tissu cellulaire. En conséquence, il n'est pas nécessaire de les reproduire une seconde fois.

Le traitement ne diffère pas non plus. Les indications sont précises : extraire le corps étranger, rétablir le cours naturel de l'urine, et empêcher qu'elle ne filtre de nouveau hors de ses conduits ; voilà les principales.

L'extraction des calculs sortis des voies urinaires ou formés dans les parties voisines, présente plus ou moins de difficulté selon l'endroit qu'occupe le calcul. Dans tous les cas, on incise sur le calcul, soit immédiatement quand il n'y a entre lui et la peau aucun organe dont la blessure soit dangereuse, soit obliquement lorsque cela est nécessaire pour éviter cet inconvénient. S'il existe une fistule urinaire, on introduit la sonde dans son trajet jusque sur le calcul, et c'est sur cette sonde que l'on coupe les parties molles qui recouvrent la pierre. On procède ensuite à l'extraction par les moyens connus ; après quoi l'on place une sonde creuse dans l'urètre, afin de mettre obstacle au passage continuel de l'urine par le trajet fistuleux, et d'obtenir la cicatrisation de ses parois.

Lorsque le calcul s'est formé dans l'ouraque, et que l'existence d'une ou de plusieurs tumeurs sous les tégumens et à la ligne blanche, celle d'une fistule urinaire par l'ombilic, et l'introduction d'une sonde dans le trajet fistuleux ont fait connaître le calcul, il est nécessaire d'en faire l'extraction. S'il n'y avait pas de fistule et que le calcul ne provoquât pas d'accidens graves, il vaudrait mieux s'abstenir de toute opération. Si la présence du calcul n'était que soupçonnée, on devrait aussi différer l'opération jusqu'à ce que les signes du mal ne fussent plus équivoques.

Quand l'opération est clairement indiquée, voici comment on y procède : le malade se couche sur le dos, la tête soulevée par des oreillers, les cuisses fléchies ; le Chirurgien introduit dans la fistule une sonde d'acier cannelée, qu'il enfonce sur le corps étranger ; il fait proéminer sous les tégumens la pointe de la sonde qui lui sert de conducteur pour faire dans l'endroit qu'occupe le calcul une incision proportionnée à son volume présumé. S'il n'y avait pas de fistule et que le calcul fut assez gros pour être reconnu par le toucher, on pourrait couper directement sur lui. Dans tous les cas, lorsqu'il est est mis à nu, on cherche à le dégager avec l'extrémité de la sonde, ou bien à le saisir avec les doigts ou avec une petite tenette. La plaie doit être ensuite pansée simplement : on place une sonde à demeure dans la vessie, afin que l'urine s'écoule sans interruption au dehors, et que cessant de pénétrer dans l'ouraque ou dans son voisinage, elle permette au conduit accidentel de s'oblitérer complètement.

Des Pierres situées entre le Gland et le Prépuce.

On a beaucoup d'exemples de pierres placées entre le gland et le prépuce. C'est particulièrement chez les enfans que cet accident a été observé; mais tous les enfans n'y sont pas également exposés; il n'a guère lieu que chez ceux qui naissent avec l'ouverture du prépuce si étroite que l'urine ne peut y passer qu'avec peine. Dans cet état du prépuce, l'urine qui ne peut en sortir en même proportion que de l'urètre, s'y amasse chaque fois que les enfans urinent, et ne s'en échappe que par un jet extrêmement fin, ou même goutte à goutte, et après y avoir séjourné plus ou moins long-temps. Or, si les urines charrient avec elles des graviers ou des pierres venant des reins et de la vessie, elles s'arrêteront dans le prépuce, parce que l'urine qui y reste après que la vessie a cessé de se contracter, sortant ensuite par son propre poids ou par la pression que la main exerce sur le prépuce, ne peut entraîner ces pierres au-dehors. Cependant toutes les pierres qui se trouvent entre le gland et le prépuce ne viennent point des reins et de la vessie. L'urine séjournant toujours en plus ou moins grande quantité dans l'espèce de poche que forme le prépuce, si la matière lithique est abondante dans l'urine, elle s'en séparera et y formera le rudiment d'une ou de plusieurs pierres. Soit que les pierres situées entre le gland et le prépuce viennent des reins et de la vessie, soit qu'elles se forment dans le prépuce même par la précipitation et l'agglomération de la matière pierreuse, en séjournant dans cette poche, elles augmentent de volume par des couches successives de la même matière. Lorsque ces pierres sont multiples, elles restent constamment très-petites; mais, quand il n'y en a qu'une, elle peut acquérir un volume considérable. Petit en a tiré une de la grosseur d'une prune. Noël, chirurgien de l'Hôtel-Dieu d'Orléans, ayant incisé le prépuce d'un enfant âgé de cinq ans, qui avait la verge d'un volume considérable, il en sortit une pierre pesant une once; elle avait un creux ou fosse qui servait à loger le gland, sans qu'il y eut néanmoins une ouverture au centre pour le passage de l'urine; celle-ci, après être sortie de l'urètre, était obligée de revenir entre le gland et la pierre, puis entre la pierre et le prépuce, pour sortir par la petite ouverture de cette enveloppe. Sabatier nous apprend que Morand conservait dans son cabinet une pierre de cette espèce, d'un pouce et demi de longueur, et qui avait trois pouces neuf lignes de circonférence à sa partie la plus large. Sa forme était ovoïde et sa grosse extrémité était creusée par une fossette qui répondait assez bien à la forme du gland qu'elle avait logé. Sabatier en possédait une beaucoup plus grosse, puisqu'elle avait deux pouces cinq lignes de long, et que sa circonférence, à l'endroit de sa plus grande largeur, était de cinq pouces six lignes et demie. Du reste, elle avait la même forme que celle dont il vient d'être parlé. Cette pierre, dont le poids était de trois onces cinquante-quatre grains, s'était fait jour d'elle-même en déchirant le prépuce de l'enfant qui la portait.

On reconnaît la présence d'un ou de plusieurs calculs dans le prépuce, au volume, à la dureté et à l'inégalité que présente le gland; quelquefois même on distingue par la pression qu'on exerce sur cette partie, une sorte de crépitation produite par le froissement des calculs, quand il y en a plusieurs et qu'ils jouissent de quelque mobilité. L'introduction d'un stylet entre le gland et le prépuce fait reconnaître plus manifestement encore la nature et le siège précis de la maladie.

Pour extraire ces pierres, on agit différemment selon le degré d'étroitesse de l'ouverture du prépuce et le volume du calcul. Si cette ouverture était assez grande pour permettre l'introduction d'une curette ou d'une pince, et la sortie de la pierre, il serait inutile de recourir à des moyens plus douloureux; mais rarement il en est ainsi, et presque toujours pour mettre à nu, saisir et enlever le calcul, il est nécessaire de fendre le prépuce sur le corps étranger même ou à l'aide d'une sonde cannelée. L'incision faite dans une étendue convenable, l'extraction de la pierre n'offre ordinairement aucune difficulté. Néanmoins, dans quelques cas, le calcul forme derrière la couronne du gland un anneau plus étroit qui ne peut être extrait immédiatement, et qu'il est nécessaire de rompre et d'enlever par fragmens. Des pinces coupantes seraient le meilleur moyen de diviser cet anneau pierreux, dans le cas où il résisterait aux premiers efforts que l'on aurait faits pour le briser. La plaie qui résulte de cette légère opération n'exige que les soins ordinaires.

TABLE

DES MATIÈRES

Contenues dans ce Volume.

SUITE

DES MALADIES DES VOIES URINAIRES.

CHAPITRE III.

Des Maladies de la Vessie et de l'Urètre.   Page 1
Article premier. Des vices de conformation de la Vessie.   2
Article II. De l'Inflammation de la Vessie.   10
Article III. Du Catarrhe de la Vessie.   22
Article IV. Des Abcès de la Vessie.   34
Article V. De la Gangrène de la Vessie.   38
Article VI. Des Ulcères de la Vessie.   41
Article VII. Des Fistules de la Vessie.   45
Article VIII. De la Rupture de la Vessie.   61
Article IX. Du Fongus de la Vessie.   65
Article X. Des Varices de la Vessie.   73
Article XI. Des Hernies de la membrane interne de la Vessie.   76
Article XII. Du Renversement de la membrane interne de la Vessie et de l'Urètre.   81

Article XIII. De l'Introversion de la Vessie.   83

Article XIV. Du Pissement de sang, ou Hématurie. 88

Article XV. De la Rétention d'Urine.   108

Du Cathétérisme.   118

De la Ponction de la Vessie.   144

De la Rétention d'urine causée par la Paralysie de la Vessie.   174

De la Rétention d'urine causée par l'inflammation de du col de la Vessie.   184

De la Rétention d'urine causée par la tuméfaction de la Prostate.   186

De la Rétention d'urine produite par le rétrécissement de l'Urètre.   198

Des Dépôts urineux.   242

Des Fistules urinaires Urétrales.   253

Article XVI. De l'Incontinence de l'Urine.   270

Article XVII. Des Pierres ou Calculs vésicaux.   284

Des Causes de la formation des Calculs vésicaux.   301

Des Symptômes qui annoncent la présence des pierres dans la Vessie.   304

Traitement des Calculs de la Vessie.   316

De l'Opération de la Taille.   323

De l'Opération de la Taille chez l'homme.   326

Du petit Appareil ou Méthode de Celse.   Ibid.

Du grand Appareil.   330

De l'Appareil latéral.   338

Procédé de Le Dran.   360

Du Procédé de Moreau.   362

Du Procédé de Foubert.   364

Du Procédé de Thomas.   368

Du Procédé de Le Cat.   370

Du Procédé de Pouteau.   373

Du Procédé de Haukins.   375

Du Procédé de Frère Côme.   377

Extraction de la Pierre.   394

Du Traitement du Malade après l'opération de la Taille latérale, et des phénomènes qui succèdent à cette opération.   421

Des Accidens qui résultent de l'opération de la Taille latérale.   427

De la Taille au haut Appareil, ou Taille hypogastrique.   454

De l'Opération de la Taille chez les femmes.   475

Du Traitement palliatif des Calculs vésicaux.   485

Des Pierres arrêtées dans l'Urètre.   487

Des Pierres arrêtées dans le col même de la Vessie. Ibid.

Des Pierres arrêtées dans la partie membraneuse de l'Urètre.   490

Des Pierres arrêtées dans la partie spongieuse de l'Urètre.   494

Des Calculs arrêtés dans l'Urètre des Femmes.   500

Des Calculs urinaires arrêtés ou formés hors des voies naturelles de l'urine.   502

Des Pierres situées entre le Gland et le Prépuce.   507

FIN DE LA TABLE DES MATIÈRES.

www.ingramcontent.com/pod-product-compliance
Lightning Source LLC
LaVergne TN
LVHW011213170726
843501LV00002B/217